科学出版社"十四五"普通高等教育研究生规划教材

定量药理学

QUANTITATIVE PHARMACOLOGY

焦 正 主编

科学出版社

北京

内 容 简 介

定量药理学是一门运用数学建模与模拟技术,对药物、机体及疾病三者间关系及其影响因素进行定量分析的学科。本教材以深入浅出的方式,全面阐述了定量药理学的核心概念与建模技术,内容涵盖生理药动学、群体药动学、暴露-效应分析、机器学习、定量系统药理学以及基于模型的荟萃分析等领域。同时,本教材详尽介绍了定量药理学在新药研发各阶段的应用实例,包括药物发现、剂量探索、临床试验设计等,并深入探讨了其在精准用药实践中的应用,涵盖药物治疗的安全性、有效性、经济性和依从性。

本教材内容全面且系统,注重实践应用,通过精选案例分析,助力读者深入理解并掌握定量药理学的核心技术和方法。此外,本教材紧跟学科发展前沿,呈现最新的建模技术、应用案例和软件代码,为读者打开一扇洞察定量药理学最新进展和发展趋势的窗口。

本教材适用于临床药理学、临床药学等药学专业的高年级本科生、研究生、药物研发人员、临床医生以及对定量药理学感兴趣的广大读者。

图书在版编目(CIP)数据

定量药理学 / 焦正主编. -- 北京: 科学出版社, 2025.5. -- ISBN 978-7-03-081866-9

Ⅰ. R96

中国国家版本馆 CIP 数据核字第 202593GN70 号

责任编辑:周 倩 丁彦斌 / 责任校对:谭宏宇
责任印制:黄晓鸣 / 封面设计:殷 靓

科学出版社 出版
北京东黄城根北街 16 号
邮政编码:100717
http://www.sciencep.com

南京展望文化发展有限公司排版
广东虎彩云印刷有限公司印刷
科学出版社发行 各地新华书店经销

*

2025 年 5 月第 一 版　开本:889×1194　1/16
2025 年 12 月第二次印刷　印张:14 3/4
字数:410 000
定价:130.00 元
(如有印装质量问题,我社负责调换)

《定量药理学》编委会

主　　编　焦　正

副 主 编　丁俊杰　周田彦　赵　维

编　　委　（按姓氏汉语拼音排序）
　　　　　　丁俊杰　牛津大学纳菲尔德医学院
　　　　　　何　华　中国药科大学药学院
　　　　　　焦　正　上海交通大学药学院，上海交通大学医学院附属胸科医院
　　　　　　李禄金　上海中医药大学交叉科学研究院
　　　　　　李新刚　首都医科大学附属北京友谊医院
　　　　　　裴　奇　中南大学湘雅三医院
　　　　　　尚德为　广州医科大学附属脑科医院
　　　　　　王陶陶　西安交通大学第一附属医院
　　　　　　吴雪梅　福建医科大学附属协和医院
　　　　　　相小强　复旦大学药学院
　　　　　　赵　宸　南京医科大学药学院
　　　　　　赵　维　山东大学药学院
　　　　　　周田彦　北京大学药学院

学术秘书　刘晓芹　上海交通大学医学院附属胸科医院

前　言

随着生物医学的迅猛发展和医疗技术的持续进步,药物研发与诊疗技术的革新已成为驱动健康事业前行的关键力量。在此背景下,定量药理学作为一门新兴的交叉学科,逐渐崭露锋芒,并在新药研发与精准医疗领域发挥着举足轻重的作用。定量药理学致力于运用数学建模与模拟技术,对药动学、药效学、机体功能、疾病机制及临床试验进程等信息进行量化分析,以科学评估药物、机体与疾病三者间的复杂关系及其影响因素。该学科融合了基础药理学、临床药理学、生物药剂学、统计学、解剖生理学、药物治疗学、监管科学与计算科学等多个学科领域的知识,构建了基础研究与临床应用之间的桥梁。

近年来,"模型引导的药物研发"(model informed drug development, MIDD)与"模型引导的精准用药"(model informed precision dosing, MIPD)理念逐渐深入人心,定量药理学在新药研发与临床实践中的应用范围日益扩大。MIDD通过定量药理学的科学方法,全面指导新药研发的全过程,从药物发现、临床前研究直至临床试验与上市后评价,显著提升了研发效率与成功率。而MIPD则基于患者特征优化给药方案,实现精准用药,进一步提高了药物治疗的安全性、有效性、经济性与依从性。

本教材内容丰富,全面阐述了定量药理学的基础理论、常用的"建模与模拟(modelling and simulation)"技术,并深入介绍了MIDD与MIPD的实践应用案例。在叙述过程中,本教材力求避免复杂的数学公式,采用通俗易懂的语言与生动的图表,旨在帮助读者更轻松地理解与掌握定量药理学的核心概念与理论技术。同时,本教材紧跟定量药理学领域的前沿发展,介绍了最新的建模技术、应用案例及相应的软件代码示例,以期使读者能够迅速熟悉并掌握相关建模与模拟技术。

相较于欧美等发达国家,我国定量药理学的研究起步较晚。然而,近年来,随着国家对创新药物研发的日益重视及医药产业的蓬勃发展,定量药理学在我国新药研发与精准医疗中的作用愈发显著。尽管如此,国内定量药理学在理论方法、应用实践、教学培训、政策制定与执行等方面仍存在一定的差距。因此,亟须加强定量药理学的学科建设,增进政府监管部门、学术界与医药工业界之间的交流与合作,进一步加大人才培养与学科体系建设的力度,完善相关政策法规,推动定量药理学在新药研发与精准用药中的广泛应用。

本教材由来自综合性大学、高等医药院校及附属医院的一线科研、教学与实践专家共同编写。编写团队历经多轮深入研讨与修订,确保内容的科学性与实用性。在此特别感谢上海交通大学医学院附属胸科医院的刘晓芹博士和葛兰素史克(上海)医药研发有限公司的周绚博士在编写过程中提供的专业支持与重要贡献。

编者们深知,定量药理学是一门不断发展的学科,加之自身学术水平与认知的局限性,本教材中难免存在疏漏之处。因此,编者们诚挚地邀请广大同行、专家学者、学生与读者们提出宝贵的意见和建议,以便我们不断完善与更新教材内容。

最后,我们衷心希望本教材能够为广大医药专业学生与科研工作者提供有益的参考与帮助,共同推动定量药理学的发展与应用。

2024 年 11 月 11 日

目 录

理 论 篇

第一章 定量药理学概论 ··· 3
第一节 概述 / 3
　一、定义 / 3
　二、发展史 / 3
第二节 常用建模和模拟技术 / 4
　一、生理药动学 / 5
　二、群体药动学 / 5
　三、药动学-药效学建模和暴露-效应关系分析 / 5
　四、机器学习 / 6
　五、定量系统药理学 / 6
　六、基于模型的荟萃分析 / 6
第三节 模型引导的药物研发 / 6
　一、定义和特点 / 6
　二、应用 / 7
第四节 模型引导的精准用药 / 8
　一、定义和特点 / 8
　二、应用 / 9
思考题 / 10
参考文献 / 10

第二章 生理药动学的基本理论 ·· 11
第一节 概述 / 11
　一、定义和特点 / 11
　二、研究内容和意义 / 12
第二节 药物的体内过程 / 12
　一、吸收 / 12
　二、分布 / 16
　三、代谢 / 19
　四、排泄 / 24

思考题 / 25
参考文献 / 26

第三章　生理药动学的分析过程 · · · · · · 27

第一节　一般过程 / 27
　一、结构模型 / 27
　二、药物特征性参数 / 33
　三、模型的构建 / 34
　四、模型评价 / 35
第二节　生理药动学模型的应用案例 / 38
　一、药物相互作用 / 38
　二、肝、肾功能不全的特殊人群 / 40
思考题 / 40
参考文献 / 41

第四章　群体药动学的基本理论 · · · · · · 42

第一节　概述 / 42
　一、定义和特点 / 42
　二、研究内容和意义 / 42
第二节　基本原理 / 43
　一、个体模型和群体模型 / 43
　二、非线性混合效应模型 / 44
　三、估算方法 / 47
第三节　群体药动学的研究设计 / 48
　一、研究对象 / 48
　二、样本量 / 48
　三、协变量 / 49
　四、采样方案 / 49
　五、其他 / 50
思考题 / 50
参考文献 / 50

第五章　群体药动学的分析过程 · · · · · · 51

第一节　一般过程 / 51
　一、制订分析计划 / 51
　二、创建数据集 / 51
　三、探索性数据分析 / 51
　四、基础模型 / 52
　五、协变量模型 / 53
　六、模型评价 / 55

七、模型模拟 / 58
　第二节　案例 / 58
　　　一、研究背景 / 58
　　　二、实验设计 / 59
　　　三、探索性数据分析 / 59
　　　四、群体药动学模型的建立 / 60
　　　五、模型评价 / 61
　　　六、模型应用 / 64
　思考题 / 65
　参考文献 / 65

第六章　药动学-药效学模型 ······ 67
　第一节　概述 / 67
　　　一、定义 / 67
　　　二、研究意义 / 67
　第二节　基本原理 / 67
　　　一、药物作用及其类型 / 67
　　　二、药效学基本原理 / 68
　　　三、经典药效学模型 / 70
　　　四、疾病进展模型 / 71
　第三节　常用药动学-药效学模型 / 73
　　　一、血药浓度和药物效应之间的时间关系 / 73
　　　二、基于连续型药效数据的模型 / 75
　　　三、基于分类数据的模型 / 79
　　　四、基于事件发生时间数据的模型 / 81
　第四节　案例 / 81
　思考题 / 83
　参考文献 / 83

第七章　暴露-效应分析 ······ 84
　第一节　概述 / 84
　　　一、定义和特点 / 84
　　　二、暴露-效应分析的应用和意义 / 85
　第二节　基本原理 / 86
　　　一、暴露量指标 / 86
　　　二、效应指标 / 87
　　　三、暴露-效应分析 / 87
　　　四、暴露-效应关系的研究设计 / 89
　第三节　暴露-效应分析方法 / 90
　　　一、建模分析 / 90

二、可视化分析 / 91
第四节　案例 / 92
一、研究背景和目的 / 92
二、分析方法和结果 / 92
三、小结 / 95
思考题 / 96
参考文献 / 96

第八章　机器学习 ……………………………………………………… 97

第一节　概述 / 97
一、定义和特点 / 97
二、研究内容和意义 / 97
三、机器学习与经典定量药理学方法比较 / 98
第二节　基本原理 / 99
一、机器学习方法 / 99
二、特征工程 / 102
三、模型评估与选择 / 103
四、研究流程 / 106
第三节　应用案例 / 107
一、背景和目的 / 107
二、方法 / 108
三、结果 / 108
思考题 / 110
参考文献 / 110

第九章　定量系统药理学 ……………………………………………… 111

第一节　概述 / 111
一、定义和发展 / 111
二、研究内容和应用场景 / 112
第二节　研究过程 / 116
一、QSP 模型的构建 / 116
二、模型调整和敏感性分析 / 117
三、虚拟患者-临床试验模拟 / 117
四、研究过程的标准化及对应挑战 / 118
第三节　案例 / 119
一、免疫检查点阻断抗体的 QSP 建模研究 / 119
二、跨尺度 QSP 模型构建与分析探索新靶点治疗潜力 / 122
思考题 / 126
参考文献 / 127

第十章 基于模型的荟萃分析 128
第一节 概述 / 128
一、定义和特点 / 128
二、研究内容和意义 / 129
第二节 一般流程 / 129
一、数据采集与处理 / 129
二、数据分析 / 131
第三节 案例 / 134
一、抗失眠药物临床试验安慰剂效应模型构建及其应用 / 134
二、七种曲坦类药物治疗急性偏头痛的临床疗效定量比较 / 139
思考题 / 143
参考文献 / 143

应 用 篇

第十一章 模型引导的药物研发 147
第一节 概述 / 147
一、药物研发的一般过程 / 147
二、模型引导的药物研发的实施策略 / 147
三、MIDD 的应用场景 / 148
第二节 基于临床前数据优化Ⅱa期临床试验的给药方案 / 150
一、研究背景 / 150
二、关键问题 / 150
三、数据 / 150
四、建模过程和结果 / 151
五、用药方案模拟 / 155
六、小结 / 155
第三节 优化临床试验设计 / 156
一、研究背景 / 156
二、关键问题 / 156
三、数据 / 156
四、建模过程和结果 / 157
五、临床试验模拟 / 158
六、小结 / 159
第四节 优化Ⅲ期临床试验的给药方案 / 160
一、研究背景 / 160
二、关键问题 / 160
三、数据 / 160
四、建模过程和结果 / 161
五、用药方案模拟 / 164

六、小结 / 167

第五节 预测药物不同给药方案的临床有效性 / 167
 一、研究背景 / 167
 二、关键问题 / 167
 三、数据 / 168
 四、建模过程和结果 / 169
 五、小结 / 178

第六节 评估协变量的影响 / 178
 一、研究背景 / 178
 二、关键问题 / 178
 三、数据 / 178
 四、建模过程和结果 / 179
 五、临床试验模拟 / 181
 六、小结 / 181

第七节 生理药动学和群体药动学分析联用支持儿科药物开发 / 182
 一、研究背景 / 182
 二、关键问题 / 182
 三、数据 / 182
 四、分析过程和结果 / 182
 五、小结 / 187

思考题 / 187

参考文献 / 187

第十二章 模型引导的精准用药 ········· 189

第一节 概述 / 189
 一、定义和作用 / 189
 二、应用 / 189
 三、临床决策辅助支持系统 / 192

第二节 头孢他啶治疗婴儿感染 / 192
 一、研究背景 / 192
 二、试验设计 / 192
 三、群体药动学模型的建立 / 193
 四、模型应用 / 193
 五、小结 / 194

第三节 伏立康唑的个体化用药 / 194
 一、研究背景 / 194
 二、试验设计 / 195
 三、群体药动学模型的建立 / 195
 四、模型应用 / 195
 五、小结 / 197

第四节　氨磺必利的有效参考浓度范围 / 197
　　一、研究背景 / 197
　　二、研究设计 / 198
　　三、群体药动学模型的建立 / 198
　　四、模型应用 / 198
　　五、小结 / 201
第五节　奥氮平用药依从性的判断 / 201
　　一、研究背景 / 201
　　二、研究方法 / 202
　　三、案例 / 204
　　四、小结 / 207
第六节　抗癫痫药物晚漏服补救方案 / 207
　　一、研究背景 / 207
　　二、研究方法 / 208
　　三、案例 / 210
　　四、小结 / 213
思考题 / 213
参考文献 / 213

附录1　常用定量药理学软件 ········ 215
　　一、群体药动学软件 / 215
　　二、生理药动学软件 / 217
　　三、定量系统药理软件 / 219
　　四、其他定量药理学软件 / 219

附录2　常用个体化用药软件 ········ 220

附录3　定量药理学相关学习资源 ········ 222

理论篇

第一章　定量药理学概论
第二章　生理药动学的基本理论
第三章　生理药动学的分析过程
第四章　群体药动学的基本理论
第五章　群体药动学的分析过程
第六章　药动学-药效学模型
第七章　暴露-效应分析
第八章　机器学习
第九章　定量系统药理学
第十章　基于模型的荟萃分析

聚氨酯

第一章
定量药理学概论

第一节 概 述

一、定义

定量药理学(quantitative pharmacology,又称为 pharmacometrics, PM)是应用数学建模和模拟技术,对药动学(pharmacokinetics, PK)、药效学(pharmacodynamics, PD)、机体功能、疾病机制和临床试验进程等信息进行量化,定量评价药物、机体和疾病三者间关系及其影响因素的一门新兴交叉学科。定量药理学涵盖了基础药理学、临床药理学、生物药剂学、统计学、解剖生理学、药物治疗学、监管科学和计算科学等多个学科,可整合多种来源和维度的数据和信息,对药物在体内的药动学和药效学行为进行模型化。定量药理学理论和方法可为药物研究设计、研发决策和合理用药提供定量依据,也有助于深入理解药物的作用机制和特点、疾病的发生机制和发展进程,从而为疾病的预防、诊断和治疗等提供可靠的依据和指导。

二、发展史

20 世纪 50 年代初,"pharmacometrics"由美国药理学会前主席、默克-夏普-多梅(Merck, Sharpe and Dohme)公司的副总裁——Karl Beyer 首先提出。他还将公司药理部门的一个实验室命名为"pharmacometrics",并在公司内部报告中多次使用该词。但该词的具体含义已难以考证。1964 年,英国学者 D. R. Laurence 和 A. L Bacharach 编撰了 *Evaluation of Drug Activities: Pharmacometrics* 一书,将"pharmacometrics"定义为"药物活性的定性和定量识别与比较评价"。尽管该定义与现今的定量药理概念不完全一致,但已将数学建模和定量的理念引入药理学研究之中。

20 世纪 60 年代末,美国学者 Lewis Sheiner 和 Roger Jelliffe 率先提出了应用非线性混合效应模型(nonlinear mixed effects modeling, NONMEM)分析临床常规检测数据,开启了群体分析的先河。由于当时计算机的运算能力有限,定量药理的发展仅停留于理论研究。1980 年,随着计算机技术的发展,Lewis Sheiner 与 Stuart Beal 合作,开发完成了基于非线性混合效应模型的数据分析软件"NONMEM",使群体分析真正进入了实践应用。

1997 年,随着群体分析理论和方法的逐步发展和完善,Lewis Sheiner 进一步提出了"学习和确认"(learning and confirming)循环,确立了定量药理在新药研发中的作用。2007 年,辉瑞公司的 Richard Lalonde 等撰文《基于模型的新药研发》(model based drug development, MBDD),对定量药理在新药研发中的作用进行了系统阐述。2013 年,业界进一步提出了模型引导的新药发现和研发(model informed drug discovery and development, MI3D),将"模型"引入药物早期发现阶段,使之贯穿于整个药物研发过程。2016 年,欧洲制药工业和协会联合会(European Federation of Pharmaceutical Industries and Associations, EFPIA)MI3D 工作组发布了《模型引导的药物发现和研发良好规范》(*Good Practices in*

Model-Informed Drug Discovery and Development),从实践、应用和报告三个方面对 MI3D 进行了规范,以提高 MI3D 的质量和效率。

1991 年,美国食品药品监督管理局(FDA)在药品审评中心(CDER)临床药理学办公室成立了定量药理组,并于 1999 年发布了全球首个《群体药动学技术工业界指导原则》(*Guidance for Industry: Population Pharmacokinetics*)。该指南的发布标志着群体药动学理论和方法的成熟,极大地推动了定量药理在药物研发领域的应用。迈入 21 世纪,定量药理在药物研发和监管审评中得到了快速的发展。2003 年,美国 FDA 发布了《暴露-效应关系的工业界技术指南》(*Guidance for Industry Exposure-Response Relationship*),为药政监管部门决策提供了重要依据。同年 FDA 定量药理组升级为定量药理部,负责所有疾病治疗领域中定量药理的应用。同期,FDA 创建了临床试验 ⅡA 期结束(end of phase ⅡA,EOP2A)会议交流,不仅促进了在新药申请阶段 FDA 和申办者之间的互动交流,而且推动了定量药理学在药物研发中的应用。近年来,FDA 还发布了系列定量药理学相关技术指导原则和观点文章,有力地推动了 MI3D 的发展和应用。2022 年 11 月,人用药品技术要求国际协调理事会(ICH)正式启动了 M15《模型引导的药物研发基本原则指南》(*Model-Informed Drug Development General Principles Guideline*)的制订,进一步推动了定量药理在全球药物研发和监管决策中的发展和应用。

尽管定量药理在新药研发中发挥了巨大作用,但在精准化治疗方面仍发展缓慢。20 世纪 80~90 年代,目标浓度策略(target concentration strategy)、目标浓度干预(target concentration intervention,TCI)等精准用药方法相继被提出。然而,这些方法在临床实践中的普及和应用仍十分有限。直至 2016 年 5 月的英国曼彻斯特医疗峰会上,各国学者一致同意确立"模型引导的精准用药(model informed precision dosing,MIPD)"为核心的发展理念,推广"建模与模拟"技术在精准用药中的应用。2018 年 12 月韩国釜山举行的研讨会和 2019 年 8 月美国 FDA 组织的研讨会又进一步推动了 MIPD 在全球的临床实践和应用。

国内的定量药理学科起步相对较晚。1984 年,在中国药理学会中成立了数学药理专业委员会。之后,为了顺应国际学术界对学科发展的共识,于 2014 年正式更名为定量药理学专业委员会。1986 年,中国科学院上海药物研究所的曾衍霖研究员在《中国临床药理学杂志》上撰文,首次向国内同行介绍了群体药动学的概念。1987 年,皖南医学院的孙瑞元教授编著出版了《定量药理学》。20 世纪 90 年代,南京军区总医院的陈刚教授及其团队率先开展了群体药动学研究,并将研究成果应用于临床个体化用药实践。

目前,我国制药行业面临从仿制药向创新药、从仿创药(me-too)向首创药(first-in-class)研发的转变。中国药理学会定量药理学专业委员会组织专家编写了多部专家共识,包括《新药研发中定量药理学研究的价值及其一般考虑》《新药研发中群体药动学/药效学研究的一般考虑》等。此外,为了推动定量药理在精准用药领域的发展,中国药理学会定量药理学专业委员会还组织专家撰写了《模型引导的精准用药:中国专家共识》等,推动和普及了定量药理在临床精准用药中的应用。

近年来,我国药品监督管理部门先后颁布了《群体药代动力学研究技术指导原则》《模型引导的药物研发技术指导原则》等多项定量药理技术指导原则。随着我国新药研发的发展和进步、临床个体化精准用药的需求及国家大健康战略的实施和推进,定量药理学必将发挥越来越重要的作用。

第二节　常用建模和模拟技术

常用建模和模拟技术包括生理药动学(physiologically-based pharmacokinetics,PBPK)、群体药动学(population pharmacokinetics,PPK)、药动学-药效学(pharmacokinetic-pharmacodynamic,PK-PD)建模、暴露-效应(exposure-response,E-R)分析、机器学习(machine learning,ML)、定量系统药理学(quantitative systems pharmacology,QSP)和基于模型的荟萃分析(model-based meta-analysis,MBMA)等。

不同的建模技术具有各自的特点,在新药研发和精准药物中均发挥了重要的作用。

一、生理药动学

生理药动学(PBPK)建模是将生物体的器官组织视为单独的房室,房室间通过血液循环相连,并应用基于质量平衡的常微分方程,定量描述药物在各个器官组织的分布情况及速度规律。PBPK 的房室通常包括胃肠道、心脏、肝脏、肾脏、胰腺、脾脏、脑、骨骼、肌肉、脂肪组织等。每个房室都有相应的体积、血流速率、药物的组织分配系数。与经典房室模型分析不同,PBPK 建模是一种"自下而上"的数学建模方法。其在生理学的基础上,依据药物的理化性质,定量描述药物在体内的动力学过程,预测药物在机体内的处置过程。PBPK 具有基于机制的外推能力,可预测建模人群以外的生理和病理等因素对药物的药动学行为的影响,亦可根据人群特征参数,预测药物的药动学行为。

PBPK 建模常用于确定人体首次试验的剂量、指导药物临床试验的设计,评估药物相互作用(drug-drug interaction, DDI)、指导药物临床试验的设计等。在精准用药方面,PBPK 模型常用于预测特殊生理状态人群(如儿童、老年人、孕妇等)和病理状态人群(肝、肾功能不全患者)中药物的体内处置过程,评估药物的安全性和有效性,并据此制订个体化的药物治疗方案。

二、群体药动学

群体药动学(PPK)是建立在经典药动学理论基础上,将经典药动学模型与统计学模型相结合,定量考察目标群体中药动学的群体特征,包括群体平均值或典型值,也包括由于不同个体在生理、病理、遗传等方面的差异所导致的药动学的变异。与经典药动学分析方法相比,PPK 可分析常规检测的稀疏采样数据,有利于在新生儿、癌症患者、危重症患者、孕妇等特殊群体中开展临床研究。此外,PPK 也可分析多个试验的合并数据,定量考察影响药动学过程的因素、估算随机变异的大小,为药物治疗方案的制订和调整提供理论依据。

目前,PPK 是新药研发中应用最为广泛的定量药理学技术,贯穿于新药的发现、临床前和临床研究、上市后评价的整个生命周期,并在药物研发的内部决策,后期药政监管部门审评的决策等过程中发挥了举足轻重的作用。此外,PPK 分析技术也是临床个体化精准用药的常用方法,能够综合考虑患者的个体特征和随机变异,用于药物初始用药方案的制订。

三、药动学-药效学建模和暴露-效应关系分析

药动学-药效学(PK-PD)建模是将药动学模型与药效学模型相链接,从而深入理解剂量-浓度-效应之间的关系和效应-时间的进程。PK-PD 建模分析是暴露-效应(E-R)关系分析中的主要分析方法。E-R 关系指药物暴露与其引起的效应(有效性或安全性)之间的关系。暴露可为体内药物浓度,也可为药动学参数,如药时曲线下面积(area under concentration-time curve, AUC)、平均血药浓度(C_{ave})等。药物暴露有时也可为药物的剂量。药物效应包括反映药物疗效或安全性的指标,如血压、血糖、血脂水平、肝肾功能、药物不良反应的发生率等。

在新药研发的各阶段,E-R 分析均可发挥重要作用。在早期临床研究阶段,根据健康志愿者或患者中收集的临床数据进行 PK-PD 建模分析,验证药物作用机制,预测达到目标效应所需的暴露量和剂量,以及目标人群的药效学标志物随时间的变化和临床终点,支持后续研究的试验设计。晚期临床研究阶段,可根据验证性试验获得的数据,进一步优化 PK-PD 模型和更新 E-R 关系分析结果,预测不同患者群体的临床效应。药物获批上市后,根据药物的 E-R 关系,可优化临床用药方案、推动精准用药的临床实践。

四、机器学习

人工智能(artificial intelligence, AI)是一门研究开发用于模拟、延伸和扩展人的智能的理论方法及应用系统的新兴科学。ML是AI的一个重要分支。基于已有数据或既往经验,ML可模拟人类的学习方式,利用已有数据或既往经验,通过先进的算法推断计算机自身的逻辑规则,作出科学预测和决策。

在定量药理领域中,ML的引入为新药研发和个体化药物治疗,提供了新的工具和方法,能综合考虑患者个体间的差异,精确预测药物在患者体内的PK-PD行为。ML是一种数据驱动的分析方法,可从复杂数据中识别影响药物疗效和安全性的关键参数,包括患者的生理、病理和遗传背景等。ML还可用于临床试验模拟,有助于试验设计、优化用药方案和预测临床结果。ML还可处理临床应用中获得的复杂数据,为精准医疗和个体化治疗提供支持。

五、定量系统药理学

定量系统药理学(QSP)是一种新兴的模型驱动的药理学研究方法,可系统整合不同模式和维度的非临床和临床数据,从机制角度定量描述疾病发生和发展的动态过程,药物和生物系统之间的动态相互作用,阐释药物的活性、靶点和效应之间的关系,预测药物的疗效和毒性。相较于传统的PK-PD模型,QSP模型具有显著的机制性特征,在靶标的发现和确证、成药性评价及早期临床开发等关键阶段可发挥不可替代的作用。

应用QSP分析,可进行临床试验模拟分析,优化试验设计方案,实现高效且精准的药物临床开发。由于QSP模型包含的机制较多,结构较为复杂,且涉及较多的变量和参数,应注意模型预测的可信度。成功应用QSP研究方法,可有效预测药物的疗效和毒性、筛选优势治疗人群,促进个体化的精准治疗,提高药物治疗的有效率,降低不良反应的发生率。

六、基于模型的荟萃分析

基于模型的荟萃分析(MBMA)是在传统荟萃分析和定量药理学建模基础上衍生而来的分析方法。MBMA可应用来自不同研究阶段的数据,包括临床前和临床试验的结果,以及其他来源的资料,通过构建数学模型,将疾病/适应证、人群特征、药物作用靶点/机制、给药方案、药动学/药效学特征、安全性、生物标志物以及临床终点等多维度信息,进行有机整合和系统分析,建立更为全面科学的证据体系。群体药动学-药效学(population pharmacokinetics-pharmacodynamics, PPK-PD)分析仅限于特定数据集,而MBMA可避免单一研究的局限性,能整合和综合利用多种来源的数据,增加研究的证据基础和科学性,还有助于解答单个研究难以充分解决的问题。

MBMA已成功应用于药物发现的各阶段,为新药研发的全过程提供科学严谨的决策支持。在药物研发早期,MBMA能有效地总结同一靶点药物的作用规律,将体外实验或动物实验的结果外推至人体。另外,MBMA还能利用早期临床试验所获得的药物疗效和安全性数据,与同类药物进行比较,提前预判药物的价值。MBMA还可对疾病进程和安慰剂效应进行定量分析,估算临床试验中的样本量和受试者的筛选标准,为试验方案设计提供重要依据。

第三节 模型引导的药物研发

一、定义和特点

近年来,国内外制药企业和监管机构大力倡导"模型引导的药物研发(model-informed drug

development,MIDD)",即通过定量药理学的多种"建模与模拟"(modeling and simulation,M&S)技术对机体、药物和疾病过程等信息进行整合和定量研究,指导新药的研发与决策,提高新药研发效率。国内外的大量实践也已充分证明了定量药理学在新药研发的早期介入和全程参与的重要性。MIDD可显著提高研发效率、降低新药开发成本、减少患者和全社会的医疗负担,使患者受益。

二、应用

定量药理学研究贯穿于新药发现、非临床研究、临床研究和上市后评价的整个药品生命周期(图1-1)。对于药物研发的内部决策,政府药政部门的审评决策,定量药理学都发挥了重要的作用。科学合理地运用定量药理学技术可优化设计方案、加快试验进程,提高临床试验的成功率、降低新药的研发成本。

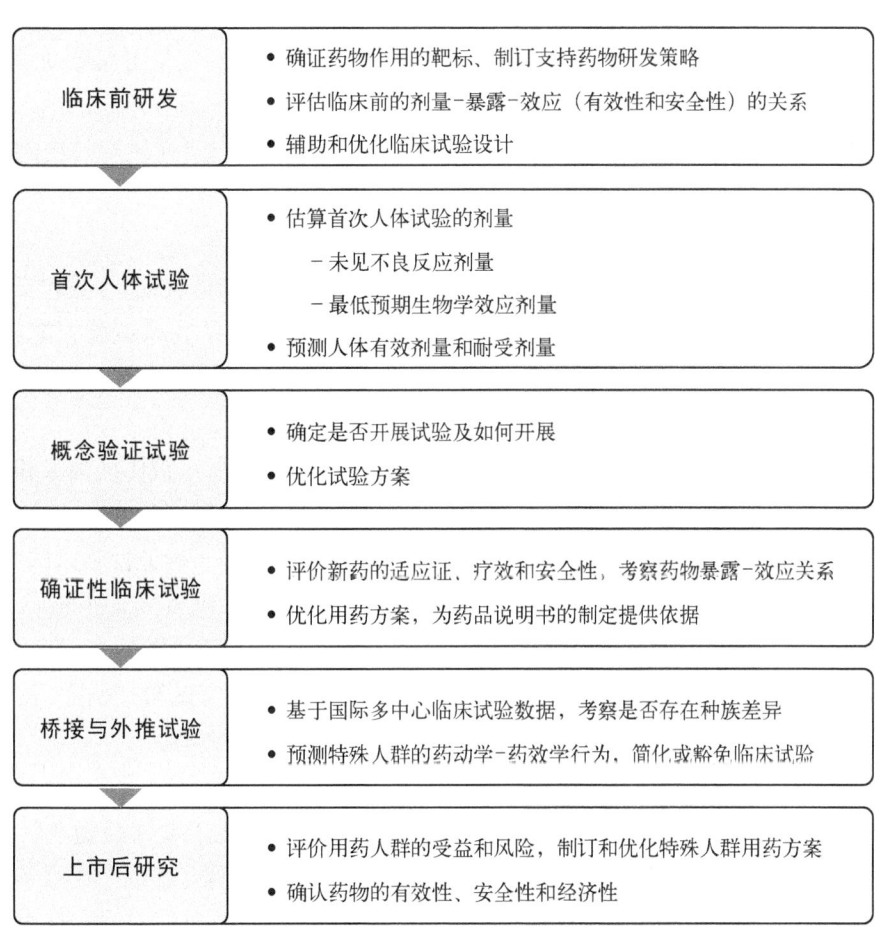

图1-1 模型引导的药物研发

(一)临床前研发

在新药开发的临床前阶段,定量药理学研究不仅可以帮助确证药物作用的靶标,深化对药物作用机制的认知和理解,还能为研发后期制订和支持药物研发的决策提供依据。定量药理学研究还可用于评估新化合物的临床前"剂量-暴露-效应(疗效和安全性)"之间的关系,指导制订首次人体试验的最大起始剂量和剂量递增方案。此外,通过与具有相同药理作用机制的药物进行比较,定量药理学还能帮助设定关键性研究假设,优化试验方案,减少试验的不确定性。

(二)首次人体试验

首次人体试验是新药研发过程中的重要阶段。一般通过未见明显不良反应水平剂量(no observable

adverse effect level，NOAEL)法和最低预期生物学效应水平剂量(minimal anticipated biological effect level，MABEL)法预测人体的最大起始剂量。NOAEL 法主要依据最敏感动物的毒理实验数据,采用体表面积归一化方法,将动物的剂量直接换算为人体等效剂量(human equivalent dose，HED)。MABEL 法采用建模与模拟技术,综合体内外试验所获得 PK-PD 信息预测"最低预期引起人体最小生物学效应水平的剂量",然后再结合 NOAEL 法预测最大起始剂量。此外,还常用 PBPK 法预测人体 PK 特征,并基于种属间的差异特征,用 PK-PD 模型将动物实验结果外推至人体,预测药物在人体的最低有效剂量和最大耐受剂量。

(三) 概念验证试验

早期概念验证(proof of concept，POC)试验是新药研发中对研发策略、目标适应证、治疗方案的确认试验。定量药理学研究有助于作出科学的药物开发决策,如决定是否开展试验、如何设计试验等。在此阶段开展定量药理学研究,还有助于高效开展后期的临床试验。例如,定量考察药动学-药效学-疾病进展三者的关系以及影响因素,从而支持确证性试验中目标人群的选择、研究对象的纳入排除标准的制订、受试人群样本量的确定、给药方案的优化、PK-PD 研究的采样设计、研究风险的控制等。定量药理学研究可为确证试验中关键信息的收集和汇总,提供重要支持。

(四) 确证性临床试验

确证性临床试验是以较大范围的患者人群作为研究对象,对新药的适应证、疗效和安全性作进一步评价。通过定量药理研究可全面考察药物的 E-R 关系,帮助制订合理的临床试验方案、作出科学的研发决策。在既往文献报道中,有不少实例展示了定量药理学研究优化确证性临床试验用药方案的过程。

(五) 桥接与外推试验

随着药物研发趋势的全球化,从国际多中心临床试验中获得的数据,可被不同国家和地区的政府监管机构接受,并作为主要证据支持药品批准上市。定量药理学研究可利用国际多中心的临床试验数据,评估是否存在种族差异。如有种族差异则对差异进行量化,并将结果用于确证性临床试验的研究设计,或将国际多中心临床试验数据作为支持药物上市的基础,用于种族间数据桥接与外推。

定量药理学研究可预测儿童、老年人、肝肾功能损伤等特殊人群的药动学特征,支持开展特殊人群的临床试验。在某些情况下,定量药理学研究结果可以替代或简化临床试验。例如,在满足一定条件下,运用定量药理学"建模与模拟"技术,可将成人研究结果外推至儿科人群。

(六) 上市后研究

新药上市后研究是在大样本真实患者人群中开展试验。其重点在于考察药物在特殊人群中的应用、DDI 和罕见不良反应,评价用药人群的获益和风险等。定量药理学研究已被广泛用于特殊人群中的用药方案的制订和优化。例如,PPK 研究可识别具有临床意义的影响因素(如年龄、体重、肝肾功能、合并用药等),用于指导用药方案的设计。此外,通过 MBMA 汇总和分析公开的数据资料,进一步确认量效关系,还可与同类药物进行比较,综合评价药物的临床价值。

第四节 模型引导的精准用药

一、定义和特点

药物研发过程中研究时间通常相对较短,研究对象是经选择的同质性高的人群。而实际患者可能同时罹患多种疾病、使用多种药物治疗,与临床研究场景有所不同。因此,在相同的给药方案下,不同患者的治疗结果可有较大差异,尤其是对于治疗指数窄、个体间变异大,且存在潜在严重不良反应的药物,这种差异性表现更为突出。MIPD 是通过数学建模与模拟技术，将患者、药物和疾病等相关信息进行整合，指导患者个体的精准用药（图 1-2）。相较于经验用药，MIPD 是一种基于患者生理、病理、遗传等特征制订用药方案的新方法，可提高药物治疗的安全性、有效性、经济性和依从性。

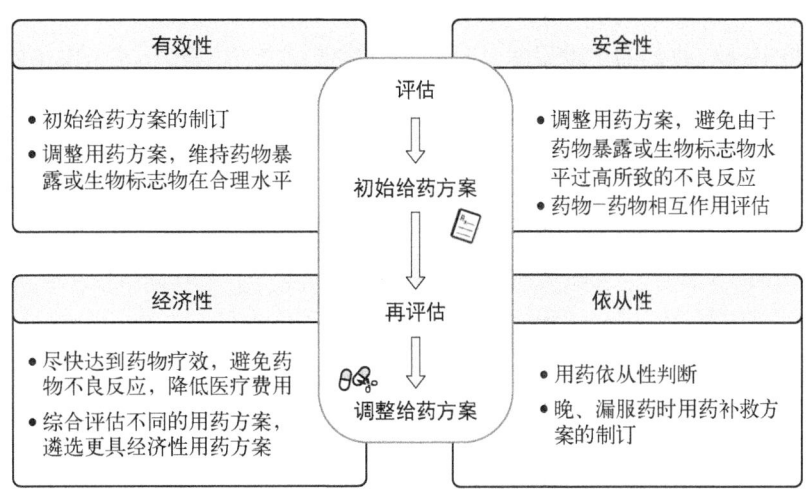

图 1-2 模型引导的精准用药

二、应用

新药研发阶段获得的最佳用药方案往往针对的是群体或亚群体层面。对个体而言，无法达到量体裁衣式的精准用药的效果。应用定量药理学"建模与模拟"，可综合考虑患者的生理、病理、遗传等个体特征以及治疗需求，合理地制订药物治疗方案。

如图 1-2 所示，MIPD 贯穿于整个药物治疗的过程之中，包括用药前的评估、初始给药方案的制订、用药后的再评估和后续给药方案调整等。MIPD 可提高药物治疗的有效性、安全性、经济性和依从性。

（一）有效性

基于药物特征，结合患者生理、病理及疾病的所有信息，如年龄、体重、肝肾功能、遗传背景、药物相互作用等，应用 PPK-PD 等分析方法，可定量描述药物暴露-效应之间的关系及影响因素，计算患者达到目标效应所需的给药方案，提高药物治疗的有效性，在个体化治疗中发挥重要作用。

新西兰奥克兰大学的 Nick Holford 教授提出了目标浓度干预（TCI）法，归纳总结了定量药理学方法在药物治疗方案的制订和优化中发挥的作用。TCI 用于制订初始给药方案时，依据已有的剂量-暴露-效应数学模型，结合患者个体的生理、病理等特征，并考虑药物的目标暴露量或目标疗效，制订患者的初始给药方案。此外，TCI 还可依据已建立的 PPK-PD 模型和患者的药物浓度或生物标志物水平，结合最大后验贝叶斯法，估算患者的个体参数。然后根据目标暴露量或目标疗效，调整用药方案。

（二）安全性

安全性主要指药品不良反应、与用药有关的不良事件的发生风险。药物不良反应大多与药物的体内暴露具有相关性。因此，可以通过调整药物暴露量来减少不良反应的发生。基于已知的 E-R 关系，结合患者个体的生理、病理等特征，采用最大后验贝叶斯法，预测不同给药方案下患者的药物暴露、生物标志物水平或不良事件发生率，避免暴露量或生物标志物水平过高造成的不良反应。

此外，大多数药物在上市前仅考察了具有高 DDI 风险的合用药物。然而，真实世界中临床用药情况往往更加复杂，应充分考虑临床治疗过程中潜在的 DDI。通过定量药理学方法，可预测和评价合并用药是否影响目标药物的 PK-PD 行为，避免因 DDI 导致的药物不良反应的发生。

(三) 经济性

药物的经济性是指在保证药物安全性和有效性的前提下，合理控制药物的费用，使医疗资源得到最优化的配置。药物的经济性评估通常包括对药物的直接成本（如药品费用）和间接成本（如医疗服务费用、患者的生产力损失）进行分析，以确定药物在治疗过程中的总体成本和效益。评估药物的经济性需考虑不同患者群体的特征、疾病的严重程度以及与其他治疗方式的比较，还需考虑不同患者对药物的效应和治疗效果可能存在差异。

根据患者生理、病理特征，基于已建立的PPK模型和最大后验贝叶斯法等调整给药方案，可以使患者药物浓度或生物标志物水平尽快达到目标值，避免药物不良反应的发生，降低医疗费用。此外，还可比较不同用药策略对药物疗效、不良反应发生风险和医疗费用的影响，遴选出更具经济性的用药方案。

(四) 依从性

患者的用药依从性是决定药物治疗效果是否达标的重要因素之一。然而，患者用药依从性不佳的情况仍然十分普遍。在癫痫、血栓等慢性疾病的药物治疗过程中，用药不依从现象尤为突出。当怀疑患者的用药依从性不佳时，可基于患者体内药物浓度或生物标志物水平，应用已建立的PPK模型和后验贝叶斯法，计算不同用药行为的发生概率，判断患者的用药依从性。在慢性疾病的长期药物治疗过程中，患者不可避免地会发生晚服药或漏服药行为。如何处置是困惑临床医护人员和患者的一大难题。基于患者体内的目标药物暴露量，应用PPK建模和模拟技术，可制订科学、合理的补救用药方案。此外，设计依从性更好的用药方案也是提高治疗成功率、降低不良反应发生率的有效手段。

思 考 题

1. 试述常用的模型化技术的特点。
2. 试述定量药理学在新药研发各阶段中的作用和意义。
3. 简述模型引导的精准用药的定义、过程，以及在用药有效性、安全性、经济性和依从性方面的作用。

参 考 文 献

国家药品监督管理局药品审评中心. 2020. 群体药代动力学研究技术指导原则. 2020年12月31日发布

国家药品监督管理局药品审评中心. 2020. 模型引导的药物研发技术指导原则. 2020年12月31日发布

焦正. 2024. 基础群体药动学和药效学分析. 2版. 北京：科学出版社

焦正, 李新刚, 尚德为, 等. 2021. 模型引导的精准用药：中国专家共识（2021版）. 中国临床药理学与治疗学, 26(11)：1215-1228.

李禄金, 丁俊杰, 刘东阳, 等. 2020. 基于模型的荟萃分析一般考虑. 中国临床药理学与治疗学, 25(11)：1250-1267.

刘东阳, 王鲲, 马广立, 等. 2018. 新药研发中定量药理学研究的价值及其一般考虑. 中国临床药理学与治疗学, 23(9)：961-973.

马广立, 许羚, 陈锐, 等. 2019. 新药研发中群体药动学/药效学研究的一般考虑. 中国临床药理学与治疗学, 24(11)：1201-1220.

（焦 正）

第二章
生理药动学的基本理论

第一节 概 述

一、定义和特点

经典的药动学(pharmacokinetics，PK)分析为房室模型分析和非房室模型分析。房室模型是一种抽象的分析方法，不具有生理学意义。它根据药物在体内不同部位的转运速率差异，将人体划分为不同的房室系统，一般为一室模型、二室模型和三室模型。房室的选择具有一定的主观性，不同的房室划分会对分析过程和结果产生影响。与房室模型不同，非房室模型建立在药物浓度随时间变化过程的统计矩基础上，依靠概率论和数理统计学知识，通过血药浓度时间变化的积分推导药物 PK 参数。

房室模型和非房室模型虽然在 PK 分析中具有重要应用，但它们并不直接反映药物在不同组织和器官中的实际分布情况。为了克服这些局限性，研究者们开发了 PBPK 模型。PBPK 模型是一种自下而上的数学建模方法，可依据先验的药物理化性质在生理学的基础上定量描述药物的体内过程，使得模型的隔室和参数具有明确的生理学意义。

PBPK 模型的原理是将机体器官看成单独的隔室，隔室之间通过动静脉血相连，利用质量平衡常微分方程定量地描述药物在各个组织的分布情况。模型隔室通常包括胃肠道、心脏、肝脏、肾脏、胰腺、脾脏、脑、骨骼、肌肉、脂肪组织等，每一个隔室都有相应的体积、血流量、组织血浆分配系数(tissue：plasma partition coefficient，K_p)。图 2-1 为 PBPK 模型的结构图，彩图见二维码 2-1。

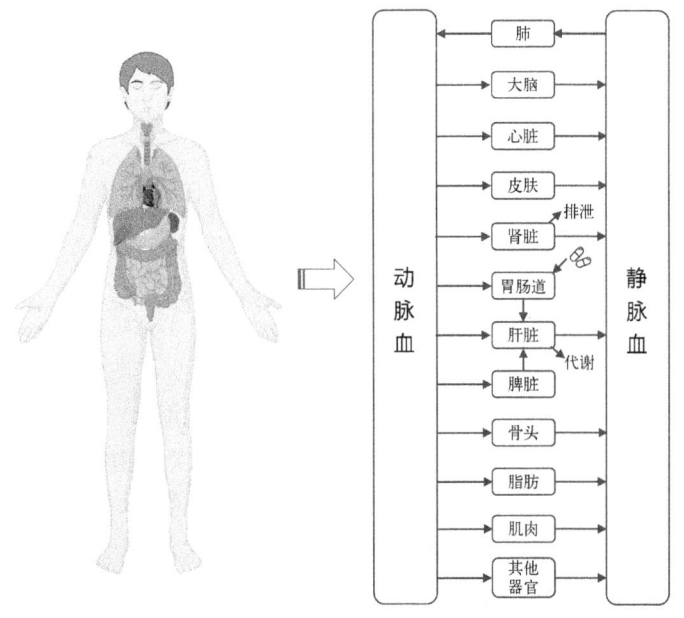

图 2-1 PBPK 模型结构图

二、研究内容和意义

PBPK模型可用于描述药物在器官组织的药物浓度经时变化,预测药物的体内分布,考察药物的消除机制,具有强大的外推能力,既可以进行种属间外推,又可以实现在不同剂量、不同给药途径、不同给药方案下的种属内外推,因此在新药研发前研发、药物临床试验、临床用药等方面具有重要意义。

在新药研发阶段,PBPK模型可以帮助药物研发人员更好地理解药物在人体内的处置过程,评估生理学参数变化对药物代谢和排泄的影响,从而有助于预测药物的药效和毒性、评估制剂参数对不同制剂的药动学过程和生物等效性的影响。在临床试验阶段,PBPK模型可确定人体首次剂量、指导药物临床试验的设计和解释。在临床用药方面,PBPK模型可用于模拟不同生理状态下(如儿童、老年人、孕妇等)药物的处置情况,评估其安全性和有效性,并指导个体化用药。此外,PBPK模型也可以用于评估DDI。总之,PBPK模型提供了一种更先进的方法,有助于更深入地理解药物的体内过程。

第二节 药物的体内过程

药物进入机体后,机体对药物进行处置,处置过程包括吸收(absorption)、分布(distribution)、代谢(metabolism)和排泄(excretion),简称为ADME。药物的吸收、分布、排泄过程涉及跨膜转运过程,因此也称为药物的转运。代谢和排泄过程都是药物在体内逐渐消失的过程,统称为药物的消除过程。

一、吸收

吸收是指药物从给药部位进入血液循环的过程,其中口服是最常见的给药方式。影响口服吸收的因素一方面来自机体,包括胃肠蠕动情况、胃内容物、胃排空速度、pH等;另一方面来自药物,如药物的理化性质、剂型等。药物进入胃肠道后会发生崩解、溶解,以分子形式随胃肠液移动到肠壁。在此过程中,部分药物可能会发生降解或以粪便形式排出体外。药物从胃肠道吸收到肠壁的比例称作药物吸收分数(fraction absorbed, F_{abs})。药物分子从小肠腔室穿过小肠上皮细胞,通过门静脉进入肝脏,最后进入体循环。由于肠上皮细胞和肝脏中存在代谢酶,因此药物在首次通过肠壁和肝脏时,可能会发生首过代谢(first-pass metabolism)。药物在肠壁的首过代谢可以用肠提取比(gastrointestinal first-pass extraction ratio, E_G)来描述,而在肝脏的首过代谢可以用肝提取比(hepatic first-pass extraction ratio, E_H)来描述。药物的系统生物利用度(bioavailability, F)由F_{abs}、未被肠上皮细胞代谢的部分(fraction not metabolized in intestinal epithelial cells, F_G)和经肝首过消除未被代谢的部分(fraction not metabolized in hepatic first pass, F_H)的乘积表示,即:

$$F = F_{abs} \times F_G \times F_H = F_{abs} \times (1 - E_G) \times (1 - E_H) \tag{2-1}$$

口服药物的吸收过程受到药物的溶解度、溶出度和膜通透性影响。生物药剂学分类系统(biopharmaceutics classification system, BCS)是根据药物溶解度和渗透性的高低对其分类的科学框架系统,可将药物分为四类。第一类为高溶解度-高渗透性药物,这一类药物的吸收性能良好,吸收限速过程在于胃排空,而非吸收。第二类为低溶解度-高渗透性药物,对于这一类药物溶出是吸收的限速步骤,在制剂时往往需要考虑提高制剂的崩解率和溶出率。第三类为高溶解度-低渗透性药物,这类药物的吸收限速步骤为跨膜过程,在制剂过程可考虑加入透膜吸收促进剂、制成微粒给药系统等。第四类为低溶解度-低渗透性药物,这一类药物较难形成口服制剂,通常考虑静脉途径给药。

(一) 药物溶解度与溶出度

1. 溶解度

药物的溶解度(solubility, S)是指在一定的温度和压力下,在一定量的溶剂中达到饱和时溶解的最大药量,一般用一定温度下 100 g 溶液(或 100 mL 溶液)中溶解溶质的最大克数表示。药物的溶解度是药物分子与溶剂分子间相互作用的结果,因此药物的溶解度不仅与溶剂的种类、溶解条件(温度)有关,还与药物的理化性质有关,药物的理化性质由化合物结构决定。

2. 溶出度

药物的溶出过程是指药物从制剂中溶解的过程。溶质分子从固体表面溶解,形成饱和层,然后药物扩散形成扩散层,最后在对流作用下进入溶液主体。衡量药物的溶出度需要做溶出度试验测定溶出速率,溶出速率是指药物在一定的溶出条件下,在单位时间内从制剂中溶解进入主体的药量。

(二) 药物的渗透性

药物在肠道内的吸收是一种多途径参与的复杂过程,涉及跨细胞途径、细胞旁途径、胞吞作用等,跨细胞途径包括被动转运与主动转运两种机制。此外,药物的吸收也可能会受到外排转运体的限制,导致上皮细胞中的药物被重新排回胃肠道内。

药物在生物组织中的被动扩散能力称为药物的渗透性(permeability)。在体外实验中,通常使用表观渗透系数(P_{app})衡量药物被动吸收的程度,它反映了在单位时间和单位面积下,药物被动通过屏障的药量。然而,由于体外环境和体内环境的差异,P_{app} 值并不能直接代表药物在体内的肠膜有效渗透性(effective intestinal membrane permeability, P_{eff})。尽管如此,P_{app} 与 P_{eff} 之间依然存在一定的相关性,为我们提供了从体外实验结果推测体内渗透性的可能。

目前常用于测定药物渗透性的方式有在体单向肠灌注法(single-pass intestinal perfusion, SPIP)、平行人工膜渗透实验(parallel artificial membrane permeability assay, PAMPA)、Caco-2 细胞模型法、MDR1 转染犬肾细胞(Madin-Darby canine kidney cells transfected with human MDR1 gene, MDCK-MDR1)模型法等。

1. 在体单向肠灌注法

SPIP 是一种将药物经过肠段灌流后测定损失的药量来计算渗透率的方法。一般将实验动物麻醉后取出一截肠段,插入导管,用生理盐水洗净肠腔内容物,灌流药液,在导管出口处每隔一定的取样周期收集灌流液,计算前后质量差,通过剩余药量计算吸收率。SPIP 法操作简单,技术成熟,肠段含有神经和体液,更接近于真实生理情况。但该方法也有一定的局限性,容易受 pH、药物浓度和吸收部位的影响。根据 Fagerholm 等的研究结果,大鼠 P_{eff}($P_{eff(rats)}$)与人体 P_{eff}($P_{eff(human)}$)存在如下关系:

$$P_{eff(human)} = 3.6 \times P_{eff(rats)} + 0.03 \times 10^{-4} \qquad (2-2)$$

2. 平行人工膜渗透实验

PAMPA 法是一种无细胞的渗透系统。在 96 孔板上用含有磷脂混合物的滤膜将板分为供体室和受体室两个隔室,供体室中加入含待测化合物的缓冲溶液(pH 5.0~7.4),受体室中加入空白缓冲液(pH 7.4 左右)。在 37℃ 环境下,通过一段时间内测定受体室的药物量进而计算得到通透性。式 (2-3) 为 P_{app} 的计算公式:

$$P_{app} = \frac{dC_r}{dt} \times \frac{V_r}{A \times C_0} \qquad (2-3)$$

式中,dC_r/dt 为接受室中化合物的累积量随时间变化的函数,V_r 为接受室的溶液体积,A 为单层细胞膜面积,C_0 为给药端初始药物浓度。

PAMPA法不需要细胞培养,只由一层膜构成,可以评估不同pH条件的化合物通透性,筛选通量高、变异小、成本低,常用于药物发现早期的渗透性研究。PAMPA法测得的体外$P_{app,PAMPA}$与人体P_{eff}存在如下关系:

$$\log P_{eff} = 0.45 \times \log P_{app,\ PAMPA,\ pH\ 6.5} - 0.16 \tag{2-4}$$

3. Caco-2细胞模型法

Caco-2细胞模型是最常用的体外细胞模型之一。Caco-2细胞起源于人结肠癌,在传统的细胞培养条件下将Caco-2细胞在多孔透明培养膜培养一定时间,可融合并自发分化为肠上皮细胞,形成连续的单层,长出绒毛面顶膜侧和基底面基底侧,表现出细胞极性,其形态学和功能特征类似于人小肠上皮细胞,因此常用于模拟人体小肠上皮细胞层的特性和功能。许多药物在Caco-2单层细胞渗透实验中的渗透性容易受pH影响。为了减少假阴性结果,常常使用低pH(6.5)和高pH(7.4)来模拟肠道中的动态pH环境。

$$\log P_{eff} = 0.6532 \times \log P_{app,\ Caco2,\ pH\ 6.5} - 0.3036 \tag{2-5}$$

$$\log P_{eff} = 0.4926 \times \log P_{app,\ Caco2,\ pH\ 7.4} - 0.1454 \tag{2-6}$$

跨细胞被动转运是最常见的药物渗透途径,Caco-2细胞对于亲脂性化合物的跨细胞渗透有较好的预测性能。与PAMPA不同,Caco-2可以表达肠道转运体和代谢酶,因而还可以研究药物是否是外排转运体。该实验需要21天的细胞培养周期,且必须使用液相色谱-质谱联用仪(liquid chromatograph/mass spectrometer, LC/MS)定量测定,因而成本较高,是一种中等通量的通透性筛选模型。

4. MDR1转染犬肾细胞模型法

MDCK细胞起源于美国犬肾近曲小管上皮细胞系,该细胞会形成具有极性的柱状单层,类似小肠上皮细胞的单层膜结构。由于MDCK细胞只表达少量的犬类P-糖蛋白(P-glycoprotein, P-gp),通过分子遗传学方法将人类的*MDR1*基因转染到MDCK细胞里得到表达大量P-gp的改良细胞系——MDCK-MDR1。MDCK-MDR1模型与Caco-2细胞模型相似,但MDCK-MDR1细胞培养周期更短(4~5天),实验成本低,细胞紧密连接好,能够高效地表达P-gp,适用于进行P-gp对底物转运的专属性研究。体外$P_{app,\ MDCK}$与人体P_{eff}存在如下关系:

$$\log P_{eff} = 0.6012 \times \log P_{app,\ MDCK} - 0.4634 \tag{2-7}$$

5. 其他

除了上述方法外,还可根据化合物的理论正辛醇-水分配系数(calculated partition coefficient of octanol-water, clog*P*)、分子表面极性面积(polar surface area, *PSA*)和氢键供体(hydrogen bond donors, *HBD*)预测P_{eff}值。

$$\log P_{eff} = -3.067 + 0.162 \times \text{clog} P - 0.01 \times PSA - 0.235 \times HBD \tag{2-8}$$

(三)药物吸收相关转运体

药物转运体是位于细胞膜上的跨膜转运蛋白,参与药物跨膜转运。转运体种类众多,通常按照基因代码分类可分为两个家族:溶质载体(solute carrier, SLC)转运蛋白家族和ATP-结合盒(ATP-binding cassette, ABC)转运蛋白家族。SLC多为易化扩散型或继发性主动转运型载体,参与摄取转运;ABC多为原发性主动转运型载体,参与外排转运。

1. 摄取型转运体

摄取型转运体可把药物转运进入细胞,增加细胞内药物的浓度,促进吸收。目前已鉴定出300多种SLC转运蛋白,常见的SLC转运蛋白有寡肽转运体(oligopeptide transporter, PEPT)、有机阴离子转运体

(organic anion transporter, OAT)、有机阳离子转运体(organic cation transporter, OCT)、氨基酸转运体(amino acids transporter, AAT)、葡萄糖转运体(glucose transporter)等。

(1) 寡肽转运体：是以质子浓度差(H^+浓度差)为驱动力的继发性主动转运家族,属于 *SLC15A* 基因亚家族。PEPT 包括 PEPT1 和 PEPT2,主要转运二、三肽等肽类结构。血管紧张素转化酶抑制剂(卡托普利、依那普利)、抗病毒药物、头孢菌素类药物都是 PEPT 的底物。

(2) 有机阴离子转运体：目前已鉴定出 10 种 OAT,均属于 *SLC22A* 基因亚家族转运蛋白。一般来说,除了有机阴离子转运多肽(organic anion transporting polypeptides, OATP)外的 OAT 家族转运蛋白负责转运分子量更小更亲水的有机阴离子。OATP 为有机阴离子转运多肽,属于 *SLC21* 基因亚家族。目前已鉴定出 11 种 OATP,分为 OATP1~OATP6 六个家族。OATP 特异性分布于肝脏,是分布在肝细胞基底膜上的胆汁酸转运蛋白,负责摄取胆汁酸、甲状腺激素、类固醇、他汀类药物进入肝细胞。

(3) 有机阳离子转运体：负责转运有机阳离子,也属于 *SLC22A* 基因亚家族转运蛋白的重要组成成分。OCT 分为 OCT1(SLC22A1)、OCT2(SLC22A2) 和 OCT3(SLC22A3)。除 OCT2 分布较少外,其他 OCT 在体内分布广泛,参与肠道、肝脏、胆道和肾脏中有机阳离子的吸收和排泄。

(4) 氨基酸转运体：可以将氨基酸从细胞外转运进入细胞内,一些氨基酸类似物也被认为可以通过该转运体吸收,如加巴喷丁、甲基多巴等。

(5) 葡萄糖转运体：是一类调节葡萄糖进入细胞的跨膜蛋白家族,分为钠离子依赖型葡萄糖转运体(sodium-dependent glucose transporter, SGLT)和易化型葡萄糖转运体(facilitative glucose transporter, GLUT)两类。小肠上皮细胞的顶端膜 SGLT 以主动运输方式运输葡萄糖进入细胞后,细胞基底膜的 GLUT 以易化扩散的方式将葡萄糖转运到体循环。

2. 外排型转运体

外排型转运体可将药物泵出细胞,降低细胞内的药物浓度,减少吸收,这个过程依赖核苷酸结合域水解三磷酸腺苷(adenosine triphosphate, ATP)释放的能量。ABC 转运蛋白分为 7 个亚型,分别是 ABCA~ABCG。常见的 ABC 外排转运体有 P-gp、多药耐药相关蛋白(multidrug resistance associated protein, MRP)、乳腺癌耐药蛋白(breast cancer resistance protein, BCRP)等。

(1) P-糖蛋白：又称为 ABCB1,是研究得最广泛的转运体之一,广泛存在于人体各组织细胞中,如肝脏、肾脏、小肠等。它可以将已经吸收入胃肠道的药物再分泌到肠腔,从而抑制吸收,导致药物的生物利用度降低。抗癌药物紫杉醇、长春新碱为 P-gp 的底物。癌细胞通过 P-gp 将抗癌药物从细胞内外排出去降低细胞内药物浓度,从而对抗抗癌药物,进而使机体对抗肿瘤药物产生耐药。

最常用的研究 P-gp 底物的方法是采用单层细胞(如 Caco-2 细胞、MDCK-MDR1 细胞)的双向转运实验,在 Caco-2 细胞实验中,如果顶膜侧到基底侧的 P_{app} 值(A→B)与基底侧到顶膜侧的 P_{app} 值(B→A)差别很大,表明可能有转运途径的参与。通过比较 A→B 和 B→A 的渗透率差异,判断药物是否存在外排过程。外排率(efflux ratio, ER)的计算提供了一种用于评估药物是否可能是外排转运体的作用对象的量化方法。当 $ER \geq 2$ 时,则认为药物可能是外排转运体的底物。

(2) 多药耐药相关蛋白：含有 MRP1~MRP9 等九个亚型,其中 MRP2 分布于各组织器官的顶端膜,而其他 MRP 均分布于底侧膜。MRP2(ABCC2)能转运多种化疗药物,将药物外排出细胞,在肝癌、肺癌、肾癌、乳腺癌等癌细胞中呈现高表达,被认为是引起肿瘤细胞对化疗药耐药的原因。

(3) 乳腺癌耐药蛋白：是 ABC 家族中唯一的半转运蛋白,也称为 ABCG2 蛋白,主要在乳腺、胎盘和肝细胞胆管侧表达。研究表明,BCRP 蛋白在乳腺癌患者中的表达水平与化疗药物的耐药性密切相关,高表达的 BCRP 蛋白可以将化疗药物从细胞内排出,从而降低药物的疗效。因此,BCRP 蛋白被认为是乳腺癌细胞产生耐药性的一个重要因素。

二、分布

药物分布是指药物从给药部位吸收或者注射给药入血后,由循环系统运送至体内各器官、组织、体液、细胞的转运过程。药物在体内的分布大多是不均匀的,且处于动态平衡。表观分布容积(apparent volume of distribution, V_d)是反映药物组织分布的药动学参数(式2-9)。由于多数药物在体内可与血细胞、蛋白质、多糖、DNA 等形成结合型药物,也可存储于脂肪组织中,因而 V_d 并不代表真实的药物分布容积,而是假设药物充分分布,药物按血中浓度稀释时的理论体液容积。V_d 本身没有生理意义,且与给药剂量无关,但其大小受生理病理状况影响。

$$V_d = \frac{Dose \times F}{C} \tag{2-9}$$

式中,$Dose$ 代表药物剂量;F 为药物的系统生物利用度;C 为药物的稳态血药浓度。

(一) 影响药物分布的因素

影响药物分布的因素有药物的理化性质、生理病理特性、生理性屏障等。

1. 药物的理化性质

药物的理化性质(如药物的溶解性、脂溶性、分子量大小、解离度等)会影响药物在体内的分布过程。溶解度高的药物更容易吸收并分布到目标组织中。脂溶性高的药物可以轻易地通过细胞膜屏障,分布到脂肪含量丰富的器官,如脂肪组织、肝脏、脑等。血浆蛋白结合率高的药物在血液中的游离浓度低,分布到各个组织的药量少。此外,药物的离子化状态也会影响药物的吸收,进而影响药物的分布情况,弱酸性药物在胃酸等酸性环境中解离少,容易以非离子形式存在,从而容易被吸收;同理,弱碱性药物在碱性环境中容易被吸收。碱性且亲脂性的药物容易结合于红细胞膜或细胞器上,从而影响药物的分布。

2. 生理病理特性

年龄、性别和胖瘦等个体差异会影响药物在体内的分布。男性和女性在体液、脂肪和肌肉含量上存在差异,影响药物的储存和释放,尤其是脂溶性药物。儿童和老年人的肝脏和肾脏的消除能力相对较弱,可能导致药物在体内的清除减缓,进而影响药物的分布和作用时间。此外,肥胖人群由于体内脂肪含量较高,可能会增加某些药物在脂肪组织中的积累。在某些病理状态下,如肝病或营养不良,血浆蛋白水平可能会下降,这会减少药物与血浆蛋白的结合,导致游离药物浓度的增加,可能增加药物的效力或毒性。

3. 生理性屏障

(1) 血脑屏障:是脑毛细血管内皮细胞和神经胶质细胞在大脑微血管周围紧密联系形成的多层膜性结构,血中溶质只有通过脑毛细血管内皮细胞才能到达脑组织。脑毛细血管内皮细胞是以类脂为支架形成的膜结构,因此亲脂性强的小分子药物才容易通过血脑屏障。血脑屏障可以起到保持脑内环境基本稳定的功能,但当脑部存在缺血、缺氧、炎症、肿瘤或损伤时,可能会使血脑屏障通透性加大,血脑屏障的保护作用会丧失。除了紧密膜结构维持屏障功能外,在膜上还存在着外排转运系统和药物代谢酶,常见的外排转运体 P-gp 和 BCRP 都在脑组织中表达,将进入脑组织中的药物外排出细胞,从而发挥屏障作用。

(2) 胎盘屏障:胎盘是母体和胎儿组织联合构成的过渡性器官,有物质交换、屏障保护等功能。母体血和胎儿血均经过胎盘,但互不混合,由胎盘膜隔开。胎盘膜又称为胎盘屏障,指胎盘绒毛与子宫血窦形成的屏障,可以将母体和胎儿的血液分开。胎盘屏障可以阻止母体中的大分子物质进入胎儿体内,但对大多数药物无屏障作用,尤其高脂溶性药物容易通过胎盘屏障进入胎儿血液,可能会对胎儿产生毒性。

(3) 血眼屏障:包括血-房水屏障和血-视网膜屏障,与血脑屏障相似,脂溶性强的药物容易通过血眼屏障。由于血眼屏障的作用,大多数药物通过口服或静脉等途径给药后,在眼组织中的药物浓度比血液中低。若想使药物在眼组织蓄积到治疗浓度,那其在血液中的浓度会更高,易发生毒副作用,因此对于眼部疾病,常采用局部用药。

(二)血浆蛋白结合率

1. 概念及意义

药物与血浆蛋白可通过离子键、氢键、范德瓦耳斯力结合,结合后形成的结合态分子量大,不易通过生物膜,不能向组织进行转运,故不能发挥药理作用,只是作为药物暂时的"存储仓库";而游离药物可以转运分布到组织中,因此一般认为只有游离药物可以发挥药理活性,并参与代谢排泄过程。血浆蛋白包括白蛋白、α_1-酸性糖蛋白、脂蛋白及免疫球蛋白。白蛋白是血浆中含量最多的蛋白质,占血浆总蛋白的40%~60%,主要结合弱酸性药物;α_1-酸性糖蛋白高度糖基化,由此形成大量的负电荷,主要结合弱碱性药物;β和γ球蛋白主要结合内源性生物活性物质。

药物与血浆蛋白结合的比率用血浆蛋白结合率(plasma protein binding,PPB)表示。PPB是引起药物分布差异的主要原因之一。药物与血浆蛋白的结合是一个可逆的过程,具有饱和性、可逆性、竞争性的特点。当一个药物达到血浆蛋白饱和后,若继续增加药量,可导致游离药物迅速增加,药效增强,甚至会导致毒性作用也增强。

药物的理化性质会影响血浆蛋白结合,如解离性、亲脂性、溶解度、pK_a等。亲水性药物几乎不与血浆蛋白结合。此外,给药剂量、竞争抑制、药物与蛋白质的亲和力、种属差异、性别差异、病理状态等也会对血浆蛋白产生影响。不同种属的血浆蛋白可能会差异很大,女性体内白蛋白浓度高于男性,因此男女PPB也会存在差异。

2. 测定方法

目前常用于测定PPB的方法主要包括平衡透析法(equilibrium dialysis,ED)、超滤法(ultrafiltration,UF)、超速离心法(ultracentrifugation,UC)等。

(1) 平衡透析法:采用半透膜分隔成两隔室,一侧加入含药的蛋白溶液,一侧加入空白缓冲液,仅分子量较小的游离药物分子可以通过半透膜,分子量较大的蛋白质和蛋白质-药物复合物无法通过。半透膜两侧的浓度差是透析的动力,孵育一段时间后,两侧游离药物浓度可达到平衡。通过测定两侧药物浓度,计算得到PPB。

(2) 超滤法:游离药物和蛋白-药物复合物的分子量存在差异,如果在血浆蛋白一侧施加压力或离心力,游离药物可以快速通过半透膜。UF法的基本原理是将药物与蛋白混合并恒温振荡平衡后,加压使游离药物通过半透膜,通过测定超滤后游离药物浓度和超滤前总药物浓度,计算得到PPB。

(3) 超速离心法:利用超速离心时分子大小受力不同,使蛋白质大分子从游离药物小分子中分离出来。离心后分为三层,结合药物分布在底层,中间为游离药物,上层为一些极低密度脂蛋白和乳糜微粒,通过测定离心后中间层浓度(C_{medium})和离心前初始药物浓度(C_{before})来计算PPB。

UC法与ED、UF法的测定结果存在较大差异。与ED、UC法相比,亲脂性物质用UC法所测得的药物在血浆中的游离分数(fraction unbound in plasma,f_{up})通常会更高。UC法不需要半透膜,成本相对较高,在超速离心下可能会改变化合物的结合平衡,适用于无法通过透析膜扩散的药物。

(三)组织分配系数

1. 概念及意义

K_p是评价药物在体内分布情况的重要指标。它是组织药物浓度C_T与血浆药物浓度C_b的比值[式

(2-10)],可以反映药物在血浆与组织中的分配关系。当药物分布达到稳态(steady state, ss)时,进入该组织的药量等于离开该组织的药量,即 $dC_T/dt = 0$, $C_{in,ss} = C_{out,ss}$,则:

$$K_p = \frac{C_T}{C_b} = \frac{C_{T,ss}}{C_{in,ss}} = \frac{C_{T,ss}}{C_{out,ss}} \tag{2-10}$$

通过动物静脉滴注给药达到稳态,测定组织和血液中的药物浓度,根据式(2-10)计算得到非清除组织的 K_p。除了稳态给药法外,AUC法也是测定动物 K_p 的常用方法。该法将实验动物静脉注射给药,于不同时间测定组织和血液中的药物浓度,计算组织和血液中的 AUC,K_p 即为组织 AUC 和血液 AUC 之比。

如果药物在组织中的分布符合充分搅拌模型,则药物在组织中的浓度与静脉血中的浓度瞬时达到平衡。假定动脉血中血药浓度为常数,当药物分布达到稳态时,非消除组织中的药物浓度可以表示为:

$$C_{T,ss} = C_{in} \times K_{p,T} \tag{2-11}$$

则非消除组织的组织稳态分布容积(tissue volume of distribution at steady state, $V_{ss,T}$)为:

$$V_{ss,T} = V_T \times \frac{C_{T,ss}}{C_{in,ss}} = V_T \times \frac{C_{T,ss}}{C_{in}} = V_T \times K_{p,T} \tag{2-12}$$

包括血浆在内的所有组织的 $V_{ss,T}$ 可以表示为:

$$V_{ss,T} = V_p + \sum (V_T \times K_{p,T}) \tag{2-13}$$

根据 Rodgers 等的报道,用大鼠肌肉组织的 K_p(K_p, muscle)替代其他组织的 K_p,简化计算得到的 V_{ss} 和未简化前的 V_{ss} 的预测结果相近。V_{ss} 的计算公式可以简化为:

$$V_{ss,\text{in vitro}} = V_p + K_{p,\text{muscle}} \times \sum V_T \tag{2-14}$$

考虑到药物还会进入红细胞中,Poulin 等提出了另一种计算 V_{ss} 的方法:

$$V_{ss} = V_p + V_e \times E:P + \sum (V_T \times K_{p,T}) \tag{2-15}$$

式中,V_p 为血浆容积;V_e 为红细胞体积;$E:P$ 为红细胞与血浆中的药物浓度比值,$E:P = \frac{R_{bp} - (1 - H_t)}{H_t}$;$V_T$ 为组织体积;$K_{p,T}$ 为药物在组织中的组织-血浆分配系数;R_{bp} 为全血血浆分配比。H_t 为血细胞比容,设定为45%。

2. 计算模型

测定 K_p 是一项昂贵且耗时的工作,且由于伦理限制,无法在人体进行,于是科学家们考虑通过计算得到 K_p。常用于 PBPK 模型的 K_p 计算方法有 Poulin-Theil 法、Berezhkovskiy 法、Rodgers and Rowland 法等,这几种方法都是基于理化、生化参数 $\log P$、R_{bp}、f_{up} 等建立的。

(1) Poulin-Theil 法:Poulin 和 Theil 最早提出预测 K_p 的方法,该方法考虑了白蛋白结合、中性脂质和磷脂结合。Poulin-Theil 法假设每个组织都是水、脂质、蛋白的混合物,药物被动扩散并在组织中均匀分布,整体的 pH 为 7.4,并假设极性脂质(即磷脂)由 30% 的亲水性成分和 70% 的亲脂性成分组成。该方法适用于对中性化合物的 K_p 和 V_{ss} 预测。

(2) Berezhkovskiy 法:由于 Poulin-Theil 法中在脂质分配的考量上存在一些局限性,于是 Berezhkovskiy 等在 Poulin-Theil 法的基础上进行了改良。改良后的模型考虑了外周室消除对 V_{ss} 的影响,校正了外周组织与血浆中游离药物的比例。这些调整使得模型适用于膜限速型组织,或者当化合物主要分布在细胞外基质的情况。

（3）Rodgers and Rowland 法：本法在 Poulin-Theil 法的基础上进行了改进，考虑了药物在组织中的离子化状态及其与酸性磷脂的结合，从而提高了对中性和酸碱性药物 K_p 和 V_{ss} 预测的准确性。这种方法不仅涉及了药物在组织中的离子化与磷脂及脂质的相互作用，还区分了细胞内外液，并特别考虑了酸性磷脂的影响。同时，它还综合了化合物在相关腔室不同 pH 条件下的电离状态。这些综合因素的考量，显著提升了该方法对酸性和碱性药物 K_p 和 V_{ss} 预测的准确性。

（4）改良 Rodgers and Rowland 法：在 Rodgers and Rowland 法的基础上，Fisher 等引入了 Fick-Nernst-Planck 方程，考虑了药物分子的电离差异，并运用 Henderson-Hasselbalch 方程来进行描述。该方法不仅涵盖了 Fick 定律对中性分子被动渗透的描述，还引入了 Nernst-Planck 方程以解释电解质的被动渗透机制。

（5）Schmitt 法：Rodgers and Rowland 法依据化合物的 pK_a 值构建了一套方程组，不同 pK_a 值的化合物会导致 K_p 的计算方式发生变化，因此该方法对 pK_a 的准确性要求高，同时当 pK_a 接近 7 时，K_p 的预测会出现不连续性。为克服这些问题，Walter Schmitt 开发了一种不依赖于 pK_a 值的预测方法，该方法通过单一方程描述了化合物的 K_p，从而消除了 pK_a 等于 7 时 V_{ss} 的不连续性。

三、代谢

肝脏和肾脏是药物清除的两大器官。在肝脏中，主要以代谢的方式清除药物，代谢又称为生物转化（biotransformation），指药物进入机体后发生一系列化学反应，导致药物的化学结构发生变化。大多数药物经过代谢后药物活性失活或降低，少数药物经过代谢后可以转化为有药理活性的物质。肝细胞中含有大量的转运体和代谢酶，是药物代谢最主要的部位。

药物代谢分为两个阶段，Ⅰ相反应为氧化、还原或水解反应，以肝微粒体混合功能氧化酶［细胞色素 P450（CYP450）］超家族为代表，CYP450 超家族参与约 75% 药物的氧化代谢。Ⅰ相代谢的主要目的是引入羟基（—OH）、羧基（—COOH）、氨基（—NH₂）等官能团，生成含有极性基团的代谢物。Ⅱ相反应为结合过程，将药物分子中的极性基团与葡糖醛酸、谷胱甘肽等内源性物质经共价键结合，生成水溶性高的代谢物，利于药物排出。药物通过被动扩散或主动摄取进入肝细胞后，在代谢酶的催化下代谢，有的药物代谢只涉及其中一个阶段，有的两个阶段均涉及，也有的药物不经过代谢直接以原型药从体内排泄消除。

（一）体外代谢模型

1. 肝脏体外代谢模型

肝脏是最主要的代谢器官，因此药物代谢的体外模型应该精确模拟体内肝脏的代谢情况。常用于研究药物代谢的体外模型包括原代肝细胞、亚细胞组分（微粒体、S9 组分）等。测定药物在体外的代谢特征可以预测药物在人体内的代谢能力。

（1）肝匀浆：是肝脏组织经过破碎和均质化所得的悬浮液。将药物直接加到肝匀浆中，通过考察药物在肝匀浆中的代谢情况可以评估药物的肝脏代谢。此种方法操作简单，但不常用。

（2）肝细胞：通过肝匀浆分离，具有完整的细胞结构，其细胞膜表面表达有各类药物相关转运蛋白，如 OATP1B1、OATP1B3、OATP2B1、BCRP 等摄入或外排转运体，更接近于体内环境。人肝细胞主要来源于肝切除患者，肝细胞分离培养后会逐渐丧失肝特异性功能，导致 CYP450 酶表达水平降低。肝细胞存在较大的个体差异，因此常常通过混合多人肝细胞来制备均一的体系。

（3）肝 S9 组分：肝脏组织匀浆经高速离心（9 000g）后，除去细胞膜、细胞核和线粒体所得的上清液即为肝 S9 组分。肝 S9 组分代谢酶种类丰富，包含了完整的Ⅰ、Ⅱ相代谢酶，适用于药物研发早期研究化合物的代谢特征，但因其酶活性相对较低，可能会使某些代谢产物量减少，不易被检测到。

(4) 肝微粒体：是肝组织匀浆经过差速离心（肝 S9 组分经超高速离心）得到的沉淀物，主要为肝细胞内质网自我融合形成的网状膜结构，是经典的肝脏体外代谢模型。人肝微粒体（human liver microsomes, HLM）模型易购买、成本低、操作简单、试验时间短，可用于研究个体、性别和种属的代谢差异。微粒体并未包含所有代谢酶，且 CYP450 酶在肝微粒体中的丰度比实际肝脏多，不存在其他酶与之竞争参与药物代谢，因此可能导致生物转化率比其他方法偏高。

(5) 肝胞质液：为肝 S9 组分进一步离心后的上清液，包含了可溶性 II 相代谢酶，如 N-乙酰基转移酶、谷胱甘肽硫转移酶、磺基转移酶等。胞质液需要加入外源性辅酶来催化，如谷胱甘肽硫转移酶需要加入谷胱甘肽催化。由于肝胞质液仅具有 II 相酶活性，因此常用于 II 相酶研究。

(6) 基因重组 CYP450 酶系：利用基因工程和细胞工程等方法，将人源的 CYP450 基因转染到大肠埃希菌或昆虫细胞中培养，使之表达出高水平 CYP450 酶，后经过纯化获得单一 CYP450 同工酶。该模型酶活性高，常用于鉴别参与药物代谢的 CYP450 酶亚型，可通过商业途径购买，但是价格昂贵。

2. 体外肝脏清除率测定

(1) 酶动力法：按照酶动力学理论，酶促反应过程分为两步：第一步是酶和底物可逆性结合形成酶-底物复合物，第二步为复合物催化形成产物。假设逆催化反应忽略不计，且复合物的生成与消除达到动态平衡，根据米氏方程（Michaelis-Menten equation）可计算出不同底物浓度下的酶促反应速度。

$$v = \frac{V_{\max} \times [S]}{K_m + [S]} \quad (2-16)$$

式中，v 为酶促反应速度；$V_{\max}$ 为酶被底物饱和时的酶促反应速度；$[S]$ 为底物浓度；K_m 为米氏常数，表示反应速度为 $V_{\max}$ 的一半时的底物浓度。

酶促反应速度与药物浓度的比值是内在清除率（intrinsic clearance, CL_{int}），是器官清除能力的客观量度，不受血浆蛋白结合、器官血流量的影响，只由药物的固有性质决定。由于大部分药物的治疗浓度远小于 K_m，即当 $[S] \ll K_m$ 时：

$$CL_{int} = \frac{v}{[S]} = \frac{V_{\max}}{K_m} \quad (2-17)$$

酶促反应反映的是单一酶的酶促动力学过程，而药物代谢过程要考虑多种酶对代谢的贡献，用此方法测定代谢清除率需要进行多种酶实验，且需要对药物的代谢产物都明确，因此该方法过于繁杂，一般不常用。

(2) 底物减少法：又称为体外半衰期测定法（体外 $t_{1/2}$ 法）。通过将药物与肝微粒体或肝细胞等在 37℃ 下孵育一段时间，测定在不同时间下反应体系中的药量，绘制剩余药量对数与时间的曲线，从而计算体外固有清除率（$CL_{int, in\ vitro}$）。当体外模型为肝微粒体或肝细胞时，$CL_{int, in\ vitro}$ 的计算方法见式（2-18）或式（2-19）。

$$CL_{int, in\ vitro} = \frac{\ln 2}{t_{1/2}} \times \frac{V}{PR_{lm}} \quad (2-18)$$

$$CL_{int, in\ vitro} = \frac{\ln 2}{t_{1/2}} \times \frac{V}{CE_{hep}} \quad (2-19)$$

式中，$t_{1/2}$ 为体外半衰期，$t_{1/2} = \ln 2/k_{deg}$，k_{deg} 为剩余药量对数与时间的曲线的斜率；V 为孵育体积；PR_{lm} 为孵育体系中的微粒体蛋白浓度；CE_{hep} 为孵育体系中的肝细胞数。

得到体外固有清除率后，可通过比例因子将体外固有清除率转化为体内固有清除率。肝微粒体或肝细胞实验中体内体外固有清除率转化公式见式（2-20）或式（2-21）。

$$CL_{\text{int, H}} = \frac{CL_{\text{int, invitro}} \times PRPLW \times LWPBW}{f_{u,\text{lm}}} \quad (2-20)$$

$$CL_{\text{int, H}} = \frac{CL_{\text{int, invitro}} \times HEPPLW \times LWPBW}{f_{u,\text{hep}}} \quad (2-21)$$

式中，$CL_{\text{int, H}}$ 为肝脏体内固有清除率；$PRPLW$ 为每克肝重的蛋白质含量（单位：mg/g）；$HEPPLW$ 为每克肝重的肝细胞数量（单位：million cells/g）；$LWPBW$ 为每千克体重的肝重量（单位：g/kg）；$f_{u,\text{lm}}$ 和 $f_{u,\text{hep}}$ 分别为在孵育体系中的游离待测化合物分数。

（二）肝脏代谢清除模型

肝脏清除率不仅与代谢酶有关，还受到肝脏血流量和肝内血流动力学的影响，因此体外清除模型所得的药物内在清除率不能准确反映药物在体内肝脏中的清除情况。为了与生理变量联系起来，科学家提出四种典型的清除模型定量表达肝脏药物处置的情况：充分搅拌模型、平行管模型、分布模型、散射模型。为了模拟体内情况，四种模型的共同假设如下：① 药物进入肝脏为灌注限速过程，没有扩散障碍；② 只有游离药物跨膜占据酶位点；③ 假设肝脏中的代谢酶分布均匀。不同的模型又对药物在肝脏内的浓度变化做出不同的假设。

1. 充分搅拌模型

充分搅拌模型（well-stirred model，WSM）是最常用的肝脏代谢清除模型，由于计算简单，PBPK 通常采用该模型。该模型假设肝脏为具有固定药物浓度的单一、充分混合的隔室。由于隔室内搅拌充分，肝脏内每部分的药物浓度是相同的（轴向分散数 $D_N = \infty$），静脉血中药物浓度与肝组织中药物浓度瞬间达到平衡。WSM 示意图如图 2-2 所示，A 栏为沿肝脏血窦的浓度/长度曲线，B 栏为输出浓度/时间曲线。

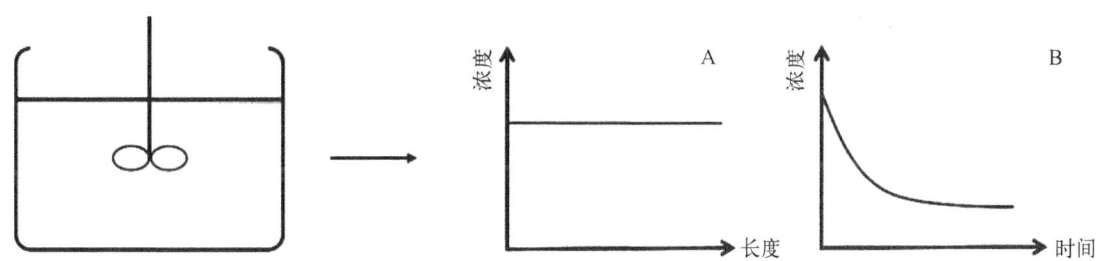

图 2-2 充分搅拌模型示意图

肝提取率（hepatic extraction ratio，ER_H）反映药物在器官中被清除的效率，是评估消除特征的重要参数之一。在 WSM 中，肝提取率

$$ER_H = \frac{CL_{\text{int, H}}}{Q_H + CL_{\text{int, H}}} \quad (2-22)$$

由于只有游离药物才可以跨膜进入肝脏发生代谢，故肝脏 WTM 的药物清除率如下所示：

$$CL_H = Q_H \times ER_H = Q_H \times \frac{CL_{\text{int, H}} \times f_{\text{ub}}}{Q_H + CL_{\text{int, H}} \times f_{\text{ub}}} \quad (2-23)$$

式中，CL_H 为肝脏清除率；Q_H 为肝脏血流量；f_{ub} 为药物在血液中的游离分数。

如果化合物的 $CL_{\text{int, H}}$ 大于肝脏 Q_H 的 70%，那么认为该化合物的肝脏清除率很高，为高摄取药物，此时 Q_H 的改变对 CL_H 的影响大。如果化合物的 $CL_{\text{int, H}}$ 小于肝脏 Q_H 的 30%，那么认为该化合物的肝脏清除率很低，为低摄取药物，此时 f_{ub} 和 $CL_{\text{int, H}}$ 对 CL_H 的影响大。

2. 平行管模型

平行管模型(parallel-tube model，PTM)假定肝脏由大量相同的圆柱体组成，平行排列，药物沿着窦管壁单向流动消除，在沿柱体的任何一点上，酶位点上的药物和柱体内的药物存在分布平衡。肝细胞中的药物浓度由动脉向静脉方向呈指数下降，不存在轴向交换($D_N=0$)。图2-3为PTM示意图，A栏为沿肝脏血窦的浓度/长度曲线，B栏为输出浓度/时间曲线。

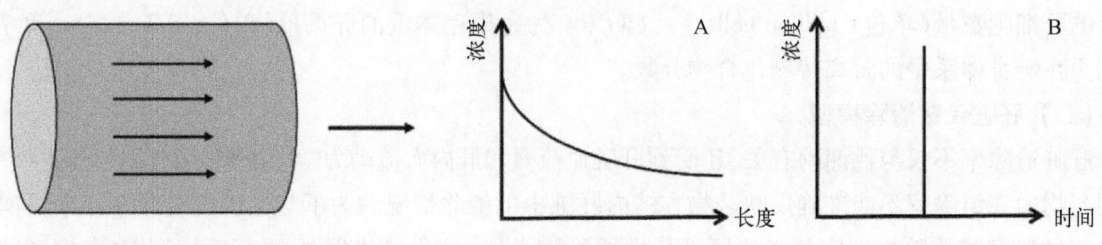

图2-3 平行管模型示意图

3. 分布模型

分布模型(distributed model)又称为分布式窦管灌注模型，该模型的数学表达式比前两种模型更复杂，但更接近于生理状态。分布模型是在平行管模型的基础上进一步拓展，它考虑了肝脏血流和酶活性的空间分布，以及药物可能沿轴向呈现的分布差异。该模型将肝脏描述为一系列具有不同几何特性的平行管($0<D_N<\infty$)。图2-4为分布模型示意图，A栏为沿肝脏血窦的浓度/长度曲线，B栏为输出浓度/时间曲线。

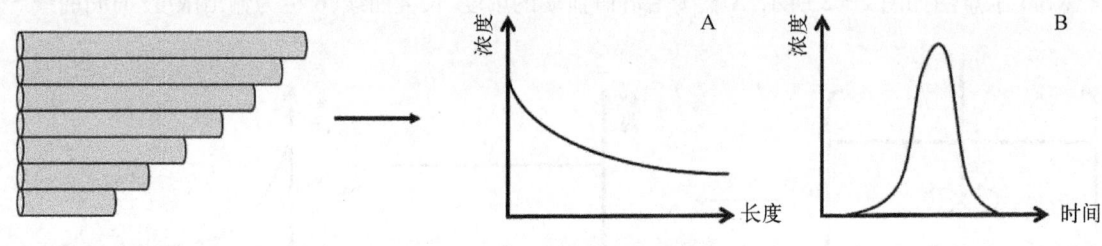

图2-4 分布模型示意图

4. 散射模型

散射模型(dispersion model)的数学表达式相对于前三种模型公式更复杂，但更接近于生理状态。散射模型描述药物不仅沿着窦管壁消除，还由分支和窦状隙链接轴向扩散，并假设药物在窦状隙间的扩散要比药物在肝中随血液转运快。当$D_N\to\infty$，即轴向扩散充分时，散射模型的数学表达式与充分搅拌模型的表达式相似；当$D_N\to 0$，即几乎不存在轴向扩散时，散射模型的数学表达式与平行管模型表达式相似；当D_N较小时，散射模型的数学表达式与分布模型的数学表达式形式相似。图2-5为散射模型示意图，A栏为沿肝脏血窦的浓度/长度曲线，B栏为输出浓度/时间曲线。

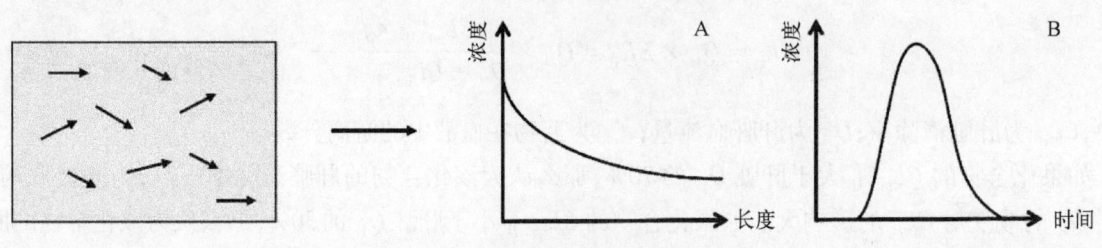

图2-5 散射模型示意图

5. 串联室模型

2023年,Li等提出了肝脏消除的串联室模型(series compartment model, SCM),该模型将肝脏视为一系列相同的充分搅拌的隔室,肝脏子隔室的数量(n)和肝酶分区是影响SCM的重要因素。SCM在数学表达上与散射模型相似,但更易于操作。在功能上介于WSM和PTM之间,当$n=1$时,SCM预测的F_H与WSM相同;当$n>30$时,SCM预测的F_H与WSM相近。图2-6为SCM示意图,Q_H为肝脏血流量,C_{art}为动脉血药浓度,C_{H_i}为肝脏子隔室内的药物浓度,C_{out_i}为从子隔室流出的药物浓度,V_{H_i}为子隔室的容积,CL_{int_i}为子隔室的内在清除率。

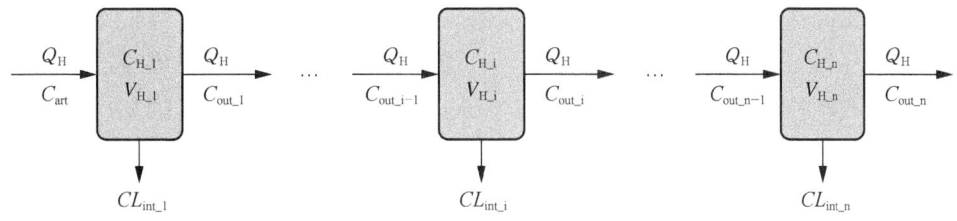

图2-6 肝脏消除的串联室模型示意图

(三)体外体内相关性

目前已知的体内肝脏清除率预测方法有接近30种,其中应用最广泛的是体内体外外推法(*in-vitro to in-vivo* exploration, IVIVE)和异速缩放法(allometric scaling, AS)。

1. 体内体外外推法

IVIVE是最常用的体内肝脏清除率预测方法之一,先通过底物减少实验测定药物的$CL_{int, in\ vitro}$,后根据比例因子换算得到$CL_{int, H}$,最后选择合适的肝脏处置模型预测药物在体内的CL_H。

另一种经验性的IVIVE方法通过非线性迭代最小二乘法对人肝细胞进行分析,以确定关键的比例因子,进而用于预测人体ER_H。ER_H的预测值和体外固有清除率具有很好的相关性,但由于未考虑蛋白结合,这种方法可能会高估高蛋白结合化合物的ER_H。在实践中,当化合物的蛋白结合率未知时,可考虑体外微粒体结合和血浆蛋白结合以预测人体肝脏清除率。

2. 异速缩放法

(1)简单异速缩放(simple allometric scaling, SAS):假设哺乳动物具有相似的解剖、生理、生化特征,根据种属的生理差异可以预测体内肝脏清除率。其一般表达式见式(2-24),Y为生理变量(清除率、分布容积、半衰期、耗氧量),BW为物种体重(body weight, BW),a和b为缩放参数。

$$Y = a \times BW^b \qquad (2-24)$$

SAS不足以反映不同种属清除率的关系。Mahmood等使用四种不同的异速生长方程比较抗癫痫药物的清除率,根据研究结果提出了指数法则(rule of exponent, ROE):当指数b在0.55~0.70时,选择SAS预测性较好;当指数b在0.71~1.0时,使用最大寿命潜力(maximum life-span potential, MLP)校正可以提高预测准确性;当指数$b>1.0$时,采用脑重(brain body weight, BrW)校正预测性更好。

$$CL \times MLP = a \times BW^b \qquad (2-25)$$

$$CL \times BrW = a \times BW^b \qquad (2-26)$$

(2)单物种异速缩放:将人体和动物的简单异速缩放方程相除,可得到人体清除率的预测公式:

$$CL_{human} = CL_{animal} \times \left(\frac{BW_{human}}{BW_{animal}}\right)^b \qquad (2-27)$$

式中,CL_{human} 和 CL_{animal} 为人体和动物(大鼠、犬、猴子)的血浆清除率,BW 为体重,$b = 0.75$。

肝脏血流量法(liver blood flow, LBF)也被用作预测人体清除率的缩放参数:

$$CL_{human} = CL_{animal} \times \frac{Q_{H,human}}{Q_{H,rat}} \qquad (2-28)$$

(3)两物种异速缩放:在异速缩放研究中,一般需要3种或3种以上的物种才能可靠地预测清除率,但为了节约成本,一般选择2种动物进行体内研究。在LBF法的基础上,研究者利用102个涵盖大鼠、犬、猴子、人类的静脉给药的清除率数据推导出了基于单物种和双物种的人体清除率预测方法。为了评估这些模型的预测性能,研究者采用了平均折叠误差(average fold-error, AFE)和平均绝对折叠误差(average absolute fold-error, AAFE)作为评价指标。研究结果显示,这些模型展现出了良好的稳健性。

(4)游离分数截距校正法(fraction unbound intercept correction method, FCIM):适用于非肾脏分泌和胆汁排泄的药物,计算公式如下:

$$CL = 33.35 \times \left(\frac{a}{Rf_{up}}\right)^{0.77} \qquad (2-29)$$

式中,a 为 AS 因子;Rf_{up} 为大鼠和人体的血浆游离药物分数比。

四、排泄

药物在体内经过吸收、分布、代谢以后,最终以原型或代谢物的形式排出体外。肾脏和胆汁是最主要的排泄器官。

(一)肾脏排泄

1. 肾脏排泄过程

水溶性药物、小分子药物(分子量<300)会从动脉血进入肾脏被清除。肾脏清除率(renal clearance, CL_R)为肾脏在单位时间内排出的所有药物的血浆体积,是衡量肾脏排泄能力的重要参数。同肝脏清除率一样,肾脏清除率用药物在肾脏中的损失量表示:

$$CL_R = Q_R \times ER_R \qquad (2-30)$$

式中,Q_R 为肾脏血流量;ER_R 为肾脏提取率(renal extraction ratio),ER_R =(肾动脉血药浓度−肾静脉血药浓度)/肾动脉血药浓度。

肾脏排泄主要包括肾小球滤过、肾小管分泌和重吸收三个过程。游离药物经过肾小球滤过和肾小管主动分泌进入近端小管,脂溶性高的药物可以经肾小管重吸收回到血液循环,因此肾脏清除率与肾小球滤过率、肾小管分泌率和重吸收率三者有关,肾脏排泄速度=滤过速度+分泌速度−重吸收速度,具体关系如下:

$$CL_R = (CL_g + CL_s) \times (1 - f_r) \qquad (2-31)$$

式中,CL_g 为肾小球滤过清除率;CL_s 为肾小管分泌清除率;f_r 为肾小管重吸收分数。

(1)肾小球滤过:肾脏血供丰富,当血液经过肾小球时,肾小球毛细血管上的滤过小孔可将血液中的水、小分子溶质以膜孔扩散的方式滤过,因此,肾小球滤过膜孔的大小决定着肾小球的通透性。肾小球滤过率(glomerular filtration rate, GFR)是指单位时间内两肾生成的超滤液量,和肾血流量、肾小球滤过膜通透性、表面积、滤过压有关。只有游离药物可以通过肾小球毛细血管,肾小球滤过药量与游离药物浓度呈正比,因此影响药物从肾小球滤过的主要因素是药物与血浆蛋白的结合程度和 GFR,具体关系如下:

$$CL_g = f_{ub} \times GFR \qquad (2-32)$$

式中，CL_g 为肾小球滤过清除率；f_{ub} 为药物在血液中的游离分数。

（2）肾小管分泌：是指肾小管将药物分泌至尿中，为主动转运过程，故此过程为耗能、需要载体参与的逆浓度梯度转运过程。从肾小管分泌的药物主要为有机酸和有机碱，有机酸通过 OAT 转运，有机碱通过 OCT、MDR1 转运，两种分泌独立存在，互不干扰。当游离药物被主动分泌部位转运后，结合药物会很快解离，因此血浆蛋白结合对肾小管分泌一般不产生影响。

（3）肾小管重吸收：肾小管上皮细胞负责将小管液中的水分和溶质通过重吸收过程转运回血液，这个过程为肾小管重吸收。一个成年人每天约99%的水分会被肾小管重吸收，最终只有约1%形成尿液排出体外。在肾小管重吸收过程中，溶解于血液中的药物也被肾脏反复滤过和重吸收。肾小管的重吸收分为主动重吸收和被动重吸收，一般而言，被动重吸收的物质为水、绝大部分的 Cl^- 和尿素等，主动重吸收的物质主要是身体必需的电解质、糖、维生素、氨基酸等。以葡萄糖为例，在生理条件下，肾小管通过肾 SGLT2 重吸收葡萄糖，在转运体重吸收能力未达饱和前，几乎没有葡萄糖从尿液中排出。

2. 肾脏清除率的影响因素

药物肾脏排泄的程度与速度主要取决于两方面，一方面为药物的理化性质，包括药物的分子量、水溶性/脂溶性、解离状态、血浆蛋白结合、红细胞结合等；另一方面为生理因素，包括血流量、尿流量、尿液 pH、药物转运体等。当肾脏血流量增加时，有效滤过压增加，肾小球滤过的药物也会增多；当尿量增加时，尿药浓度会下降，临床上有时通过输注甘露醇，增加尿量以促进某些物质的排泄；尿液的 pH 可通过影响弱酸弱碱性药物的解离来影响其排泄，当出现弱酸性药物中毒时，临床上常给予碳酸氢钠等弱碱性药物来增加弱酸性药物的解离，导致药物重吸收减少，促进药物的排出，而弱碱性药物中毒时常给予弱酸性药物酸化尿液来加速排泄。

（二）胆汁排泄

胆汁排泄是除肾脏排泄外的常见排泄途径。一些药物经肝脏代谢后可经肝脏内胆管侧膜排入胆汁，经胆管汇入肝总管，再经胆囊管流入胆囊浓缩储存，当消化时药物及其代谢物可随胆汁从胆囊排出至十二指肠。

多数药物不经过胆汁排泄或胆汁清除率很低，但也有少数药物胆汁清除率很高，如维生素 A、维生素 D、甲状腺素等。胆汁排泄过程分为主动转运和被动转运两种排泄机制。小分子药物和脂溶性药物分别通过细胞膜膜孔滤过和扩散被动转运进细胞。除此之外，在肝细胞血窦侧和胆管侧存在外排转运体，可将药物或代谢物转运至胆汁。主动转运过程存在较大的种属差异。

有些胆汁排泄的药物会再经过肠黏膜上皮细胞吸收，经门静脉、肝脏重新进入血液循环，这个反复循环的过程称为肠肝循环。肠肝循环的药物口服后其血药浓度-时间曲线可能会呈现"双峰"或"多峰"现象。肠肝循环可以增加药物在体内的潴留时间，维持血药浓度，延长药效，但是也可能会造成药物在体内蓄积发生毒副作用。

由于直接测定体内胆汁清除率存在难度，药物开发过程中经常使用体外"三明治"法培养大鼠肝细胞模型（sandwich-cultured rat hepatocytes，SCRH）来研究药物的胆汁排泄。该技术通过将原代肝细胞夹在鼠尾胶原和基质胶之间培养，形成广泛的胆小管网络，为胆小管外排转运研究提供了一个有效的体外模型。

思 考 题

1. PBPK 模型在药物开发和临床研究中的应用有哪些？
2. 药物的脂溶性如何通过 PBPK 模型影响其在体内的分布？

3. 在进行清除率体外到体内的外推时，需要考虑哪些因素？

参 考 文 献

Fagerholm U, Johansson M, Lennernäs H. 1996. Comparison between permeability coefficients in rat and human jejunum. Pharmaceutical Research, 13(9): 1336-1342.

Winiwarter S, Bonham N M, Ax F, et al. 1998. Correlation of human jejunal permeability (in vivo) of drugs with experimentally and theoretically derived parameters. A multivariate data analysis approach. J Med Chem, 41(25): 4939-4949.

Rodgers T, Rowland M. 2007. Mechanistic approaches to volume of distribution predictions: understanding the processes. Pharm Res, 24(5): 918-933.

Poulin P, Schoenlein K, Theil F P. 2001. Prediction of adipose tissue: plasma partition coefficients for structurally unrelated drugs. J Pharm Sci, 90(4): 436-447.

Li X, Jusko W J. 2023. Exploring the pharmacokinetic mysteries of the liver: application of series compartment models of hepatic elimination. Drug Metab Dispos, 51(5): 618-628.

Lavé T, Dupin S, Schmitt C, et al. 1997. The use of human hepatocytes to select compounds based on their expected hepatic extraction ratios in humans. Pharm Res, 14(2): 152-155.

Mahmood I, Balian J D. 1996. Interspecies scaling: predicting clearance of drugs in humans. Three different approaches. Xenobiotica, 26(9): 887-895.

Hosea N A, Collard W T, Cole S, et al. 2009. Prediction of human pharmacokinetics from preclinical information: comparative accuracy of quantitative prediction approaches. J Clin Pharmacol, 49(5): 513-533.

Tang H D, Hussain A, Leal M, et al. 2007. Interspecies prediction of human drug clearance based on scaling data from one or two animal species. Drug Metab Dispos, 35(10): 1886-1893.

（相小强）

第三章
生理药动学的分析过程

第一节 一般过程

一、结构模型

(一) 吸收

目前,预测药物口服吸收的动态模型主要为扩散模型(dispersion model)和房室模型。其中扩散模型已经被整合到 PK-Sim® 软件中使用,而房室模型种类较多,主要有房室吸收与转运(compartmental absorption and transit, CAT)模型、高级房室吸收与转运(advanced CAT, ACAT)模型、高级溶出吸收代谢(advanced dissolution, absorption and metabolism, ADAM)模型、胃肠转运与吸收(gastrointestinal transit and absorption, GITA)模型和格拉斯(Grass)模型。

CAT 模型将胃肠道分为胃、小肠和大肠 3 个部分,其中小肠根据不同节段的生理特征被分为 7 个房室。该模型假设:① 药物在胃和结肠处的吸收可以被忽略;② 每个房室有相同的药物停留时间;③ 药物在小肠内立即溶解,并且以被动渗透的方式通过小肠细胞膜。然而最初的 CAT 模型不考虑固体颗粒的溶出,只适合模拟吸收不受溶出影响的药物。对于溶解度较低和存在外排现象的药物,其吸收可能被高估。基于此,在 CAT 模型的基础上形成了 ACAT 模型(图 3-1,彩图见二维码 3-1)。

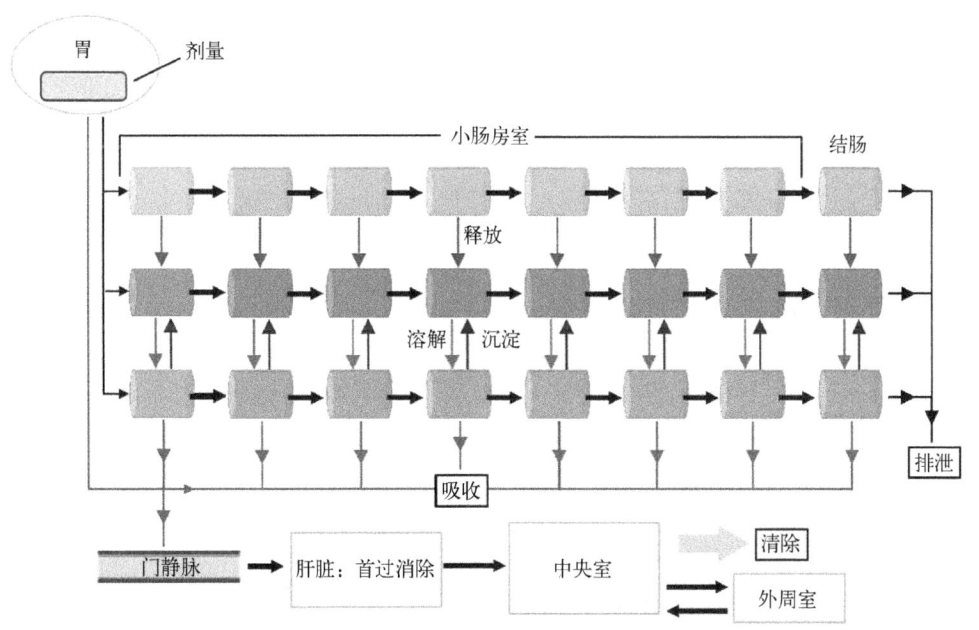

图 3-1 高级房室吸收与转运(ACAT)模型结构示意图

ACAT 模型与 CAT 模型一致,将小肠分为 7 个房室,并假设药物通过这 7 个房室的转运时间是相同的。不同的是,ACAT 模型将胃肠道中的药物分为 6 种状态,即未释放、未溶解、溶解、降解、代谢和吸收,被排泄的药物则被分为未释放、未溶解和溶解 3 种状态。该模型包括线性传递动力学和非线性代谢/转运动力学,使用药物的理化性质参数(pK_a、溶解度、粒径、颗粒密度和渗透性)、生理生化参数(胃排空速率、小肠转运速率、首过代谢和肠腔内转运)、剂型和剂量等模拟胃肠道的吸收情况。在 ACAT 模型中,药物吸收相关参数可以用以下数学式表示:

$$k_{(i)d} = 3\gamma C_s C_{(i)L} \rho r T \tag{3-1}$$

$$k_{(i)a} = \alpha(i) P_{eff} \tag{3-2}$$

$$吸收量/外吸渗量(i) = k_{(i)a} V_{(i)} C_{(i)L} - C_{(i)E} \tag{3-3}$$

$$基底外膜吸收量(i) = k'_{(i)a} V_{(i)} C_{(i)E} - C_P \tag{3-4}$$

式中,$k_{(i)d}$ 为第 i 个隔室的溶出速率常数,γ 为扩散系数,C_s 为溶解度,ρ 为密度,r 为颗粒半径,T 为扩散层厚度,$k_{(i)a}$ 为第 i 个隔室的吸收速率常数,$\alpha(i)$ 为隔室吸收比例因子,P_{eff} 为有效渗透率,$V_{(i)}$ 为管腔体积,$C_{(i)L}$ 为第 i 个隔室管腔内的药物浓度,$C_{(i)E}$ 为第 i 个隔室的肠上皮细胞内药物浓度,$k'_{(i)a}$ 为第 i 个隔室的基底外膜吸收速率常数,C_P 为血浆药物浓度。

ACAT 模型中药物在胃肠道各房室吸收转运的数学表达式如下所示(假设只有小肠吸收):

胃房室的药物浓度变化:

$$\frac{dC_{stom,sol}}{dt} = -K_S C_{stom,sol} - K_D(C_{stom,sol} - C_{stom,dis}) \tag{3-5}$$

$$\frac{dC_{stom,dis}}{dt} = -K_S C_{stom,dis} + K_D(C_{stom,sol} - C_{stom,dis}) \tag{3-6}$$

小肠第 1 房室管腔内的药物浓度变化:

$$\frac{dC_{lum(1),sol}}{dt} = K_S C_{stom,sol} - K_T C_{lum(1),sol} - K_D(C_{lum(1),sol} - C_{lum(1),dis}) \tag{3-7}$$

$$\frac{dC_{lum(1),dis}}{dt} = K_S C_{stom,dis} - K_T C_{lum(1),dis} + K_D(C_{lum(1),sol} - C_{lum(1),dis}) - \frac{NI_{lum(1)} Diff C_{lum(1),dis}}{V_{lum(1)}} \tag{3-8}$$

小肠第 2~7 房室管腔内的药物浓度变化:

$$\frac{dC_{lum(i),sol}}{dt} = K_T(C_{lum(i-1),sol} - C_{lum(1),sol}) - K_D(C_{lum(i),sol} - C_{lum(i),dis}) \tag{3-9}$$

$$\frac{dC_{lum(i),dis}}{dt} = K_T(C_{lum(i-1),dis} - C_{lum(1),dis}) + K_D(C_{lum(i),sol} - C_{lum(i),dis}) - \frac{NI_{lum(i)} Diff C_{lum(i),dis}}{V_{lum(i)}} \tag{3-10}$$

结肠房室管腔内的药量的变化:

$$V_{lum,col} \frac{dC_{col,sol}}{dt} = V_{lum(7)} K_T C_{lum(7),sol} - V_{lum,col} K_D C_{col,dis} \tag{3-11}$$

$$V_{\text{lum, col}} \frac{dC_{\text{col, dis}}}{dt} = V_{\text{lum(7)}} K_T C_{\text{lum(7), dis}} - V_{\text{lum, col}} K_D C_{\text{col, dis}} \tag{3-12}$$

小肠 1~7 房室的肠细胞内药量的变化:

$$V_{\text{memb}(i)} \frac{dC_{\text{memb}(i)}}{dt} = (1 - E_{g(i)})(NI_{\text{lum}(i)} Diff C_{\text{lum}(i), \text{dis}} + C_{\text{art}} Q_{g(i)}) - Q_{\text{muc}(i)} \frac{C_{\text{memb}(i)} R_{\text{bp}}}{K_p} \tag{3-13}$$

小肠 1~7 房室的肠壁药物代谢:

$$\frac{dA_{\text{metab}(i)}}{dt} = E_{g(i)}(NI_{\text{lum}(i)} Diff C_{\text{lum}(i), \text{dis}} + C_{\text{art}} Q_{g(i)}) \tag{3-14}$$

$$E_{g(i)} = \frac{CL_{\text{int, g}, i}}{CL_{\text{int, g}, i} + Q_{\text{muc}, i}} \tag{3-15}$$

$$CL_{\text{int, g}, i} = CL_{\text{int, vitro}} SF_g A_{\text{CYP3A, g}, i} \tag{3-16}$$

NI 表示管腔中的非电离分数;V 表示容积;$Diff$ 表示药物透膜的扩散速度;E_g 表示系统前提取率;$CL_{\text{int, g}}$ 表示肠道固有清除率;$CL_{\text{int, vitro}}$ 表示人微粒体固有清除率;SF_g 表示肠道比例因子;$A_{\text{CYP3A, g}}$ 表示 CYP3A 酶在肠道的表达量;R_{bp} 表示全血血浆分配比;K_p 表示特定器官或组织的药物组织-血浆分配系数;Q 表示组织血流量;K_S 表示胃排空速率常数;K_T 表示肠道转运速率常数;K_D 表示溶解速率常数;下标分别为胃(stom)、肠腔(lum)、膜(memb)、动脉(art)、黏液(muc)、固体形式(sol)、溶液形式(dis)、大肠(g)和结肠(col)。

商业软件 Gastroplus® 就是在 ACAT 模型的基础上开发得到,该软件能预测制剂因素和食物对药物口服吸收的影响,但不能区分不同种类食物对胃内药物溶解度和胃排空的具体作用。ADAM 模型也是在 CAT 模型的基础上发展而来,并被整合到 Simcyp® 软件中使用。与 ACAT 模型不同的是,ADAM 模型在计算药物的溶解速率时使用了更加复杂的王-弗拉纳根(Wang-Flanagan)方程。

(二) 分布

PBPK 模型通常假设药物在各个器官或组织中的分布受到血流灌注限制或膜渗透性限制。其中,灌注速率限制模型将每个器官或组织看作一个充分搅拌的房室,对应的药物分布能够快速在血液与组织间隙和细胞内空间达到平衡,并且在该房室内不存在药物浓度梯度。这种情况下,药物进出器官主要受到血流速率的控制,而内皮细胞膜几乎没有阻止药物的跨膜扩散。在除了肺以外的非消除器官中,对应的药物变化速率可以用以下微分方程描述:

$$\frac{dC_T}{dt} = \frac{Q_T}{V_T}(C_A - C_V) \tag{3-17}$$

$$C_V = C_T \frac{R_{\text{bp}}}{K_p} \tag{3-18}$$

式中,下标 T 表示组织;A 表示动脉血;V 表示离开组织的静脉血。然而,上述假设只适用于亲脂性小分子药物,当药物为蛋白质或其他亲水性大分子药物时,组织药物浓度可能不会与血浆药物浓度平行变化,此时受渗透性限制的分布动力学显然更适合预测这些药物的分布。

渗透性限制模型通常将某个器官房室划分为三个充分搅拌的子房室,而药物在子房室之间的转运被认为受到膜渗透性的限制。也有研究人员将器官房室划分得更加复杂,如由组织残留血细胞房室、组织残留血浆房室、细胞外组织液房室和细胞内液体房室组成的四房室渗透性限制模型。另外对于某些特定器官，其渗透性限制模型有可能更加复杂，如 Simcyp® 软件整合的渗透性限制的多房室肺模型，它根据呼吸系统的解剖结构将肺组织划分为 7 段，分别对应左右肺的 5 个肺叶和上下气道的各一段。每个节段被进一步划分为四个充分搅拌的子房室，如图 3-2 所示，彩图见二维码 3-2。

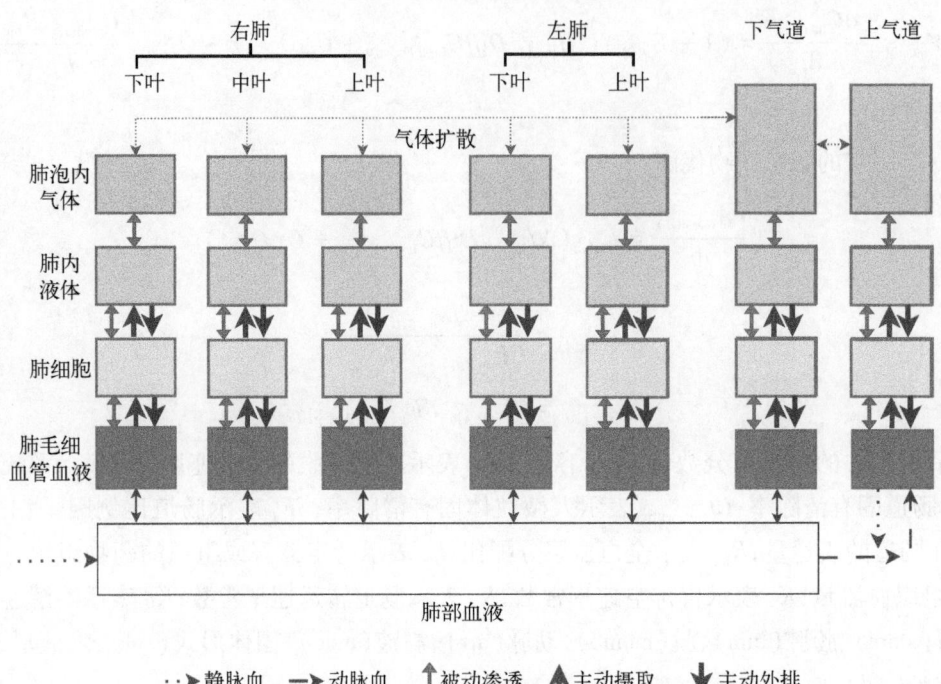

图 3-2　Simcyp® 中渗透性限制的多房室肺模型结构示意图

该模型假设：① 没有黏膜纤毛清除；② 吸入的空气不含有药物，呼出的空气中药物浓度与上气道空气房室相同；③ 所有血流量和通气量都是恒定的；④ 每个节段中液体室和空气室之间能够快速达到平衡。在实际应用中，渗透性限制的多房室肺模型特别适用于模拟肺组织细胞团块室和液体室对药物的处置，并且自 Simcyp® 版本 16 以来，肺组织细胞团块室还可以被进一步扩展为多房室渗透性限制的肉芽肿模型。

除了肺以外，大脑的药物处置也备受关注。为了能准确预测药物跨过血脑屏障的转移速率和在脑部的稳态分布，一个四房室渗透性限制脑模型被提出并使用，如图 3-3 所示，彩图见二维码 3-3。该模

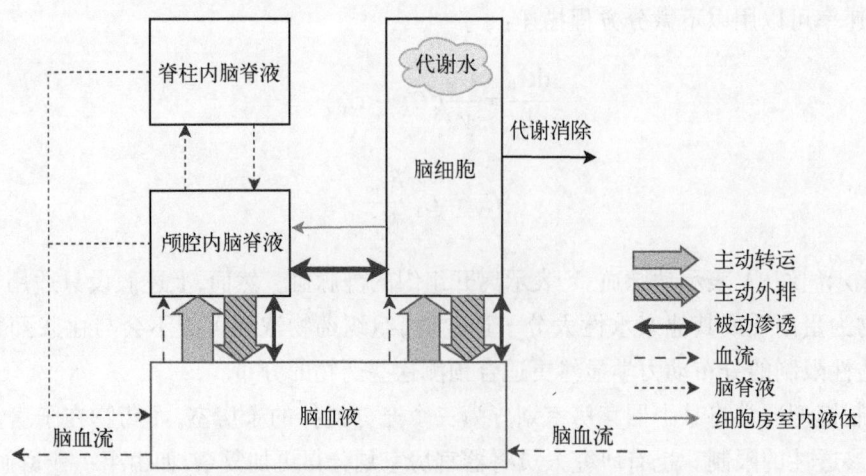

图 3-3　渗透性限制的四房室脑模型结构示意图

型假设：① 通过血脑屏障和血脑脊液屏障的被动渗透性（非饱和、不可诱导和抑制）使用渗透率与表面积的乘积表示；② 跨过血脑屏障和血脑脊液屏障的转运取决于转运体的位置和方向，并使用整体的转运体清除（外排/摄取）来描述；③ 颅腔脑脊液与细胞之间的被动渗透性较高，没有任何转运体；④ 脑脊液的流动将颅腔脑脊液和脊柱内脑脊液联系在一起，两者间不存在屏障；⑤ 由酶介导的代谢清除仅发生在细胞内；⑥ 脑脊液在颅内各腔室之间循环并被重吸收进入脑血液室以维持模型内液体平衡。另外，细胞房室可以被进一步细分为两个房室，即细胞内液体室和脑间质液体室，形成的五房室模型已经被整合入 Simcyp® 的脑模型当中。

（三）代谢和清除

1. 肝脏代谢

肝脏的清除率是肝脏血流量和提取率的乘积，目前常用的预测肝脏清除的数学模型为充分搅拌模型、平行管模型和散射模型。充分搅拌模型和平行管模型均假设：① 门静脉血液和肝动脉血液在药物进入血窦前会均匀混合；② 血液中的药物与肝细胞内的酶之间没有扩散屏障，即药物的分布速率受肝脏血流灌注限制；③ 药物消除速率是代谢酶对未结合药物浓度的函数。

在此基础上，充分搅拌模型还假设肝脏是一个单独的、充分搅拌的隔室，并且肝脏中的游离药物能够与血管中的游离药物迅速达到平衡。另外如果分布是以被动扩散的方式进行的，则静脉血和肝脏中的游离药物浓度相等。平行管模型则假定肝脏由许多相同的窦血管组成，代谢酶在窦血管周围的细胞中均匀分布，血流沿窦血管单向流动。另外，窦血管上任何一点都存在管内药物与酶位点药物浓度的平衡，而肝内的药物浓度沿着肝静脉方向呈指数级降低。综上，药物的肝脏清除率可以分别用以下公式表示：

充分搅拌模型：

$$CL_H = \frac{Q_H f_{ub} CL_{int,H}}{Q_H + f_{ub} CL_{int,H}} \tag{3-19}$$

平行管模型：

$$CL_{int,H} = -Q_H \cdot \ln(1 - E_{RH}) \tag{3-20}$$

式中，CL_H 为药物的肝脏清除率；Q_H 为肝脏血流量；f_{ub} 为全血游离药物分数；$CL_{int,H}$ 为肝脏游离药物固有清除率；E_{RH} 为肝脏提取率。

相较于前两种模型，散射模型更加符合肝脏的生理学特征。散射模型假设：① 肝脏由一系列具有不同几何特性的窦血管组成，药物在肝脏中的移动被当作纵向移动和轴向扩散的过程；② 在任何给定时间下，药物在窦周隙和窦腔间的分布是瞬时的；③ 药物的轴向扩散速率可以忽略；④ 血液中的游离药物比例在整个肝脏中保持不变，并且只有游离药物能够穿过膜被消除；⑤ 肝脏内酶活性的变化可以用平均活性来模拟。分散模型中肝脏的清除率可以用以下公式表示：

$$CL_H = Q_H \left[1 - \frac{4\alpha}{(1+\alpha)^2 e^{\frac{\alpha-1}{2D_N}} - (1-\alpha)^2 e^{\frac{-(\alpha+1)}{2D_N}}} \right] \tag{3-21}$$

$$\alpha = \sqrt{1 + 4D_N R_N} \tag{3-22}$$

$$R_N = \frac{f_{ub} \cdot CL_{int,H} \cdot \rho}{Q_H} \tag{3-23}$$

$$\rho = \frac{P}{P + CL_{int,H}} \tag{3-24}$$

式中,P 为肝细胞对药物的渗透系数;R_N 为效率数,描述了肝脏对药物的清除能力;D_N 为轴向分散数,描述了药物驻留肝脏期间的轴向分散情况。当 $D_N \to \infty$ 时,模型与充分搅拌模型相似;当 $D_N \to 0$ 时,模型与平行管模型相似。α 表征了游离药物在肝脏中的转移,ρ 为游离药物在肝细胞和窦周间隙之间的有效分配系数。

通过比较发现,当药物的 CL_H 比较低时,这三种模型的预测结果无明显差异。但是,当 CL_H 升高时,就会出现充分搅拌模型预测的 CL_H 最低,平行管模型预测的 CL_H 最高,而分散模型介于两者之间的情况。而当 CL_H 非常高,接近于肝脏血流量时,三种模型预测的 CL_H 均不准确。因此,为了降低模型的复杂性,充分搅拌模型通常是被优先考虑的。并且基于充分搅拌模型,肝脏可以被划分为血液房室和肝组织房室,药物在这两个房室中的浓度变化如下所示:

$$-V_B \frac{\mathrm{d}C_{\mathrm{in}}}{\mathrm{d}t} = Q_H(C_{\mathrm{in}} - C_{\mathrm{out}}) \tag{3-25}$$

$$K_P = \frac{C_H}{C_{\mathrm{out}}} \tag{3-26}$$

$$K_P V_H \frac{\mathrm{d}C_{\mathrm{out}}}{\mathrm{d}t} = Q_H(C_{\mathrm{in}} - C_{\mathrm{out}}) - CL_{\mathrm{int,H}} C_{\mathrm{out}} \tag{3-27}$$

式中,V_B 为血液房室的体积;C_{in} 为进入血液房室和肝组织房室的动脉血药物浓度;C_{out} 为离开肝组织进入血液房室的静脉血药物浓度;V_H 为肝脏的体积。

2. 肾脏清除

决定肾脏排泄的因素包括进入肾脏的血流速率、尿液流速、血浆蛋白结合率、肾小球滤过率、近端小管主动分泌和被动重吸收等。为了准确描述生理情况下肾脏对药物的清除情况,Mech KiM 模型被开发并整合入 Simcyp® 软件中,如图 3-4 所示,彩图见二维码 3-4。Mech KiM 模型的构建主要基于两个假

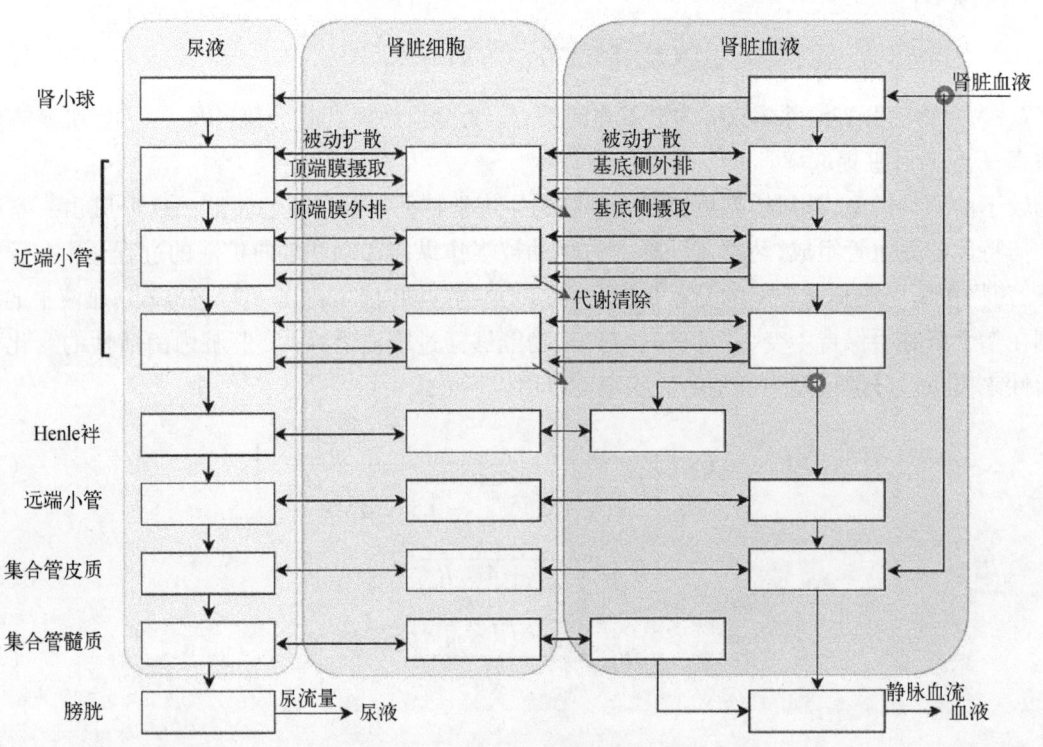

二维码 3-4

图 3-4 Mech KiM 模型的示意图

设:① 肾小管管腔的液体和尿液中的药物均为游离状态,但在模拟出现蛋白尿的特定生理状态时可根据实际情况适当调整;② 对于每个转运体,它的所有抑制剂都遵循相同的抑制机制,该机制通过米氏方程来描述。

需要注意的是,液体流经肾小管时,随着水的重吸收,尿液的流速也会下降。在 Mech KiM 模型中,基于各节段水被重吸收的体积,流出的液体流速会被调整(近端小管 45 mL/min,Henle 袢 25 mL/min,远端小管 12 mL/min)。另外,尿液 pH 会影响游离药物的电离情况,而该变化在模型中也有涉及,但缺少 pH 变化梯度的数据。虽然缺少肾脏转运体和代谢酶的绝对丰度信息,但可以通过肾脏切片、人近端小管细胞以及重组酶等在体外初步获得转运体或代谢酶对药物肾脏清除率的影响,再依次通过相对表达因子(relative expression factor, REF)或相对活性因子(relative activity factor, RAF)、肾近端小管单位(proximal tubular cells per gram of kidney, PTCPGK)和肾脏重量缩放得到体内条件下药物在肾脏的固有清除率。

Mech KiM 模型可以被用来模拟肾小管细胞基底侧和顶端的被动渗透性、摄取转运体、外排转运体和管腔内液体 pH 对管腔内药物浓度的影响,还可以被用来研究抑制药物转运体或发生转运体介导的药物相互作用后对药物浓度的影响以及肾脏清除率的个体可变性。

二、药物特征性参数

(一) 参数获取

1. 理化性质参数

理化性质对药物的口服吸收、分布、代谢和排泄有着重要影响。建立 PBPK 模型时,首先需要输入的就是化合物的理化性质参数,主要包括分子质量、pK_a、$LogP$ 值和化合物类型。

2. 吸收参数

药物的口服吸收参数主要为渗透性,即 P_{eff} 值。但是,由于 P_{eff} 值通过实验获取较为困难,通常使用 Caco-2 细胞实验或 MDCK 实验获得药物的表观渗透系数 P_{app},再进行转换。值得注意的是,不同实验室使用体外实验获得的同一药物的 P_{app} 值可能与建立 P_{app}-P_{eff} 相关性的原始数值有所差异,使用前需要进行校正。此外如果药物存在肠道代谢,还需要输入药物在肠道组织的游离分数以及介导药物肠道代谢的酶种类及其代谢活性等数据。最后,考虑到制剂因素对药物吸收的影响,根据选择的吸收模型还需要输入药物的溶出度和溶解度等相关参数。

3. 分布参数

PBPK 模型需要输入的分布相关参数主要包括血浆中游离药物分数(f_{up})、药物的全血-血浆浓度比(R_{bp})、组织血浆分配系数(K_p)以及稳态分布容积(V_{ss})等。药物的 $K_{T,p}$ 值对模拟预测药物在各个器官组织的分布非常重要,可以通过动物实验获取,也可以采用普林-赛尔(Poulin-Theil)法和罗德格斯-罗兰德(Rodgers-Rowland)法预测。

4. 消除参数

在 PBPK 模型中,假定药物的消除主要发生在肝脏和肾脏。因此 PBPK 模型的开发通常需要输入的消除参数,主要包括肝脏的固有清除率、肾脏清除率和体内总清除率,并且在模型开发前需要对药物的代谢酶种类、代谢活性以及转运体转运等有足够的了解。另外,当研究目的为评估代谢酶或转运体介导的药物相互作用时,还需要输入酶活性参数和转运体的动力学参数。

PBPK 模型中化合物的特征性参数主要通过以下方式获取。

(1) 根据特定物种的体内实验数据进行估计。

(2) 整合体外实验产生的数据,如体外肝代谢、吸收、组织分配、药物-药物相互作用等信息。

(3) 数学模型预测,主要被用来估计药物的理化性质以及组织分布。

（4）种属间比放。

（二）参数评估

尽管建立 PBPK 模型所需的化合物特征性参数可以通过实验测定或者计算机预测等方式获取，但在特殊情况下，如研究新的化合物时，往往会出现缺少一个或几个参数的情况。面对这种困境，研发人员可以采用参数评估（又称为模型拟合或者模型校准）的方式来确定这些待估计参数的值。参数评估主要指对需要估计的参数赋予一个初始值并拟合，然后不断修改参数值并迭代，直到发现最佳拟合的参数组合。其中待估计参数的初始值非常重要，可以先查找已经报道类似化合物的 PBPK 模型中对应的参数值，然后选取它们的平均值或者最具代表性的值作为输入。如果建模对象是一种非常新的化合物，导致这些数据无法获得也没有可靠的计算机方法预测时，可以先运行一个初步的模拟来分配一个起始值，或者直接将"1"作为一个初始数值。

除此之外，开展参数评估的过程中还需要注意以下几点：① 血管外给药推荐先使用静脉给药的体内数据集估计消除参数，再使用口服等涉及吸收过程的给药方式获得的数据来估计吸收参数；② 如果估计一个参数时已经有多个数据集，通常选择采样点更多的数据集估计参数；③ 如果需要估计多个参数，可以先进行局部敏感性分析以确定最敏感和中等敏感的参数，再逐个估计这些参数，并且所使用数据集的采样点应至少大于待评估的参数数目。

三、模型的构建

目前，应用于药动学和毒代动力学领域的 PBPK 模型主要有三类，分别为全身 PBPK 模型、部分 PBPK 模型和肝脏（代谢）模型。其中，全身 PBPK 模型一般会考虑生物体内所有相关的器官或组织，然后用血液循环将所有房室连接起来，适用于描述药物在机体的处置情况。部分 PBPK 模型通常会详细描述一些特定的器官或者核心器官，如肝脏和肾脏等，同时其他器官组织会被描述为快平衡组织和慢平衡组织，并分别被一个充分搅拌的房室替代。由于缺乏对药物吸收、分布和消除的详细描述，部分 PBPK 模型主要被用来评估药物的特定效应或毒性。肝脏模型主要描述了药物的肝脏消除情况，对应的生理模型如前文所述，这里不再介绍。

构建 PBPK 模型的流程主要分为以下几个步骤：① 确定建模目的，以保证做出合理的建模选择；② 定义模型的结构，即确定需要纳入的器官或组织；③ 定义每个器官或组织模型的复杂性，即选择每个组织模型的类型；④ 书写微分方程及代码；⑤ 获取并输入生理参数和药物相关参数，必要的时候还需要进行参数评估；⑥ 模型的评价和应用。

其中，定义模型的结构时可以从以下组织中选择需要纳入的房室：① "核心"器官或组织：包括静脉血、动脉血、肝脏及肾脏等。② 可能具有大量药物分布的组织：对于脂溶性化合物，它们通常分布在以脂肪为主要组成成分的器官或组织，如脂肪和皮肤。除此之外，一些体积很大的组织可能具有较多的药物分布，如肌肉和骨骼等。③ 一些和药物可能相关的特定组织：包括肺和胃肠道等可能发生消除的器官、药物给药涉及的器官、药物发挥作用的器官以及具有预期的特殊动力学器官。④ 实验中发现的药物质量平衡可能涉及的其他器官组织。

此外，定义每个组织或器官的复杂性时，需要考虑三个因素。首先是建模目的，如研究药物的肝脏代谢时，应使用肝脏的渗透性限制模型描述药物在肝脏的浓度变化。其次是药物在该组织的动力学假设，如果药物能在某个器官或组织快速达到平衡而不受膜渗透的限制，则灌注限制模型更为适合。最后是可利用的组织动力学信息，通常，我们只能通过实验获取药物在该组织的总浓度，因此将某个器官或组织划分为多个子房室可能会增加模型的不确定性。一般为了降低模型的复杂性并保证药物在体内的质量平衡，可以详细描述与研究目的相关的主要器官和组织，同时简化其他房室的数学公式。

确定了 PBPK 模型结构和各器官组织的复杂性后需要用微分方程表示药物浓度的变化，以全身 PBPK 模型为例，其各组织器官的药物分布及变化可用以下数学公式描述：

1）肺：

$$\frac{dC_L}{dt} = Q_L \cdot \frac{C_V - C_L \cdot \frac{R_{bp}}{K_{L,P}}}{V_L} \quad (3-28)$$

式中，$K_{L,P}$ 表示药物在肺和血浆的分布系数；下标 L 表示肺组织。另外，如果是吸入性给药，还需要加入药物在肺部的吸收速率。

2）动脉血：

$$\frac{dC_A}{dt} = Q_L \cdot \frac{C_L \cdot \frac{R_{bp}}{K_{L,P}} - C_A}{V_A} \quad (3-29)$$

3）静脉血：

$$\frac{dC_V}{dt} = \frac{\sum Q_T \cdot C_T \cdot \frac{R_{bp}}{K_{T,P}} - Q_L \cdot C_L}{V_V} \quad (3-30)$$

式中，下标 T 表示除了肺以外的组织。如果是动脉或静脉给药，则还需要在动脉血或静脉血的微分方程中加入药物的输注速率。

需要注意的是，除了肝脏、肠道还有肾脏外，许多药物还能以原型药或者葡萄糖醛酸结合物的形式通过胆汁排泄，之后这些药物还可能以肠肝循环的形式在肠道吸收再进入肝脏。因此，在建立 PBPK 模型的过程中，如果前期研究表明药物存在胆汁排泄以及肝肠循环的情况，应在系统清除率中加入药物的胆汁清除率。

为了方便 PBPK 模型的开发，目前已有多个侧重于不同领域的平台可以被应用于模型的建立。常用于 PBPK 建模的专有软件主要有 Simcyp®、Gastroplus®、Cloe Predict® 和 PK-Sim®，其中只有 PK-Sim® 是免费开源的。此外，还有一些软件是高级编程或矩阵语言，主要包括 R 语言、MatLab® 以及 Berkeley Madonna®，这类软件使用难度较高，一般只有在为 PBPK 建模定制的软件无法提供研究人员需要的功能时才会被使用。此外还有一些生物数学建模软件，如 acslX®，它是一个微分方程求解器，但它的使用会受到计算速度、图形界面以及编程语言的灵活性的限制。

PBPK 模型还需要输入大量的生理学参数和药物相关参数，许多建模软件会提供生理学参数，因此研究人员需要关注的主要为药物相关参数。关于药物相关参数的获取以及参数评估会在之后的章节进行介绍。另外，已经建立好的 PBPK 模型需要经过充分的验证才能使用。

四、模型评价

(一) 评价指标

目前尚没有判断所建立的模型是否准确可靠的明确标准，因此根据建模目的确定相应的评价标准是非常重要的。根据 2010 年世界卫生组织（World Health Organization，WHO）发布的文件《PBPK 在风险评估中的描述和应用》(Characterization and Application of Physiologically Based Pharmacokinetic Models in Risk Assessment)，PBPK 模型的预测能力评价应主要基于三个层面进行，即模型结构和参数的生物学基础,模型预测值与实测数据的比较以及模型预测剂量或暴露量的可靠性。其中比较 PBPK 模型预测值与实测数据的非统计学标准主要有两个,即模拟曲线与化合物实测动力学概况相符以及预测值与观测值的比值(折叠误差)在 0.5~2。前者主要用于评估模拟曲线再现观测数据总体趋势的能力;后者常用于药动学参数的比较。常用的参数包括最大血浆浓度(C_{max})和血浆浓度-时间曲线下面积(AUC)。在安全范围较窄的药物中,该比值的参考范围被确定为 0.8~1.25。

评价药物制剂的生物等效性时,可以根据 2020 年美国食品药品监督管理局(Food and Drug Administration,FDA)发布的《基于生理的药代动力学分析的应用——生物药剂学在口服药物产品开发、生产变更和质量控制方面的行业指南》(the Use of Physiologically Based Pharmacokinetic Analyses — Biopharmaceutics Applications for Oral Drug Product Development, Manufacturing Changes, and Controls Guidance for Industry)计算检验制剂与参比制剂的 C_{max} 和 AUC 几何平均值的 90% 置信区间。如果它们分别落在对应的几何平均值的 80.00%~125.00% 的范围内,则说明模型的预测能力可以接受。对于缓释制剂,根据 1997 年 FDA 发布的《口服缓释制剂体内外相关性开发、建立与应用的指导原则》(Guidance for Industry Extended Release Oral Dosage Forms: Development, Evaluation, and Application of in vitro/in vivo Correlations),A 级体内外相关性(in vitro-in vivo correlation,IVIVC)的内部验证要求药物制剂的 C_{max}、AUC 的绝对百分比预测误差(prediction error,PE)≤15%,并且各制剂的 C_{max} 和 AUC 的平均绝对 %PE≤10%,外部验证则要求各制剂的 C_{max} 和 AUC 的绝对 %PE≤10%。绝对 %PE 的计算公式如下所示:

$$\%PE_{abs} = \frac{|\text{Prediction} - \text{observation}|}{\text{observation}} \times 100 \tag{3-31}$$

PBPK 模型评价的常用统计学方法主要包括线性回归分析、平均绝对百分比误差(mean absolute percentage error,$MAPE$)、平均折叠误差(average folding error,AFE)和绝对平均折叠误差(absolute average folding error,$AAFE$),它们的评估对象主要是模拟到的药动学曲线与观测到的药物浓度-时间数据点。当满足以下 3 个条件中的任意一条,模型的预测能力即被认为可以接受:① 线性回归相关系数(R^2)≥0.75;② $MAPE$ < 50%;③ AFE 和 $AAFE$ 的值均小于 2。$MAPE$、AFE、$AAFE$ 的计算公式如下:

$$MAPE(\%) = \frac{1}{N} \sum_{i=1}^{N} \frac{|C_{o,i} - C_{s,i}|}{C_{o,i}} \times 100\% \tag{3-32}$$

$$AFE = 10^{\frac{1}{n}\sum \log\left(\frac{C_{s,i}}{C_{o,i}}\right)} \tag{3-33}$$

$$AAFE = 10^{\frac{1}{n}\sum \left|\log\left(\frac{C_{s,i}}{C_{o,i}}\right)\right|} \tag{3-34}$$

式中,N 为数据点的个数;$C_{o,i}$ 和 $C_{s,i}$ 分别代表观测和模拟的浓度。

(二)敏感性分析

参数敏感性分析是一种系统性方法,用来评估模型输出对输入参数变化的敏感程度。通常,在 PBPK 模型中应用敏感性分析的目的在于确定哪些参数对于模型输出有着重要影响,从而帮助识别模型的关键参数,以辅助后续的模型优化或者不确定性分析等工作。常用的敏感性分析方法主要分为局部敏感性分析和全局敏感性分析两类。局部敏感性分析方法在计算某个参数的灵敏度时,会将其他参数的值固定不变,仅单独评估该参数变化对模型输出的影响。全局敏感性分析会计算模型输出对所有输入参数或部分参数组合的全局敏感性,因此是多变量的,并且还会考虑参数间的相互作用。

PBPK 模型中使用的局部敏感性分析方法主要有一次只考察一个参数的方法（one-at-a-time，OAT）和基于导数的方法。在 OAT 法中，每个参数的敏感性（S）可用下式表征：

$$S = \frac{\Delta Y}{\Delta X} \quad (3-35)$$

式中，ΔX 表示输入参数的变化量；ΔY 表示输出参数的变化量。参数的 ΔX 可以很大，甚至可以涵盖参数的整个可变性范围。当参数的变化量 ΔX 很小时，OAT 法与基于导数的方法近似。而 ΔX 较大时，受模型非线性或参数间交互作用等影响，S 值可能不可靠。基于导数的方法会在输入空间中某个固定的点，即输入参数和输出参数的基线值分别为 I 和 O 时，对输入参数 i 求输出函数 j 的导数，也就是局部敏感性系数 S_{ij}。然而直接使用 S_{ij} 难以比较单个参数对于几个输入参数的灵敏度，所以出现了另一种经过标准化调整的敏感性系数，即相对敏感性系数 RS_{ij}：

$$S_{ij} = \frac{\partial O_j}{\partial I_i} \quad (3-36)$$

$$RS_{ij} = \frac{\partial O_j}{\partial I_i} \times \frac{I_i}{O_j} \quad (3-37)$$

与全局敏感性分析相比，局部敏感性分析需要的计算运行更少并且更加直观，因此更易于解释和应用，但它同时也存在着很多不足。首先，局部敏感性分析不能检测参数之间的相互作用，不能探索参数空间。其次，只有参数的可变性或者不确定性在初始值附近的狭窄范围内时，局部敏感性分析才有效。由于 PBPK 模型的输入参数不确定性比较大，并且彼此之间可能存在一定的相互作用，因此如果能为每个参数输入一个分布范围，那么全局敏感性分析可能更加适合。

在进行全局敏感性分析时，如果输入和输出之间有明显的线性相关，那么可以使用回归方法来分析参数的敏感性；如果输入和输出间是非线性但单调的，那么可以对数据做秩变换，从而使用斯皮尔曼秩相关系数、偏秩相关系数和标准化秩回归系数来分析；如果它们之间既不存在线性相关也没有单调趋势，那么可以选择基于模型输出的方差来分析。通常，蒙特卡罗模拟可用随机抽样的形式模拟输入参数组合，计算基于方差的方法中的敏感性指数。然而，使用蒙特卡罗模拟计算输入在输出中引起的方差量时通常会涉及大量计算。因此，为了提高抽样效率并减少计算量，可以先利用 Morris 检验筛选出最有影响的参数，再利用基于方差的方法对这些参数进行定量分析。

（三）不确定性分析

PBPK 模型的开发需要输入许多药物特征性参数和生理参数，这些参数往往存在测量误差、预测误差以及由于相关知识缺乏导致的额外误差。这种可以被优化的不精确性或者不充分性即为不确定性，需要与变异性鉴别，它指的是不同人群的解剖、生理等参数的自然差异，比如性别、年龄以及酶和转运体的表达等。

在 PBPK 模型中使用不确定性分析可以确定模型输出的分布，并提供置信区间或者置信区域以表征模型输出的不确定性范围。除此之外，对模型输出影响较大的参数，其不确定性往往也对模型输出的不确定性有着较多的贡献，而参数敏感性分析可以帮助模型开发人员识别并定量敏感参数及其对输出不确定性的贡献，以进一步优化模型。如果敏感参数难以进一步优化，那么不确定性分析至少可以帮助我们定量理解输入误差对结果的影响。因此，在 PBPK 模型中应用不确定性分析是至关重要的，否则模型预测的结果可能是无效的。

在实施不确定性分析的过程中,首先需要解决的问题是了解模型不确定性的来源。影响药物吸收、分布、代谢和消除的各种药物和系统相关参数的不确定性来源被总结在表 3-1 中。另外除了参数不确定性,PBPK 模型的结构不确定性可能也会影响模型预测结果的稳健性。

表 3-1 药物和系统相关参数的不确定性来源

参数类别	药物和系统相关参数	具有不确定性的原因
吸收	溶解度和溶出速率	测量误差和体内相关性
	pH 依赖的溶解度	测量误差和体内相关性
	制剂组成	批处理差异
	颗粒大小	测量误差和缺少相关知识
	表观渗透性	实验室间差异和实验方法间差异
肠道生物利用度	表观渗透性向有效渗透性的转换	回归误差
	药物代谢酶和转运体的表达	细胞色素 P450 酶的测量误差,对其他酶未知
	固有清除率	测量误差
	比放因子和局部分布	细胞色素 P450 酶的测量误差,对其他酶未知
分布	组织分配系数	计算值的体内相关性
代谢	固有清除率	测量误差
	每克肝组织中的蛋白质含量(mg)或每克肝组织中的肝细胞($\times 10^6$)	测量误差
	比放因子	回归误差
	血浆游离分数	测量误差
肾脏和胆汁消除	体外底物数据	体内相关性
	转运体表达	许多转运体未知,体内相关性的测量误差
	比放因子	回归误差

PBPK 模型的不确定性分析可以通过蒙特卡罗模拟实现。在实际应用中,蒙特卡罗模拟用于估计 PBPK 模型参数和输出的不确定性时主要分为两个步骤:① 定义参数的分布;② 设置迭代次数并运行蒙特卡罗模拟。经过多次的迭代后,该方法会在模拟输出的样本中进行统计分析,然后报告评估对象的分布情况,包括其平均值、中位值、标准方差以及置信区间等。

第二节 生理药动学模型的应用案例

一、药物相互作用

当患者在短时间内同时使用或先后使用多种药物时,可能在患者的体内发生药物相互作用(DDI),导致疗效增强,也可能导致治疗失败,甚至产生严重的不良反应。基于此,PBPK 模型对酶抑制相关 DDI 的良好预测能力能够帮助医生了解受变药与促变药合用时体内暴露受到的影响,以更好地处理这种相互作用并提高临床用药安全性。

案例：基于 PBPK 模型预测安罗替尼通过抑制 CYP450 酶产生的药物相互作用

安罗替尼是一种新型酪氨酸激酶抑制剂，被用于局部进展或转移性非小细胞肺癌的单药治疗。安罗替尼在体内主要经 CYP3A4/5 酶代谢，并且体外实验表明安罗替尼对 CYP3A4、CYP2B6、CYP2C8、CYP2C9 及 CYP2C19 都有中度抑制作用，但缺乏相关临床研究说明安罗替尼与这些代谢酶的底物共给药时对它们的体内暴露的影响。考虑到这些酶的底物可能与安罗替尼发生的 DDI，安罗替尼的临床使用可能受到很大的限制。基于此，一个全身 PBPK 模型被开发并验证，以评估安罗替尼作为促变药导致 DDI 的潜力。

使用 PBPK 模型模拟几种典型 CYP450 酶底物，即 S-华法林（CYP2C9）、咪达唑仑（CYP3A）、辛伐他汀（CYP3A4）和阿芬太尼（CYP3A4）等与安罗替尼联合应用前后的 AUC 比值和 C_{max} 比值（联合用药前的暴露量为分母），结果表明：在不受微粒体蛋白结合影响的情况下，中国健康志愿者虚拟人群合用安罗替尼后，CYP2C9 的底物 S-华法林的 AUC 和 C_{max} 几乎没有受到影响；CYP3A4 酶的底物咪达唑仑的平均 AUC 比值和 C_{max} 比值分别为 1.21 和 1.17；辛伐他汀的平均 AUC 比值和 C_{max} 比值分别为 1.42 和 1.40；阿芬太尼的平均 AUC 比值和 C_{max} 比值分别为 1.21 和 1.18。四种药物单独使用和联合安罗替尼时的血浆药物浓度-时间曲线见图 3-5，彩图见二维码 3-5。这些结果说明，联合应用安罗替尼后，受变药的暴露变化低于生物等效性标准的阈值，因此安罗替尼不太可能引起具有临床意义的药动学相互作用。

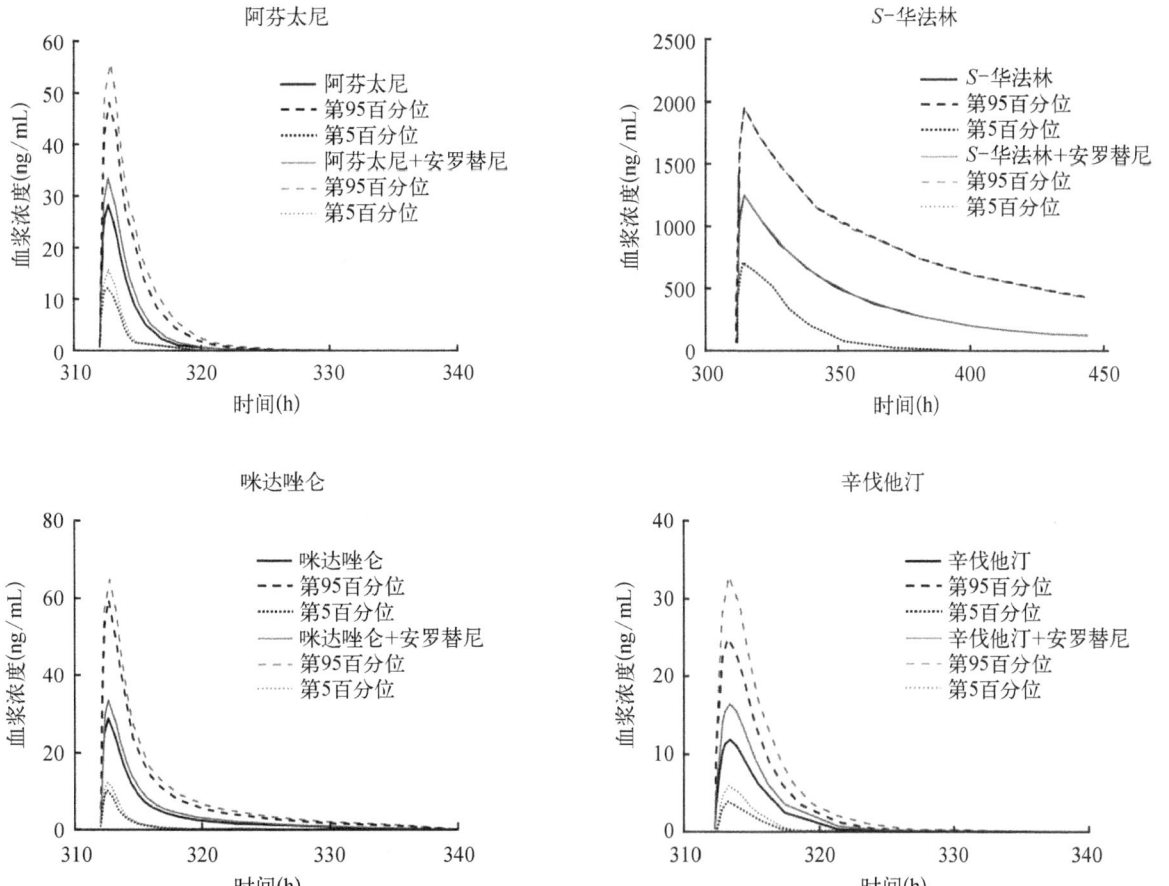

图 3-5 预测四种药物单独使用和联合安罗替尼时的血浆药物浓度-时间曲线

二、肝、肾功能不全的特殊人群

药物在不同群体内的处置可能具有较大的变异性。遗传、年龄、解剖学、生理学、酶学和转运体等方面的差异可能会导致不同人群对于特定药物产生截然不同的反应。尤其是肝肾功能不全人群,药物的消除差异和分布差异使对药物选择、剂量和给药间隔等的设定更加慎重,以降低药物在体内滞留时间增加导致的毒性风险。基于此,PBPK模型能够整合肝肾功能不全人群的群体特征,从而调整药物的剂量和给药策略,以更好地指导这类患者合理用药。下面以左乙拉西坦在肝肾损害人群和老年人群的暴露量为例,说明PBPK的应用。

左乙拉西坦作为一种新型抗癫痫药物,适用于各年龄组和特殊人群。它具有良好的溶解性和脂溶性,口服后生物利用度超过95%,并主要经肾脏排泄和水解酶乙酰胺化消除。由于左乙拉西坦及其代谢产物大部分依赖肾脏排泄,因此肾功能下降可能会导致其体内暴露增加并产生额外的毒性。另外,尽管左乙拉西坦在体内不经过广泛代谢,但临床上重度肝病患者往往伴随着一定程度的肾损伤,因此需要合理的预测方法指导肝肾功能不全患者合理用药。针对健康人群开发了一个左乙拉西坦的PBPK模型。该模型引入了肝功能Child-Pugh(C-P)分级所对应的生理变化,以及肾小球滤过率(GFR)的变化情况,外推至肝肾功能受损人群,并对模型进行了验证,旨在为个体化用药提供有力的参考依据。

经过验证的肾功能不全PBPK模型结果显示,相同剂量下疾病状态人群的 AUC 水平与健康人群具有较大差异。通过优化后,最终建议轻、中、重度肾功能损害人群的剂量应分别降低至健康成人剂量的70%、60%和45%左右,以达到与健康人群相同的治疗效果。对于肝功能不全人群,PBPK模型模拟结果表明CP-A、CP-B和CP-C等级人群的剂量应分别减少到健康人群剂量的95%、80%和57%(图3-6)。

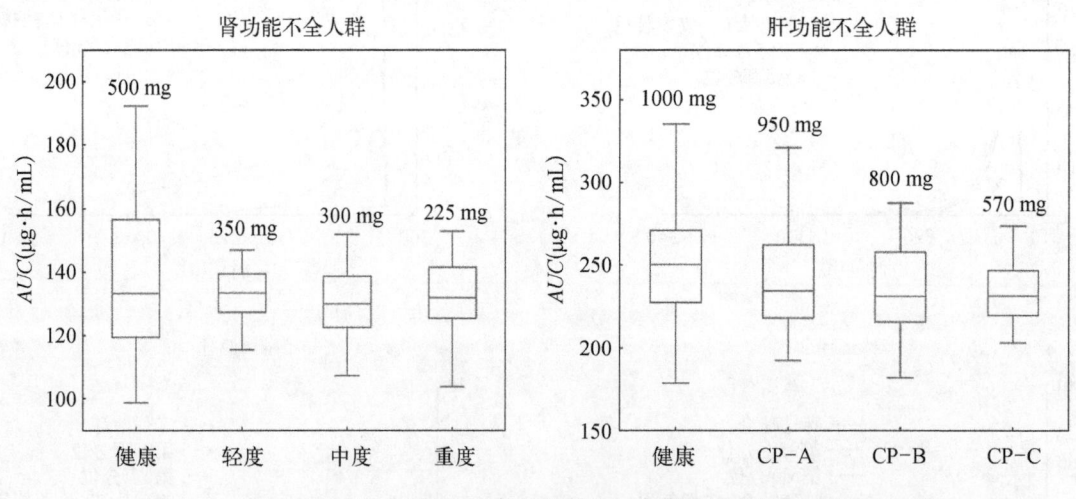

图3-6 不同疾病阶段人群的左乙拉西坦单次口服剂量调整(CP:Child-Pugh)

思 考 题

1. 在进行一项具体的生理药动学分析时,常需要获取哪些关键参数?这些参数可以通过哪些方式获取?

2. 初步构建了生理药动学模型后,应当如何系统地评价其模拟结果的准确性和可靠性?

参 考 文 献

Gaohua L, Zhang M, Sychterz C, et al. 2023. The interplay of permeability, metabolism, transporters, and dosing in determining the dynamics of the tissue/plasma partition coefficient and volume of distribution — a theoretical investigation using permeability-limited, physiologically based pharmacokinetic modeling. Int J Mol Sci, 24(22): 16224.

Gaohua L, Wedagedera J, Small B G, et al. 2015. Development of a multicompartment permeability-limited lung PBPK model and its application in predicting pulmonary pharmacokinetics of antituberculosis drugs. CPT Pharmacometrics Syst Pharmacol, 4(10): 605-613.

Gaohua L, Neuhoff S, Johnson T N, et al. 2016. Development of a permeability-limited model of the human brain and cerebrospinal fluid (CSF) to integrate known physiological and biological knowledge: Estimating time varying CSF drug concentrations and their variability using in vitro data. Drug Metab Pharmacokinet, 31(3): 224-233.

Neuhoff S, Gaohua L, Burt H, et al. 2013. Transporters in drug development: discovery, optimization, clinical study and regulation. New York: Springer, 155-177.

Fisher J W, Gearhart J M, Lin Z. 2020. Physiologically based pharmacokinetic (PBPK) modeling: methods and applications in toxicology and risk assessment. London: Academic Press, 1-279.

Alqahtani S, Kaddoumi A. 2016. Development of a physiologically based pharmacokinetic/pharmacodynamic model to predict the impact of genetic polymorphisms on the pharmacokinetics and pharmacodynamics represented by receptor/transporter occupancy of central nervous system drugs. Clin Pharmacokinet, 55(8): 957-969.

Dellino G, Meloni C. 2015. Uncertainty management in simulation-optimization of complex systems: algorithms and applications. New York: Springer, 101-122.

Hsieh N H, Reisfeld B, Bois F Y, et al. 2018. Applying a global sensitivity analysis workflow to improve the computational efficiencies in physiologically-based pharmacokinetic modeling. Front Pharmacol, 9: 588.

Rowland M. 2022. Physiologically-based pharmacokinetic (PBPK) modeling and simulations principles, methods, and applications in the pharmaceutical industry. 2. 2. Hoboken, NJ: John Wiley & Sons, Inc, 129-321.

Banack H R, Hayes-Larson E, Mayeda E R. 2022. Monte carlo simulation approaches for quantitative bias analysis: a tutorial. Epidemiol Rev, 43(1): 106-117.

Jin Z, He Q, Zhu X, et al. 2022. Application of physiologically based pharmacokinetic modelling for the prediction of drug-drug interactions involving anlotinib as a perpetrator of cytochrome P450 enzymes. Basic Clin Pharmacol Toxicol, 130(5): 592-605.

Shen C, Shao W, Wang W, et al. 2023. Physiologically based pharmacokinetic modeling of levetiracetam to predict the exposure in hepatic and renal impairment and elderly populations. CPT Pharmacometrics Syst Pharmacol, 12(7): 1001-1015.

（相小强）

第四章
群体药动学的基本理论

第一节 概 述

药物在人体内的药动学过程普遍存在显著的个体间变异,其主要源于内在因素(如性别、年龄、体重、肝功能、肾功能及遗传多态性)与外在因素(如食物对药物吸收的影响及合并用药引起的吸收或代谢相互作用)。如果这些因素对药动学过程产生具有临床意义的影响,则需据此制定或调整用药方案。群体药动学(population pharmacokinetic,PPK)是定量药理学的重要研究方法之一,可定量评估内在与外在因素对药物 PK 行为的影响,为用药决策提供重要依据。

一、定义和特点

群体药动学(population pharmacokinetics,PPK)分析是一种定量分析方法,可在表征目标群体的药物 PK 行为的同时,获取 PK 参数的群体典型值及其变异,并诠释和量化药物个体间 PK 变异的大小和来源,为给药方案的设计和调整、新药研发提供重要的信息和依据。

群体药动学主要考察药动学过程的群体规律,而群体药效学(population pharmacodynamics,PPD)则侧重于分析体内药物的暴露与效应随时间变化的关系。二者结合可定量描述"剂量-暴露-效应"关系的经时变化规律、影响因素和变异程度。因此,群体药动学和药效学分析是新药研发、临床优化给药方案的强有力工具之一。

随着计算机应用和软件开发的日益成熟,商业化软件在群体药动学-药效学分析中得到了广泛应用。其中国内外用户最多、应用最为广泛的群体药动学分析软件是 NONMEM。该软件由美国加利福尼亚大学旧金山分校的 Lewis Sheiner 教授和统计学家 Stuart Beal 于 1980 年开发。其他常用的群体药动学分析软件的介绍可参考本书附录。

二、研究内容和意义

(一)研究内容

群体药动学理论是建立在经典药动学理论基础之上,将其与统计学模型相结合,考察目标群体中药动学的群体特征,并评估药动学参数个体间变异的来源和影响程度,以及个体内变异的大小。群体药动学模型包含三个基本组成部分,即结构模型、统计模型和协变量模型(图 4-1)。建立群体药动学模型的过程就是通过统计学方法对上述三个部分进行定量描述的过程。

在群体药动学中,"群体"指根据研究目的所确定的研究对象的集合,如正常健康受试者、特殊生理阶段人群(老人、儿童、妊娠期妇女)、特殊病理特征人群(如肝功能不全患者、肾功能不全患者、危重症患者、某特殊疾病患者人群)等。"群体特征"包括群体 PK 的结构模型特征和 PK 参数的群体均值或典型值(typical value)。在协变量模型中,不同个体在生理、病理、遗传等方面的差异所导致的个体间变异以固定效应表示。协变量模型应体现固定效应对群体典型值的影响方式和影响程度。不能通过固定效

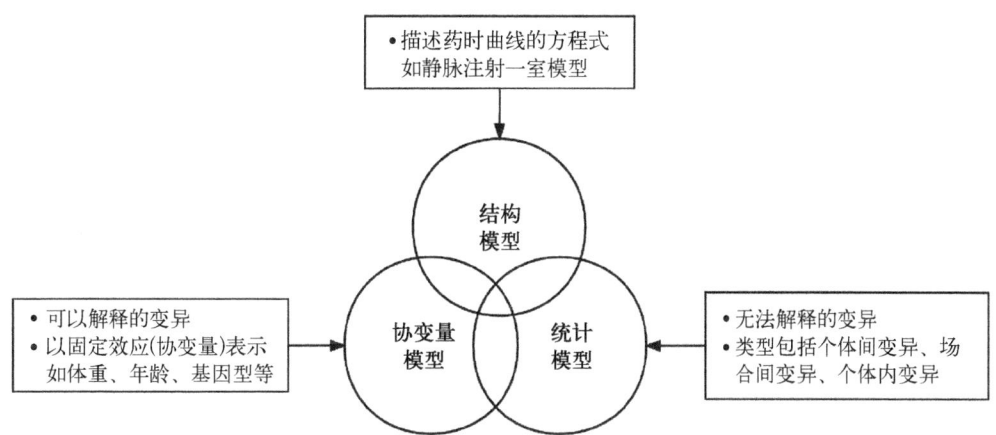

图 4-1 群体药动学模型的组成部分

应进行解释的随机变异以统计学模型表征。随机变异主要包括个体间变异和个体内变异。

(二) 意义

最初,群体药动学是基于治疗药物监测(therapeutic drug monitoring, TDM)数据进行建模分析。将群体药动学模型与TDM、最大后验贝叶斯法(maximum a posteriori Bayesian, MAPB)相结合,可用于估算个体PK参数以及优化个体给药方案,还可通过最大后验贝叶斯法计算不同用药行为的后验分布概率,辅助判断患者的用药依从性。此外,针对晚服、漏服药的患者,通过群体药动学建模和模拟,可制订最佳的补救方案。作为MIPD中重要的定量药理学方法,群体药动学建模和模拟已有众多的应用案例,并在多个治疗领域获得了成功应用。

群体药动学在MIDD中也发挥了巨大的作用。与经典药动学研究相比,群体药动学可同时对密集采样数据和稀疏采样数据进行分析,此外可基于少量观测值预测个体的药物暴露量,用于暴露-效应分析。对不同阶段的临床试验的研究数据进行汇总分析,考察药物的剂量-暴露-效应关系、定量分析影响药动学的因素,为临床试验的设计、优化和实施提供科学的依据。目前,欧洲、美国、日本和中国等地的药品监管部门发布了群体药动学相关技术指南,大力倡导在药物研发的全过程中采用群体药动学分析方法,提升新药研发的效率和成功率。

第二节 基 本 原 理

一、个体模型和群体模型

(一) 个体模型

个体模型用于描述个体数据的特征,同时也表征了模型预测值(简称预测值)与个体观测值(简称观测值)之间的关系。个体模型常包含结构模型和统计学模型。

结构模型即经典的药动学模型。最为简单的结构模型是静脉注射具有一级消除过程的单室模型,血药浓度与时间的过程可以用式(4-1)表示:

$$C_{\text{pred},j} = \frac{X_0}{V} e^{-\frac{CL}{V}t_j} \tag{4-1}$$

式中,X_0是给药剂量,CL是清除率,V是表观分布容积,$C_{\text{pred},j}$是模型预测的单次静脉注射给药后在t_j时间点的血药浓度。此外，$C_{pred,j}$ 是因变量，X_0 和 t_j 是自变量，而 V 和 CL 是需要估算的模型参数。

观测值往往与预测值之间存在差异，这种差异可以用统计学模型表示。当观测值与预测值之间差异（ε）的分布符合均值为 0、方差为 σ^2 的正态分布时，统计学模型可以用加和型模型表示，见式（4-2）。

$$C_{obs,j} = C_{pred,j} + \varepsilon_j \tag{4-2}$$

式中，ε_j 是观测值与预测值之间的差值，即随机效应，其大小反映了预测值相对于观测值变化的程度。

表征观测值与预测值之间的统计学模型还包括其他多种形式，具体请参考本章"个体间变异"部分。个体模型拟合过程可以确定模型参数（如 CL、V 等）的个体估算值和随机效应的大小。

（二）群体模型

群体模型在个体模型的基础上，增加了个体间变异，描述个体参数的变异来源及其大小。结合个体模型的组成要件，群体模型可以描述药物在特定个体的体内经时过程、患者特征与药动学模型参数之间的关系、药动学参数的个体间变异，以及其他无法解释的个体内随机变异。群体参数集由群体典型值和变异值组成，前者通常由参数的均值组成，而后者通常以方差-协方差矩阵表示。

有时，群体模型还可能包含场合间变异，用来描述个体参数在不同研究场景下的随机变异。同时符合以下条件，应考虑场合间变异：① 个体参数是否在不同场景下发生变化；② 是否收集了足够描述研究个体在不同场合下差异的数据。

二、非线性混合效应模型

（一）结构模型

药动学主要研究药物在体内的吸收、分布、代谢和排泄等过程。吸收模型和处置模型可以表征上述过程。

表征药物吸收的模型包括零级吸收模型、一级吸收模型、渐进吸收模型、混合吸收模型、威布尔吸收模型等。当药物从给药部位进入体循环的过程存在滞后时，为了准确估算药物的达峰时间和达峰浓度等参数，可以考虑延迟吸收模型或转移室模型。当药物部分以原型或代谢物形式经胆汁排泄后，在肠道中再次吸收进入体循环时，应考虑应用肠肝循环模型。

药物的处置环节可应用房室模型进行表征，如一室模型、二室模型、三室模型等。群体药动学中的结构模型常用药物在体内浓度随时间变化规律的函数式来表示，如式（4-1）所示。一般情况下，药物的主动转运和易化扩散或代谢消除需要载体或酶参与。在药物浓度低时表现为一级线性过程。但当药物浓度远大于载体或酶的浓度时，可能出现饱和现象，药物的转运过程可表现为零级过程。这种药物转运速率随浓度变化的非线性动力学过程可以用米式方程来描述。

药动学结构模型的选择和拟合过程取决于研究的具体情况和所要解决的问题，需要综合考虑药物的特性、实验设计和数据分析的精度要求等。

（二）固定效应

群体模型通过固定效应参数来表征结构模型参数的群体典型值。这些参数通常用于描述药物在研究群体中的一般性质，如药动学特征、药效学特征以及影响药动学和药效学特征的协变量等。具体而言，固定效应参数定义了结构模型参数，如药动学方面指药物的吸收速率常数、表观分布体积、清除率等。

固定效应还定义了相关因素对于药动学参数的影响方式和影响大小，称为协变量效应。这些因素包括研究对象的人口统计学特征（如性别、年龄、体重、体表面积、种族、基因多态性等）；实验室检查（如肌酐、白蛋白、谷丙转氨酶、胆红素水平等）；疾病状态（如基线值、病原学、疾病周期、疾病总体特征等）；

与治疗相关的因素(如合并用药、预防治疗、透析等);生活习惯或者环境因素(如吸烟、喝酒、饮食等);研究相关因素(如不同中心、研究者、受试者随访等)等。

固定效应参数一般用 θ 表示,θ 的数字下标用来标注不同的固定效应。描述连续型协变量与模型参数之间关系的函数包括线性、幂函数和指数形式等。以肌酐清除率(CL_{cr},肾功能的指示指标)影响药物的清除率为例,可采用线性、幂函数和指数函数式表征,如式(4-3)~式(4-5)所示:

$$CL = \theta_1 + \theta_2 \times CL_{cr} \tag{4-3}$$

$$CL = \theta_1 \times CL_{cr}^{\theta_2} \tag{4-4}$$

$$CL = \theta_1 \times e^{\theta_2 \times CL_{cr}} \tag{4-5}$$

式中,θ_1 代表肌酐清除率为0时的清除率典型值,而 θ_2 代表清除率与肌酐清除率之间的关系。上述函数式表明肌酐清除率可以解释清除率的个体间变异的部分来源。

临床实践中连续型协变量取值为0的情况是不合理的,涉及人口统计学因素(如年龄、体重等)时尤甚。此时,将协变量用平均值或中位数进行中心化是常用的方法,以避免发生不合理的生理、病理情况。常用的函数式如下:

$$CL = \theta_1 + \theta_2 \times (CL_{cr} - CL_{cr,\,median}) \tag{4-6}$$

$$CL = \theta_1 \times (CL_{cr}/CL_{cr,\,median})^{\theta_2} \tag{4-7}$$

$$CL = \theta_1 \times e^{\theta_2 \times (CL_{cr}/CL_{cr,\,median})} \tag{4-8}$$

式中,θ_1 代表肌酐清除率为中位数的个体的清除率,即参数的群体典型值。这种估算法可更易使参数估算准确,且代表了群体典型参数值,对于指导药物研发或个体化给药更有意义。

对于分类型协变量,以性别(二分类变量)与清除率的关系为例,常用的数学表达式包括加和型[式(4-9)]和比例型[式(4-10)]:

$$CL = \theta_1 + \theta_2 \times SEX_i \tag{4-9}$$

$$CL = \theta_1 \times (1 + \theta_2 \times SEX_i) \tag{4-10}$$

式中,SEX_i 是指示变量,对于男性和女性,分别取值为0和1。θ_1 为男性清除率,θ_2 为男性、女性清除率之间的差值[式(4-9)]或比例系数[式(4-10)]。

(三)随机效应

除了特定的因素以外,个体间的变异还来源于一些随机因素。这类因素是未知的、难以测量或不可观测的因素。随机效应模型可以用来量化无法解释的变异或模型预测误差。

随机效应可分为个体间变异(inter-individual variability, IIV; between-subject variability, BSV)和个体内变异(within-subject variability, WSV),有时还包括场合间变异(inter-occasion variability, IOV)。WSV 也称为残差变异(residual unexplained variability, RUV)。通常用 η 表示个体间变异,ε 表示个体内变异,κ 表示场合间变异。三者符合均值为0、方差分别为 ω^2、σ^2、π^2 的正态分布。

图4-2显示了个体间变异和个体内变异的联系和区别。θ 代表 CL、V 等药动学参数的群体典型值和固定效应参数,平均血药浓度时间曲线上的浓度值 C 是 θ、剂量、时间的函数;η_1、η_2 代表两个受试者个体药动学参数与群体典型值的差异,ε_1、ε_2 代表受试者两个观测值与预测值之间的差异。所有个体的 η 值和所有观测值对应的 ε 值均呈正态分布,均值为0。

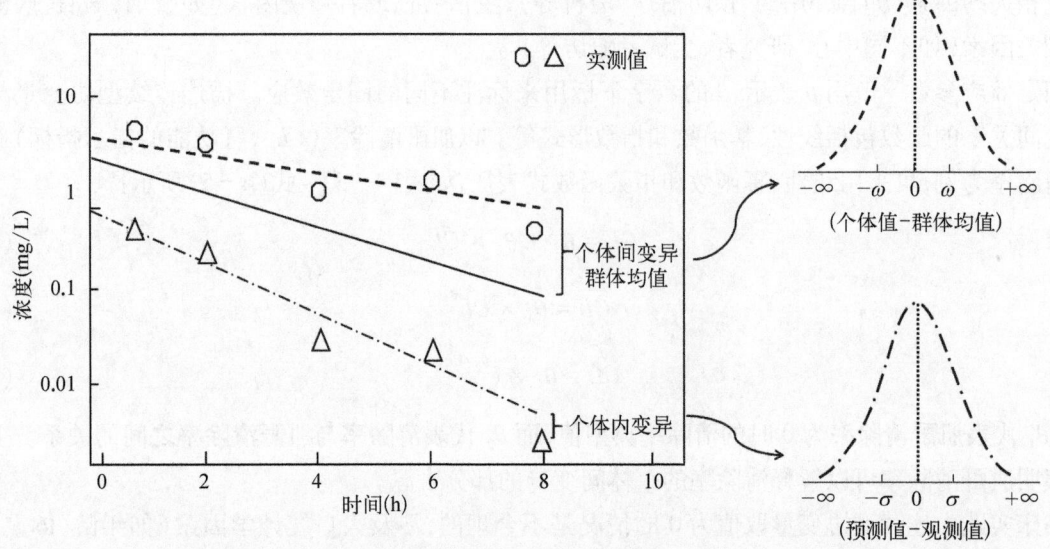

图 4-2 个体间变异和个体内变异示意图

1. 个体间变异

个体间变异表现在参数水平,指个体参数值相对于群体典型值的偏离,它代表个体间不能用协变量模型中的固定效应解释的变异。个体间变异通常用加和型[式(4-11)]、比例型[式(4-12)]、指数型[式(4-13)]模型来表示。加和型模型的个体间变异通常以标准偏差(SD)表示,其单位与参数单位相同。比例型和指数型模型的个体间变异通常以变异系数(CV%)表示。

$$P = TVP + \eta \tag{4-11}$$

$$P = TVP \times (1 + \eta) \tag{4-12}$$

$$P = TVP \times e^{\eta} \tag{4-13}$$

式中,P 为个体参数值,TVP 为参数的群体典型值,η 为随机效应,η 符合均值为 0、方差为 ω^2 的正态分布。

采用加和型和比例型模型时,η 可能出现负值,导致参数的估算值为负值。而采用指数型模型时,无论 η 取值多少,参数估算值始终是正值。此外,PK 参数常经对数转换后呈正态分布,因此在描述 PK 参数的个体间变异时,指数型模型最为常见。

2. 残差变异

残差变异指个体预测值与实际观测值的偏离,其来源包括测量误差、采样时间误差、实验室间的测定误差以及模型本身等。RUV 反映了预测值相对于观测值的随机变化的程度。残差较大表明同一个受试者在相同剂量和给药间隔内的观测值变异较大。

式(4-2)代表加和型残差模型,如果将其中的预测值 $C_{pred,j}$ 用 F 来表示,而观测值 $C_{obs,j}$ 以 Y 表示,则可以改写为式(4-14)。残差模型还可以用比例型[式(4-15)]、结合型[式(4-16)]和对数型[式(4-17)]模型等表示。

$$Y = F + \varepsilon_1 \tag{4-14}$$

$$Y = F \times (1 + \varepsilon_1) \tag{4-15}$$

$$Y = F \times (1 + \varepsilon_1) + \varepsilon_2 \tag{4-16}$$

$$Y = \log(F) + \varepsilon_1 \qquad (4-17)$$

与个体间变异一样,加和型模型的残差变异以 SD 表示,其单位与参数单位相同。比例型和指数型模型的个体内变异通常以 $CV\%$ 表示。对于结合型模型,$CV\%$ 大小取决于个体浓度预测值 F,因此会在一定范围内变化。

在选择残差变异模型时,须注意预测值与残差变异的关系。加和型和对数型模型的残差是一个固定值,比例型和结合型模型的残差会随着预测值的增大而增大。比例型模型预测值趋近0,残差亦趋近0,而结合型模型在预测值趋于0时,残差逐渐趋向于常数。图4-3显示了残差与预测值之间的关系。

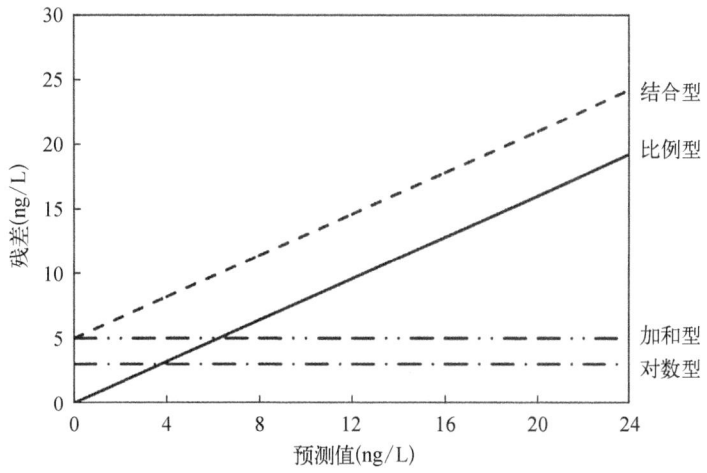

图4-3 不同残差模型中残差与预测值之间的关系

3. 场合间变异

场合间变异表示个体参数在不同研究场景中的变异,如同一个体在不同的给药周期或不同的采血周期中清除率的变异等。场合间变异可认为是个体间变异的组成部分。IOV 较大时,若忽略其影响,则难以准确估算协变量效应、个体内变异和个体间变异。

指数型场合间变异的表达式为:

$$P = TVP \times e^{(\kappa+\eta)} \qquad (4-18)$$

式中,κ 代表场合间变异,符合均值为0、方差为 π^2 的正态分布。

为了可靠估算场合间变异和随时间变化的 PK 特征,研究数据需要满足以下两个条件:① 群体中的全部或部分个体应大于一个场景下采样,且在不同的场合中都必须包含估算模型参数所需的有效数据,否则无法区分个体间变异和场合间变异;② 每个研究场合至少有2个观测数据,否则无法区分场合间变异和残差变异。

三、估算方法

(一)参数法

参数法假设研究群体中的每个个体的 PK 参数服从正态分布或对数正态分布。参数法是目前群体药动学和药效学研究中最为常用的方法,包括一阶估算法(first order, FO)、一阶条件估算法(first order conditional estimation, FOCE)、含个体间和个体内变异交互作用的一阶条件估算法(first order conditional estimation with inter- and intra-subject variability interaction, FOCE-I)和拉普拉斯法(Laplace)等。在

NONMEM 7.0 以上版本中，还引入了新的算法，如迭代两步法（iterative two-stage method，ITS）、蒙特卡罗抽样重要最大期望值法（Monte Carlo importance sampling expectation maximization method）、随机近似最大期望值法（stochastic approximation expectation maximization method，SAEM）等。其中 FOCE 和 FOCE-I 适用于大部分数据分析场景，是 NONMEM 软件的经典计算方法。

（二）非参数法

非参数法对模型参数的分布不作正态分布或对数正态分布的假设，可适用于多种概率分布或联合分布的数据。常用算法包括非参数最大似然法（nonparametric maximum likelihood，NPML）、非参数最大期望值法（nonparametric expectation maximization，NPEM）、半非参数法（semi nonparametric，SNP）和非参数自适应网格法（nonparametric adaptive grid，NPAG）等。常用的非参数法计算软件可参考附录。

（三）贝叶斯法

贝叶斯法由英国学者托马斯·贝叶斯创建。其基本原理是根据某一事件既往发生的概率特征，预测之后该事件发生的可能性。在群体药动学分析中，贝叶斯法是基于个体观测数据寻找一组最有可能的参数解。参数估算时，该法无须假设参数的分布形式，可从某个建议分布（proposal distribution）中抽取样本，获得稳定的后验分布并计算求解。此外，贝叶斯法能克服传统概率方法计算易失败的缺点。但其估算结果依赖于先验信息的准确性。

第三节 群体药动学的研究设计

开展群体药动学研究时，采样方案应考虑现实临床试验情况的可行性，如采样次数、采集时间、每个受试者的标本采集数量、受试者例数等。须在采样次数、采样量和可行性上进行综合考虑。群体药动学的研究效率和模型参数估算精度也取决于研究设计。

一、研究对象

研究者应当根据研究目的选择人群。对于新药研发，研究人群应尽可能包括适应证人群。针对个体化给药的群体研究，可在儿童、老年人、严重感染的患者等特殊群体中进行。不同人群药动学参数的典型值、变异来源和大小均可不同，所涉及的协变量也不一致。因此，试验方案应具有明确的受试者纳入和排除标准，以保证受试者人群的协变量分布能支持协变量分析。试验进行时，应保证研究者和受试者对于研究方案的依从性。

对于包含亚群体或特定人群的群体 PK-PD 研究，如儿童、孕妇、老年人等变异较大的人群，可以根据人群的特征变量（如年龄、孕周期等）进行分层。如要考察肝功能不全、肾功能不全对于群体参数的影响，也可以考虑按照疾病严重程度分层入组，保证受试者群体中轻、中、重度肝肾功能不全的患者均衡分布，以达到准确全面地评价各个疾病状态的 PK-PD 特征的目的。

二、样本量

临床试验的受试者数量与检验效能和研究成本直接相关。通常基于待检验的假设或待解决的问题和分析过程计算样本量。新药研发中的群体 PK 分析数据通常来自临床试验，样本量基于临床结局效应量的统计学假设而定。而在没有明确的假设的群体药动学研究中，样本量计算应根据分析目的和方法确定。Ogungbenro 等提出了一种基于模拟的方法计算群体药动学研究的样本量。该法可根据参数的置信区间及精密度要求，逐步增加样本量，直至达到设定的检验效能。结果表明，样本量取决于所选参数、采样设计和分析方法等。

群体药动学研究常需确定可能影响群体参数的内在和外在因素。为获得可靠的结论,一般应有足够数量的受试者,在关键时相和协变量水平上有足够的样本量。如Ⅲ期临床试验的大样本数据常能够较好地评估协变量作用。为了定量分析协变量对于参数的影响,以及估算随机变异的大小,研究时应根据临床试验方案纳入受试者,保障受试者在重要协变量上的多样化,支持临床用药方案的优化。应注意各个水平的样本量应具有代表性,且数量应大于整体研究人群的5%。

三、协变量

筛选协变量是开展群体药动学分析的重要内容。应根据研究目的、临床实际情况、药物作用机制、生理学和临床药理学等因素设定分析的协变量,避免盲目筛选过多的协变量。

首先,应考虑分析受试人群的人口统计学信息(如种族、性别、年龄、体重等);其次还应考虑影响体内药物浓度的主要因素,如影响吸收、分布、代谢、排泄的因素,需要收集实验室检测指标(如肝肾功能指标、白蛋白等);其他因素如合并用药、遗传信息(如基因型等)、病理学信息(如疾病分型、严重程度、发病历史、并发症等)等也可能影响到PK过程。对于可分布进入红细胞的药物,如免疫抑制剂环孢霉素和他克莫司等,应收集红细胞计数信息。如果药物的PK参数随时间变化而产生变化,如肝移植术后他克莫司的PK过程会随术后时间发生改变,应在移植术后的不同时期采集样本。

四、采样方案

PK参数的正确估算取决于多种因素,包括模型的复杂性、受试者数量和采样方案等。当每个受试者采集的样本量有限时,采样时间的设计尤为重要。应根据研究目的和药物特点,前瞻性地设计PK采样方案,以提高群体分析结果的可靠性。常见的采样设计包括密集采样、全程稀疏采样、非全程稀疏采样和优化采样。根据研究目的,可采用其中一种或数种采样方案的组合。

(一)密集采样

在新药研发的早期临床试验中,为了准确表征药物的PK属性,常采用密集采样策略,采集给药后的吸收相、分布相、消除相的样本,以获取完整的药动学信息。一般在吸收相至少需要2~3个采样点,峰浓度附近至少需要3个采样点,消除相至少需要3~5个采样点,合计不少于11~12个采样点。采样时间应尽可能涵盖3~5个消除半衰期,或持续到血药浓度为C_{max}的1/20~1/10。

(二)全程稀疏采样

进行密集采样时,受试者的依从性往往不佳,有时难以实现。此时,可以在给药后对每个受试者多个不同时相采集血样(多为1~6个),获取每个患者在不同时相的药物浓度。患者的所有样本可以完整覆盖药物的吸收相、分布相、消除相。此时获得的血药浓度数据也可以较为全面地描述群体药动学特征。这种采样方式不仅可准确评估PK特征,而且可以减少受试者的采样次数。同时,由于采样时间比较灵活,提高了研究的可行性,对于儿科患者等特殊人群尤为重要。

(三)非全程稀疏采样

与全程稀疏采样相比,非全程稀疏采样是指受试者采集的样本不能覆盖药物的所有药动学过程。在临床血药浓度监测和Ⅲ期临床研究中,非全程稀疏采样较为常见。一般,药物的疗效或者不良反应与暴露量呈正相关。因此表征药物暴露的PK参数,如AUC、谷浓度、峰浓度等,对于预测药物的临床疗效尤为关键。稀疏采样的优点在于临床操作简便,易于开展。实施的前提条件是应对研究药物有充分的PK信息。但可能由于采样的限制,难以准确估算吸收速率常数等参数。

(四)优化采样设计

优化采样设计的目的是利用少量的样本量获得足够准确的药动学参数估算值。目前,药动学优化采样设计主要包括D优化设计(D-optimal design)、ED优化设计(ED-optimal design)。D优化设计是一种基于费希尔信息矩阵(Fisher information matrix,FIM)确定最佳采样时间的方法。D优化设计的准确性依赖于先验信息的可靠性。在进行D优化设计前,应基于密集采样进行房室模型拟合,获得PK参数和参数分布等药物的特征信息(即先验信息)。另外,群体D优化设计可同时提供采样时间窗,提高临床实施的可行性。ED优化设计是D优化设计的延伸和发展,是一种以期望设计效用为基础的优化设计方法,主要用于人群变异较大或参数估计不确定性较高的情况。常用计算软件PopED、PFIM、PopDes介绍参见附录。

五、其他

群体药动学分析的对象通常为原型药。在代谢物有活性、浓度较高或者对药物暴露-效应关系存在显著影响时,根据研究目的可考虑将代谢产物纳入模型。血浆、血清、全血是最常用的生物样品,但其他生物样品(如尿液、唾液、脑脊液,药物作用靶点器官或组织等)中的药物暴露,以及通过影像学方法量化的组织药物浓度等,也可纳入分析。

研究实施过程中,应注意保证患者的用药依从性。研究者应准确记录给药剂量、给药时间、采样时间和患者协变量信息。生物样品的检测需采用符合技术指导原则要求、经过验证的分析方法。多中心研究应保证检测结果的一致性。数据的收集、整理,数据文件的编写应规范,对于数据的纳入和排除标准、缺失数据、异常值的处理方法应有统一的要求。总之,从研究设计、分析计划、样本采集和检测、数据整理和建模分析等流程进行质量控制是开展科学、高效的群体研究的前提保障。

思 考 题

1. 群体药动学模型包含哪些组成部分,请简述各组成部分的区别、联系和作用。
2. 在儿童患者中进行一项群体药动学研究时,为保证模型的准确性,应从哪些方面考虑影响研究设计的因素?

参 考 文 献

国家药品监督管理局药品审评中心. 国家药监局药审中心关于发布《群体药代动力学研究技术指导原则》的通告(2020年第63号).

焦正,李新刚,尚德为,等. 2021. 模型引导的精准用药:中国专家共识(2021版). 中国临床药理学与治疗学,26(11):1215-1228.

Madabushi R, Seo P, Zhao L, et al. 2022. Role of model-informed drug development approaches in the lifecycle of drug development and regulatory decision-making. Pharm Res, 39(8):1669-1680.

焦正. 2024. 基础群体药动学和药效学分析. 2版. 北京:科学出版社.

焦正. 2022. 群体药动学和药效学分析进阶. 北京:科学出版社.

马广立,许羚,陈锐,等. 2019. 新药研发中群体药动学/药效学研究的一般考虑. 中国临床药理学与治疗学,24(11):7-26.

Food and Drug Administration. 2022. Population Pharmacokinetics Guidance for Industry.

(吴雪梅)

第五章
群体药动学的分析过程

20 世纪 90 年代初,群体 PK-PD 理论的创始人 Lewis Sheiner 和 Stuart Beal 提出了群体药动学模型的构建过程。历经多年的不断完善,逐渐形成行业的标准操作规范。模型的构建过程通常包括制订分析计划、创建数据集、探索性数据分析、构建基础模型、筛选和评估协变量、模型优化、模型评价和模型模拟等步骤。NONMEM(nonlinear mixed effects modeling)软件是群体 PK-PD 分析的"金标准"软件。因此,本章主要以 NONMEM 软件为例,介绍群体药动学分析的过程。

用于 NONMEM 运行的控制文件为 ASCII 文本文件,可采用记事本等文本编辑程序进行编写。控制文件由特定字符"$"开头的一系列命令行组成,通常由输入文件、药动学子程序、结构模型、残差模型、参数初始值、估算方法、输出文件等模块组成。NONMEM 控制文件示例代码见二维码 5-1。

二维码 5-1

第一节 一般过程

一、制订分析计划

制订分析计划是数据分析和建模工作中的关键环节,应明确建模分析的目的、假设和基本流程。在建模过程中,可根据数据的变化修改和调整分析计划,但需详细记录修改的内容。分析计划书的内容通常包括研究背景、研究目的、数据收集、分析数据集的建立、群体 PK 分析的具体过程、参考文献、附表和附录等。其中建模目的、建模过程和模型评价等步骤应详细描述,数据收集中还应包括数据收集表格的内容(如病例报告表),列明表格中的变量等。

二、创建数据集

NONMEM 分析时的数据文件常以 CSV 格式进行保存和编辑。数据文件有严格的规范要求,内容包含受试者编号、给药事件、采样事件、协变量等信息。NONMEM 数据文件中的常用变量见二维码 5-2,数据文件示例见二维码 5-3。

二维码 5-2

二维码 5-3

三、探索性数据分析

构建模型前,通过图解法和统计学描述对数据进行分析的过程称为探索性数据分析(exploratory data analysis,EDA)。通过绘制连续变量的直方分布图、分类变量的频率分布图,可以直观地展示数据的分布特点;通过绘制相关性栅栏图,可检视变量之间的相关性。统计学分析主要计算每个变量的中位数、范围、四分位数、算术平均值、几何平均值、标准差等。

探索性数据分析可以揭示数据的内在特征及识别潜在问题,如发现趋势性变化的变量,辨识离群值、异常值和缺失值等,还可以评估收集的数据是否支持分析目的、预期的数据特征是否与实际相符等。用于探索性分析的数据包括人口统计学资料、药物相关的数据、浓度和时间相关数据等。当数据来自不同中心、不同群体（如健康志愿者、患者）和不同研究阶段时，不仅应对合并的研究数据进行分析，必要时还应对每个研究数据分别进行分析。

（一）人口统计学数据

人口统计学数据主要包括受试者群体数量、性别、年龄、种族、体重等基本信息和协变量信息。有时，进行模型分析时须对协变量进行转化，如计算体重指数（body mass index，BMI）、体表面积（body surface area，BSA）、肌酐清除率等，应注明具体的计算公式。当研究数据来源于多个剂量组或多中心或多个研究时，可列表展示，并对数据进行分层和汇总分析，评估亚组数据和汇总数据的特征是否一致，以及各亚组间的异同。对于连续型变量，通常以平均值±标准差或中位数和范围等形式表示。对于分类型变量，一般以数量（n）和占比的形式表示。

与描述性统计结果相比，图解法可直观地反映数据的分布特征。对于连续型变量，可以绘制直方图描述各变量的分布，以及是否符合正态分布。对于可分层的连续型协变量，通过绘制箱线图可显示数据的最大值、最小值、中位数及上下四分位数，利于辨识异常值、数据偏态和离散度等。

变量间的散点图可以判断变量间是否存在相关性，为后续的协变量筛选提供参考。通常在散点图上可以绘制趋势线（如LOESS平滑曲线），审视数据的变化规律和趋势。另外还可计算变量间的相关系数。对于存在共线性的变量，常选择其中之一建立协变量模型。

（二）用药相关数据

用药相关数据包括给药剂量、剂型、给药途径、给药频率和给药周期等，常以频数分布图或列表形式出现。

（三）血药浓度相关数据

血药浓度-时间数据是进行群体分析中最为重要的数据之一。通过绘制和检视药时曲线图，为结构模型、协变量模型的选择提供重要的依据。当存在多个剂量组或受试者群体时，常根据剂量水平、研究群体（如健康志愿者、患者）分组绘制浓度-时间曲线图。必要时可将浓度数据用剂量归一化后再绘图。

以药物浓度对前次给药后时间（time since last dose，TSLD）作图通常可描述药物总体的PK特征；以药物浓度对首次给药后时间（time since first dose，TSFD）可用于判断血药浓度是否达到稳态、何时达到稳态或浓度变化是否平稳。线性坐标的药物浓度-给药后时间图可以较好地描述高浓度值的分布情况，而半对数坐标的药物浓度-给药后时间图可以较好地描述低浓度值的分布情况。如果剂量归一化的药时曲线图有较大的波动，且随剂量变化而变化，则可考虑非线性药动学。此外，如发现异常值则应检查原始数据，并结合患者的给药剂量综合考虑血药浓度是否异常。

四、基础模型

探索性数据分析后，可进行基础模型的构建。基础模型可表征数据的整体特征，包括结构模型与统计学（变异）模型两部分。

（一）结构模型

群体PK模型中的结构模型源于经典的隔室模型，可以通过前期的探索性数据分析观察数据的分布特点，初步辨识结构模型。然后，结合统计学检验、参数估算值的精密度和模型诊断图等，对结构模型作综合评判。对于密集采样数据，结构模型相对容易判断。但对于稀疏采样数据，尤其是仅有治疗药物监测的谷浓度，结构模型常作简化处理，如采用一室模型，仅估算清除率，并将其他参数固定为文献报道值。

结构模型的判别常采用赤池信息准则［Akaike information criterion，AIC，式（5-1）］和贝叶斯信息准则［Bayesian information criterion，BIC，式（5-2）］。

$$AIC = OFV + 2 \times n_p \tag{5-1}$$

$$BIC = OFV + n_p \times \ln(N) \tag{5-2}$$

式中，n_p 为模型参数的数量，OFV（objective function value）是目标函数值，N 为观测值个数。一般选择具有较小 AIC 或 BIC 值的结构模型。候选模型的 AIC 和 BIC 数值接近时（<2），常选择参数少的简单模型，以防止模型过度拟合造成模型复杂度过高、参数估算不稳定。

通常，基础模型不包括影响 PK 参数的协变量因素。然而，当公认某个协变量对 PK 参数有显著影响时，可在基础模型中直接加入该协变量。例如，氨基糖苷类抗生素主要经肾脏清除，可将肌酐清除率直接加入清除率公式中。

（二）变异模型

1. 个体间变异

个体间变异模型的函数关系式如下所示：

加和型：
$$P_i = TVP + \eta_i \tag{5-3}$$

比例型：
$$P_i = TVP \times (1 + \eta_i) \tag{5-4}$$

指数型：
$$P_i = TVP \times e^{\eta_i} \tag{5-5}$$

式中，P_i 是个体参数值，TVP 为参数的群体典型值，η_i 为第 i 个个体的随机效应，符合均值为 0、方差为 ω^2 的正态分布。

2. 残差变异

常用的残差变异模型函数关系式可用加和型[式(5-6)]、比例型[式(5-7)]、结合型[式(5-8)]和对数型[式(5-9)]表示。

加和型：
$$Y = F + \varepsilon_1 \tag{5-6}$$

比例型：
$$Y = F \times (1 + \varepsilon_1) \tag{5-7}$$

结合型：
$$Y = F \times (1 + \varepsilon_1) + \varepsilon_2 \tag{5-8}$$

对数型：
$$Y = \log(F) + \varepsilon_1 \tag{5-9}$$

式中，Y 是观测值，F 为预测值，ε 为残差变异，符合均值为 0、方差为 σ^2 的正态分布。

此外，通过计算个体间变异和残差变异的收缩值（shrinkage），可评估建模数据是否支持准确估算随机效应。收缩值越接近 0 表示随机效应估算得越可靠。当收缩值较大时（>30%），提示建模数据不足以准确估算该随机效应，且基于最大后验贝叶斯法估算个体预测值的结果不可靠。

五、协变量模型

（一）协变量的定义

协变量指 PK 参数的影响因素，可用来部分解释群体参数个体间差异的来源。建立协变量模型前不仅须考虑考察哪些协变量，还须考虑协变量对哪些 PK 参数产生影响。一般从药物的药动学特征、作用机制等方面入手，分析潜在的体内或体外的影响因素。

筛选协变量时，须注意协变量之间的相互关系。如两个或多个协变量存在相关性，则一般仅纳入其中一个变量，或将相关的变量进行转换，以避免共线性引起模型拟合的不稳定。例如，儿童的体重和身高间常有相关性，一般可用体重作为协变量，或根据体重和身高计算体表面积后，将体表面积作为协变量进行分析。有时,协变量可随时间发生变化,如肝肾功能或合并用药等,应在研究期间收集相关数据并予以分析。若能在模型中纳入此类协变量,则说明随时间变化的协变量也是随机变异的来源。此外,还应考虑协变量的影响程度是否具有临床意义。例如,药物清除率受肌酐清除率的影响,但对清除率的改变不超过20%,则不具临床意义,无须对临床用药方案进行调整。此时,可不纳入该协变量。

（二）协变量的筛选

首先,通过诊断图评估潜在的协变量,如检视个体参数或参数的个体间变异与协变量之间的散点图。如果散点图中显示有趋势性分布的协变量,则可纳入后续的分析。纳入协变量后,除了对模型拟合结果进行比较,还可再次绘制参数的个体间变异与协变量的散点图,检视两者的相关性。如果之前显示的分布趋势变弱或消失,则提示该协变量的纳入具有意义。

考察协变量效应时,通常比较的模型是嵌套模型,即模型结构一致的模型。例如,当肌酐清除率作为清除率的影响因素纳入基础模型[式(5-10)]时,可以表示为式(5-11):

$$CL = \theta_1 \quad (5-10)$$

$$CL = \theta_1 \times (CL_{cr}/CL_{cr, median})^{\theta_2} \quad (5-11)$$

式(5-11)中,当 $\theta_2 = 0$ 时,表示肌酐清除率对清除率没有影响,可简化为式(5-10)。因此,式(5-11)是式(5-10)的嵌套模型。

在建模过程中,目标函数值(OFV)通常作为模型拟合优度的评价指标。OFV值为-2倍的对数似然值(log likelihood, LL)。当模型间具有嵌套关系时,模型间 OFV 的差值($-2\Delta LL$)近似符合自由度为 df(the degree of freedom)的 χ^2 分布。df 为所比较的两个模型参数的数量的差异。通过比较两个模型 OFV 的差值,可以评估协变量是否具有统计学显著性意义。

（三）协变量模型的数学函数式

构建协变量模型时,可采用不同的数学关系式进行表征。以考察协变量肌酐清除率对于清除率的影响为例,假设肌酐清除率的中位值以 $CL_{cr, median}$ 表示,常见的数学关系式如下所示:

线性模型：
$$CL = \theta_1 + \theta_2 \times (CL_{cr} - CL_{cr, median}) \quad (5-12)$$

幂函数模型：
$$CL = \theta_1 \times (CL_{cr}/CL_{cr, median})^{\theta_2} \quad (5-13)$$

指数模型：
$$CL = \theta_1 \times e^{\left(\frac{CL_{cr}}{CL_{cr, median}}\right) \times \theta_2} \quad (5-14)$$

对于分类型协变量,以性别(二分类变量)与清除率的关系为例,加和型和比例型的数学关系式如下:

加法模型：
$$CL = \theta_1 + \theta_2 \times SEX \quad (5-15)$$

比例模型：
$$CL = \theta_1 \times (1 + \theta_2 \times SEX) \quad (5-16)$$

（四）逐步法建立协变量模型

最常用的协变量模型构建方法是逐步法(stepwise method),包括前向纳入(forward inclusion)和反向剔除(backward elimination)。在前向纳入时,首先在每一轮尝试所有可能的参数-协变量组合,但每次只在一个参数上添加一个协变量。假设检验水平为0.05,加入某一协变量后,若 OFV 下降超过3.84($P<0.05$, $df=1$),则考虑在模型中纳入该协变量,否则予以剔除;筛选协变量时,还应考虑参数个体间变异的减少程度,选择 OFV 下降最多或个体间变异下降最大的协变量模型作为下一轮协变量筛选的参照模型;然后,进入下一轮的协变量筛选和模型选择;重复此过程,直至无法纳入更多协变

量时,即完成前向纳入的过程。

在反向剔除时,每一轮只去除一个协变量,比较 OFV 的变化。此时检验水平的设置应比前向纳入时更严苛(如设 P<0.01 或 P<0.001,当自由度为 1 时,对应的 OFV 增加值为 6.63 或 10.83)。如 OFV 增加值大于设置标准,则该协变量应保留在模型中,否则予以剔除。如此往复,直至模型中剩余的所有协变量均无法剔除为止,此时的模型为最终模型。

六、模型评价

模型评价是指对构建的模型进行客观、全面的评估,评判模型的预测能力,或对观测数据特征描述的准确性。根据评价数据集的来源,模型评价方法包括内部评价(internal evaluation)和外部评价(external evaluation)。根据具体的评估方法,模型评价包括基于预测的模型评价和基于模拟的模型评价。基于预测的模型评价常以评估预测误差为主要指标,而基于模拟的模型评价,常将建模数据集的分布特征与基于模型的模拟数据相比较,评估模型的可靠性和预测性能。对于任何一种评价方法,评价的结果可采用图形和统计学检验结果两种方式呈现。

常用的模型评价方法包括拟合优度(goodness-of-fit,GoF)图法、预测误差检验、自助法(bootstrap)、可视化预测检验(visual predictive check,VPC)、正态预测分布误差(normalized predictive distribution error,NPDE)检验等,以下将分别介绍。

(一)拟合优度图法

拟合优度图包括基于预测值的拟合优度图和基于残差的拟合优度图。基于预测值的拟合优度图能够评估模型的预测偏差,包括因变量-群体预测值(dependent variable versus population prediction,DV-PRED)和因变量-个体预测值(dependent variable versus individual prediction,DV-IPRED)图。前者基于自变量(如剂量、时间、协变量)、结构模型参数和固定效应参数获得预测值,而后者在前者的基础上考虑了随机效应。在绘制拟合优度图时,一般应保持横纵坐标轴尺度一致,并绘制参考线和趋势线。预测值与观测值的趋势线与参考线重合度越高,说明模拟拟合度越好。

基于残差的模型拟合优度图图则可以更好地评估预测偏差(如系统偏差),常包括条件加权残差-时间(conditional weighted residuals versus time,CWRES-TIME)、条件加权残差-群体预测值(conditional weighted residuals versus prediction,CWRES-PRED)等。模型拟合较好时,CWRES 应在参考线($y=0$)两侧对称分布,且大部分在±1.96 之内,不随时间或预测值的变化呈明显趋势性变化。

(二)预测误差检验

基于预测误差的模型评价是通过比较模型预测值和观测值的一致性来评估模型的预测性能。常用的评价指标包括预测误差(prediction error,PE)、平均预测误差(mean prediction error,MPE)、平均根方差(root mean square error,RMSE)等。MPE 侧重于评价模型的预测准确度,而 RMSE 是衡量模型的预测精密度。$F20$ 和 $F30$ 指预测误差百分率(PE%)介于 ±20% 和 ±30% 之间的百分比,能够同时表征模型的预测准确度和精密度。上述指标可以表格或箱线图的形式呈现,考察模型群体预测性能的相关统计指标见二维码 5-4。

二维码 5-4

(三)自助法

自助法是在原始数据集中进行有放回地重抽样,生成若干个自举数据集(如 1 000 次)。然后,基于待评价的模型对自举数据集进行参数拟合,估算模型参数,再与原数据集估算的模型参数进行比较(图 5-1)。自助法分析结果通常以列表形式呈现,分析结果包括自助法估算参数的中位数和第 2.5~97.5 百分位数、待评价模型的原始估算值等。自助法评价模型的标准为:① 参数估算值应在相应的自助法估算值的 2.5%~97.5% 区间内;② 模型参数估算的成功率一般应>80%。

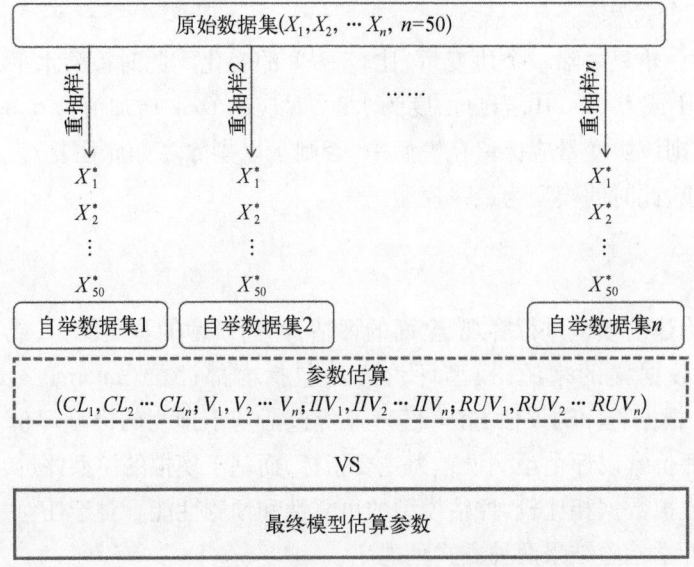

图 5-1 Bootstrap 原理流程图

（四）可视化预测检验

可视化预测检验是一种基于模拟的模型评价方法。其原理是根据最终模型与参数估算值产生若干个模拟数据集，计算模拟数据集在各个时相点（或时间段）的中位数以及重要的百分位数（如第 5、第 10、第 20、第 80、第 90、第 95 百分位数等），再与实际观测值进行数据分布特征的比较。VPC 将观测值和模型预测值相叠，可以直观地反映两者之间的重叠程度。当观测数据的中位数及重要的百分位数在模拟数据集对应的 95% 置信区间内时，提示模型的预测性能良好（图 5-2）。

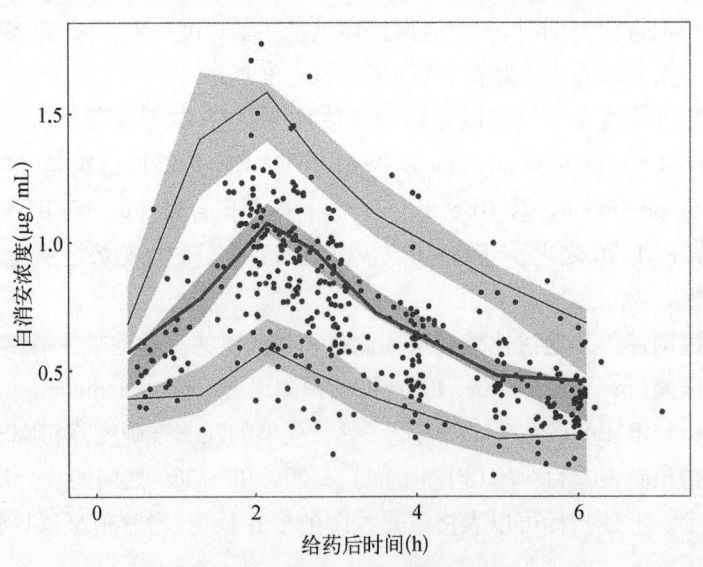

图 5-2 可视化预测检验示例图

注：实线代表观测数据的第 5、50 和 95 百分位数，阴影区域代表模拟数据对应分数的 95% 置信区间

（五）正态化预测分布误差

正态化预测分布误差检验是在整体预测误差分布评价的基础上，对每一个观测值的预测偏差（prediction discrepancy）进行标准化转换，然后进行统计学检验的评价方法。NPDE 检验结果包括统计学检验和诊断图。

通常采用 Wilcoxon 符号秩检验，考察 NPDE 的均值与 0 是否有显著性差异；采用 Fisher 检验，考察 NPDE 的方差与 1 是否有显著性差异；采用 Shapiro-Wilks 检验，考察 NPDE 是否呈正态分布。此外，根据 Bonferroni 原理，对上述 3 种统计学检验进行校正后得到整体检验结果，取上述 3 种方法中最小的 P 值乘以 3，若乘积大于 1 则计为 1。

NPDE 检验的诊断图通常包括 NPDE 直方图（图 5-3A）、NPDE 的 Q-Q 图（quantile-quantile plot，图 5-3B）、NPDE—观测值的散点图（图 5-3D）。NPDE 的直方图和 Q-Q 图用于评估 NPDE 是否服从标准正态分布。若模型有效，NPDE 应遵循正态分布。在散点图中（图 5-3CD），NPDE 数据点应均匀地分布在水平线两侧，且大部分在±1.96 以内。若观测值的特定百分位数在相应预测值百分位数的置信区间内，则表明模型的预测效果佳，可反映建模数据的分布特征（图 5-3）。

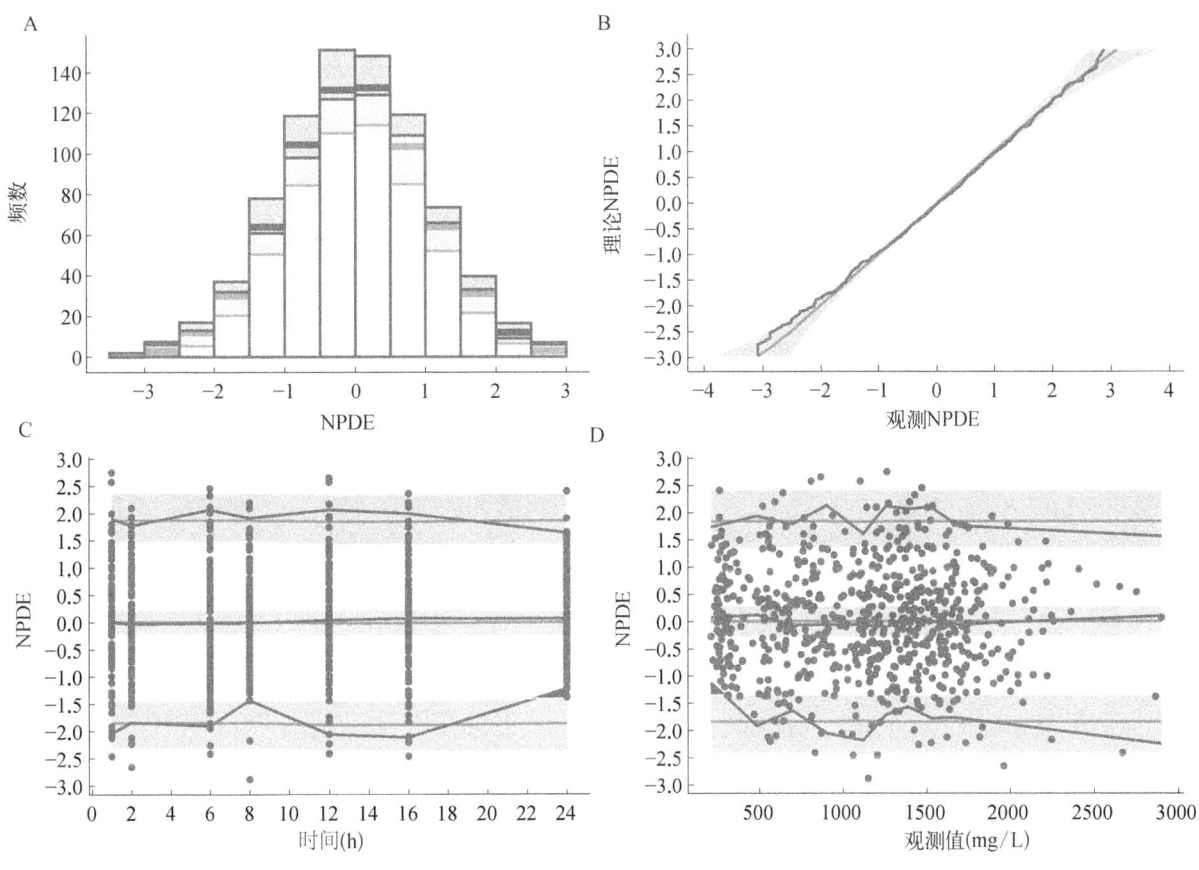

图 5-3 NPDE 诊断图
A. NPDE 直方图；B. Q-Q 图；C. NPDE 对时间的散点图；D. NPDE 对观测值的散点图
浅灰色线分别为 NPED=1.96、0、-1.96，深灰色线代表 NPED 的第 5、50、95 百分位数，阴影区域代表对应的 95% 置信区间，黑色部分代表 NPDE 超出对应阴影部分的区域

除上述模型评价方法外，还有数值预测检验（numerical predictive check，NPC）、后验预测检验（posterior predictive check，PPC）、交叉验证（cross validation）、敏感性分析（sensitivity analysis）等。由于单一的评价方法通常仅能反映模型在某一方面的特征，故根据研究目标，常采用多种评价方法对模型进行综合评估。

此外，模型评价时还应评估模型参数估计值的精密度（precision）、相关性（correlation）以及模型的条件数（condition number）等指标。参数估计值的精密度以相对标准误差（RSE）表示，RSE 越小说明参数估算精度越高。一般固定效应参数的 RSE<30%，随机效应的 RSE<40% 或 50%。模型参数的相关性矩

阵中,当两个参数之间的相关系数绝对值>0.8时,表明参数之间存在着高度的相关性,须考虑优化模型。此外,通过输出文件的方差-协方差矩阵特征值,计算最大特征值与最小特征值之比可以得到模型的条件数。一般,模型条件数<1 000代表模型比较稳定。当模型条件数>1 000时,提示应简化模型或减少模型参数,从而提高模型的稳定性。

七、模型模拟

(一)定义

基于群体药动学模型的模拟是药物研发和精准给药的重要手段。由于群体药动学模型包含结构模型、固定效应、个体间变异、残差变异等多重信息,研究者可以根据研究目的,通过设定模型参数、协变量、给药剂量和给药间隔等,模拟不同用药场景下的药物暴露和效应,从而指导药物研发和精准给药。

常用的模拟包括以下几种:

(1) 基于固定效应的模拟:如典型受试者的药时曲线。

(2) 基于固定效应及其参数不确定性的模拟:如估算典型个体的药物暴露达到或保持在临界值以上的概率;或者展示协变量的影响,如绘制协变量对模型参数影响的森林图。

(3) 基于固定效应、个体间变异及残差的模拟:如药时曲线分布区间的模拟。研究者可基于不同假设条件下的模拟结果,进行综合分析和决策。

(二)模拟计划和实施

首先,应根据研究目的制订模拟计划。在制订模拟计划时,应重点考虑以下问题:① 应用场景:包括给药剂量、给药间隔、给药频次、采样方案、受试者脱落率和用药依从性等;② 人群的样本量和人口统计学特征,包括年龄、体重、病理、遗传、合并用药等;③ 预测的药动学指标,如药时曲线、谷浓度、AUC等;④ 统计分析方法和结果解读。

基本流程如下:① 根据模拟人群和模拟场景,编写用于模拟的数据文件;② 根据群体药动学模型和参数执行模拟,模拟结果常采用图或表呈现;③ 在模拟结果中,选取有临床意义的药动学参数进行统计学分析和比较,如谷浓度、峰浓度、AUC、达到目标浓度的概率等,也可根据研究目的进行分层分析,如比较不同体重或年龄个体的清除率的差异等。

第二节 案 例

一、研究背景

白消安是一种双甲基磺酸酯类的双功能烷化剂,为细胞周期非特异性细胞毒药物,常用于造血干细胞移植前的预处理。临床应用时,白消安常采用静脉给药。白消安进入体内后不可逆地与血浆蛋白结合,血浆蛋白结合率约为30%。其主要代谢方式是与谷胱甘肽相结合,包括自发结合,也有经谷胱甘肽转移酶催化下的结合,结合后进一步在肝脏中代谢。

白消安的治疗窗窄。一日四次的给药方案下,欧洲药品管理局建议白消安的稳态AUC范围为900~1 500 μmol·min/L,美国FDA的推荐范围为900~1 350 μmol·min/L。当AUC低于900 μmol·min/L时,可导致移植失败或者疾病复发,而AUC高于目标范围时,可增加肝窦阻塞综合征、胃肠道不良反应的风险。

白消安在患者体内的药动学存在较大的个体内和个体间变异,且受到多种因素的影响,如年龄、体重、合用药物等。因此,在造血干细胞移植患者开展了白消安的群体药动学分析,定量考察其药动学变异的来源及影响程度。以下将详细介绍群体药动学分析的过程。

二、实验设计

试验对象为应用白消安进行造血干细胞移植前预处理的患者,且均为多次静脉给药。在造血干细胞移植前,白消安通过0.9%氯化钠注射液稀释至0.5 mg/mL,采用输液泵由中心静脉导管给药,每6 h给药0.8 mg/kg,每次持续滴注2 h。35例患者在首次给药后1 h、2 h、3 h、4 h和5~6 h,第5次给药前和输注后2 h采集血样;其他18例患者中在首次给药后2 h、3 h和5 h采集血样。白消安血药浓度采用高效液相色谱-串联质谱法测定。

三、探索性数据分析

本研究共纳入53名患者的284个血药浓度监测值作为建模数据(二维码5-5),患者的人口统计学特征、实验室检查结果等资料见表5-1。

二维码 5-5

表5-1 患者的人口统计学和实验室检查结果

患者信息	均值±标准差/例数	范围
人口统计学特征		
性别(男/女)	31/22	
年龄(years)	28.5±14.2	7.0~59.0
体重(BW,kg)	58.3±14.8	21.0~97.0
身高(HT,cm)	161.8±12.9	116~183
调整后的理想体重(AIBW,kg)[a]	55.5±11.6	75.3~21.0
体表面积(BSA,m^2)[b]	1.57±0.229	0.677~3.83
身体质量指数(BMI,kg/m^2)	21.9±3.68	14.5~33.6
肝肾功能		
肌酐(μmol/L)	53.0±18.0	22.0~94.0
肌酐清除率(mL/min)	131.1±35.3	63.9±217.7
白蛋白(g/L)	42.7±4.41	31.9~49.7
总胆红素(μmol/L)	10.3±4.85	1.90~25.4
谷丙转氨酶(IU/L)	32.8±35.4	6.0~165

a AIBW=IBW+0.25×(BW-IBW),其中IBW=HT$(cm)^2$×22/10 000;b BSA(m^2)=[HT(cm)×AIBW(kg)/3 600]$^{1/2}$。

首先,根据患者的完整给药记录,包括给药剂量、滴注速率、给药间隔和给药时间相关信息,完整的采血记录包括采血时间相关信息和血药浓度,以及患者的人口统计学特征、实验室检查结果等,进行数据文件(以CSV文件保存)的编写。然后,绘制协变量的直方分布图,检视协变量数据的分布情况。

此外,绘制密集采样的血药浓度-时间曲线图(图5-4)。由图可见,白消安在体内的PK过程基本符合一室模型。

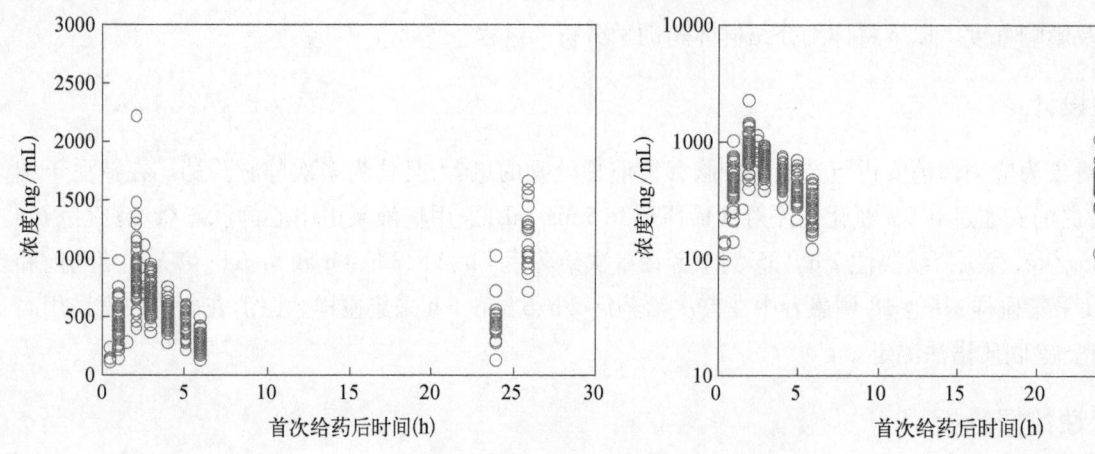

图 5-4 白消安的血药浓度-时间曲线

左图纵坐标为线性刻度,右图纵坐标为半对数刻度

四、群体药动学模型的建立

本研究采用 NONMEM(version 7.5.0; Icon Development Solutions, MD, USA)软件构建群体药动学模型并验证,采用具有个体间和个体内变异交互作用的一阶条件估算法(FOCE-I)进行模型拟合和参数估算。

(一)基础模型

二维码 5-6

模型结构选择一级消除的一室模型,个体间变异使用指数模型描述,个体内变异使用比例模型描述。白消安基础模型的控制文件见二维码 5-6。

基础模型的拟合优度图见图 5-5。DV-IPRED 散点图拟合较好;DV-PRED 散点图中 DV 与 PRED 差异较大,提示可能存在协变量影响,需要进一步优化;CWRES-PRED 和 CWRES-TIME 的散点图显示,大部分 CWRES 点在 ±1.96 之间,无趋势性变化,表明一室模型是合理的结构模型。

(二)协变量模型

1. 协变量的筛选

考察的协变量包括性别、年龄、体重、调整后的理想体重、体重指数、体表面积、谷丙转氨酶、肌酐清除率、白蛋白等。由于体重、调整后的理想体重、体重指数和体表面积具有相关性,仅保留 OFV 下降最大的体表面积纳入后续的分析。

2. 逐步法建立协变量模型

逐步法包括前向纳入和逆向剔除。首先进行前向纳入,将协变量逐个添加至模型中,每次只添加一个协变量,且只在一个药动学参数上进行尝试。对于连续型协变量,使用式(5-17)进行考察,对于分类协变量(如性别),使用式(5-18)进行考察。

$$P_{ij} = \theta_1 \times \left(\frac{COV_i}{COV_{\text{median}}}\right)^{\theta_2} \tag{5-17}$$

$$P_{ij} = \theta_1 \quad \text{SEX = Female} \tag{5-18}$$

$$P_{ij} = \theta_2 \quad \text{SEX = Male}$$

式中,P_{ij} 表示第 j 个体的第 i 个药动学参数的估计值,θ_1 为群体典型值,θ_2 为协变量系数,COV_i 为个体协变量值,COV_{median} 为待评估协变量的中位数。

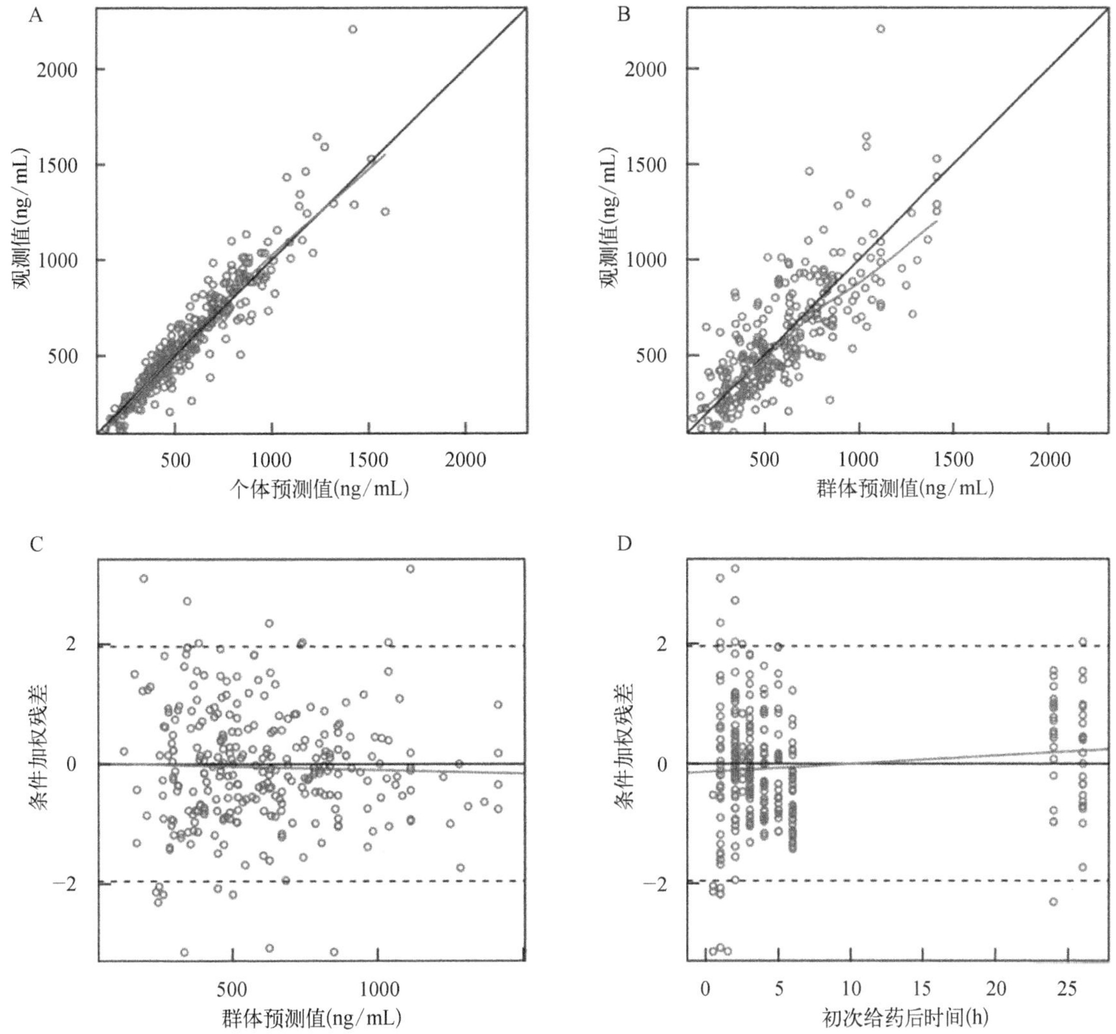

图 5-5 基础模型的拟合优度图

A. 观测值与个体预测值的散点图；B. 观测值与群体预测值的散点图；C. 条件加权残差与群体预测值散点图；D. 条件加权残差与用药后时间散点图

通过逐步法筛选协变量，前向纳入法的检验水平 $\alpha=0.05$（$\Delta OFV>3.84$，$df=1$），逆向剔除法的检验水平 $\alpha=0.001$（$\Delta OFV>10.83$，$df=1$）。逐步法纳入协变量过程见二维码 5-7。

二维码 5-7

（三）最终模型

最终模型显示体表面积是白消安清除率和表观分布容积的显著影响因素。模型方程式为：

$$CL(\text{L/h}) = \theta_1 \times (BSA/1.587)^{\theta_3} \times e^{\eta 1} \quad (5-19)$$

$$V_d(\text{L}) = \theta_2 \times (BSA/1.587)^{\theta_4} \times e^{\eta 2} \quad (5-20)$$

模型参数的估算结果见表 5-2。白消安最终模型的控制文件见二维码 5-8。

二维码 5-8

五、模型评价

最终模型采用拟合优度图法、自助法、VPC 和 NPDE 等方法进行评价。

（一）拟合优度图

最终模型的拟合优度图见图 5-6。对比基础模型的拟合优度图，DV-IPRED、DV-PRED 的散点图有所改善,大部分点都均匀分散在对角线附近,拟合较好。CWRES-PRED 和 CWRES-TIME 的散点图显示,大部分 CWRES 在±1.96 之间,表明最终模型具有较高的预测准确性。

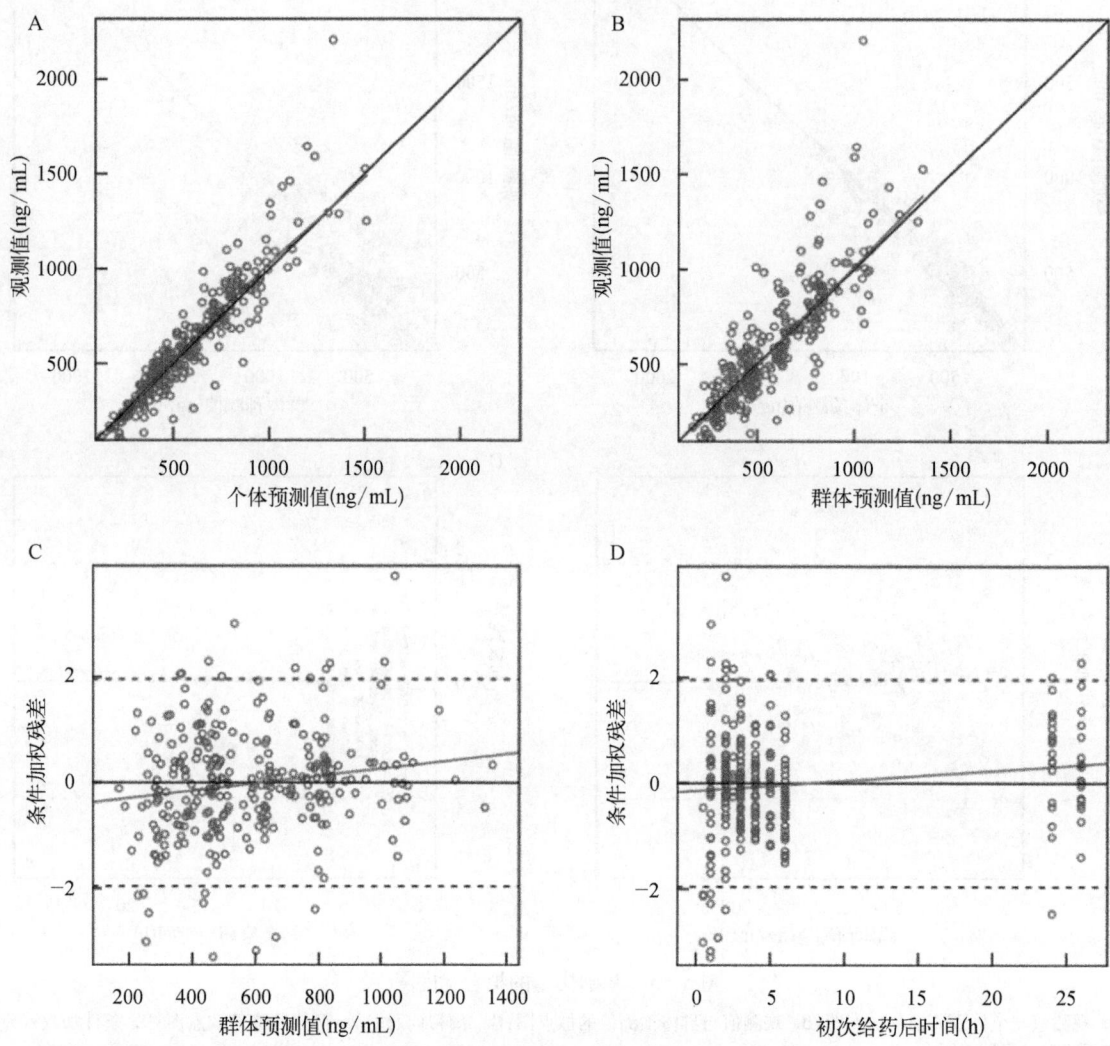

图 5-6 最终模型的拟合优度图

A. 观测值与个体预测值的散点图(DV-IPRED);B. 观测值与群体预测值的散点图(DV-PRED);C. 条件加权残差与群体预测值散点图(CWRES-PRED);D. 条件加权残差与用药后的时间散点图(CWRES-TIME)

(二) 自助法

通过 1 000 次自助法对最终模型进行评估。1 000 次自助法全部成功运行,稳健率为 100%,表明模型稳定性良好。最终模型的群体参数估计值与自助法的中位数估计值比较接近,且最终模型估算的参数值都在自助法估算参数值的 2.5%~97.5% 范围内,说明最终模型具有较好的稳健性(表 5-2)。

表 5-2 最终模型的参数估计和自助法结果

参数	估计值(RSE)	收缩值(%)	自助法	
			中位数	2.5%~97.5% 区间
药动学参数				
CL(L/h)	11.1(3%)	/	11.04	10.40~11.75

续 表

参 数	估计值(RSE)	收缩值(%)	自助法	
			中位数	2.5%~97.5% 区间
V(L)	42.9(3%)	/	42.91	40.06~45.96
BSA on CL [a]	0.96(20%)	/	0.98	0.53~1.55
BSA on V [b]	1.63(17%)	/	1.63	0.99~2.13
个体间变异				
CL(%)	18.4(13%)	15%	17.8	12.7%~22.7%
V(%)	18.7(16%)	23%	18.2	12.3%~24.6%
个体内变异				
比例型(%)	19.9(5.5%)	12%	19.9	17.6%~22.0%

a 体表面积对于清除率的影响;b 体表面积对于表观分布容积的影响;BSA,体表面积;CL,清除率;V,中央室表观分布容积;RSE,相对标准误差

(三) VPC

VPC 结果见图 5-7,观测值的 5%、50% 及 95% 分位数与模拟数据对应百分位数的 95% 置信区间均具有相似的分布特征,说明模型的预测准确性较好。

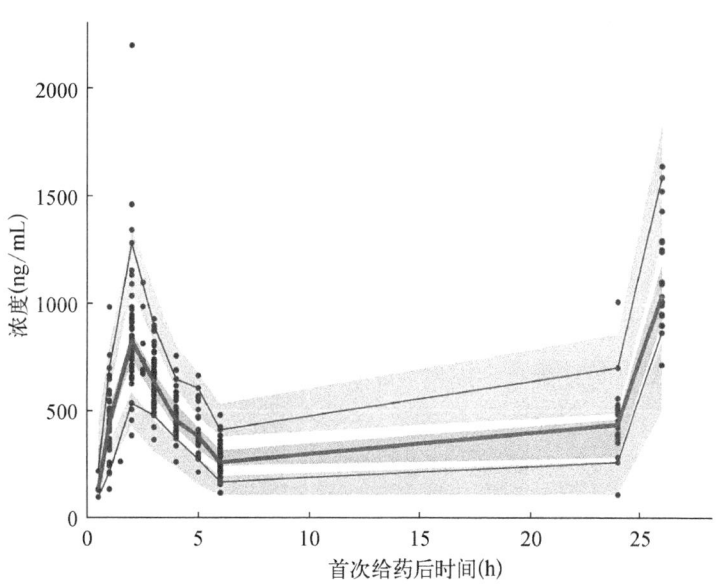

图 5-7 最终模型的可视化预测检验图

注:实线代表观测数据的第 5、50 和 95 百分位数,阴影区域代表模拟数据对应分数的 95% 置信区间

(四) NPDE

NPDE 的诊断图如图 5-8 所示。直方分布图提示 NPDE 结果符合正态分布,散点图显示 NPDE 数据点均匀地分布在水平线两侧,大部分数据点在 ±1.96 以内,说明模型具有良好的预测性能。

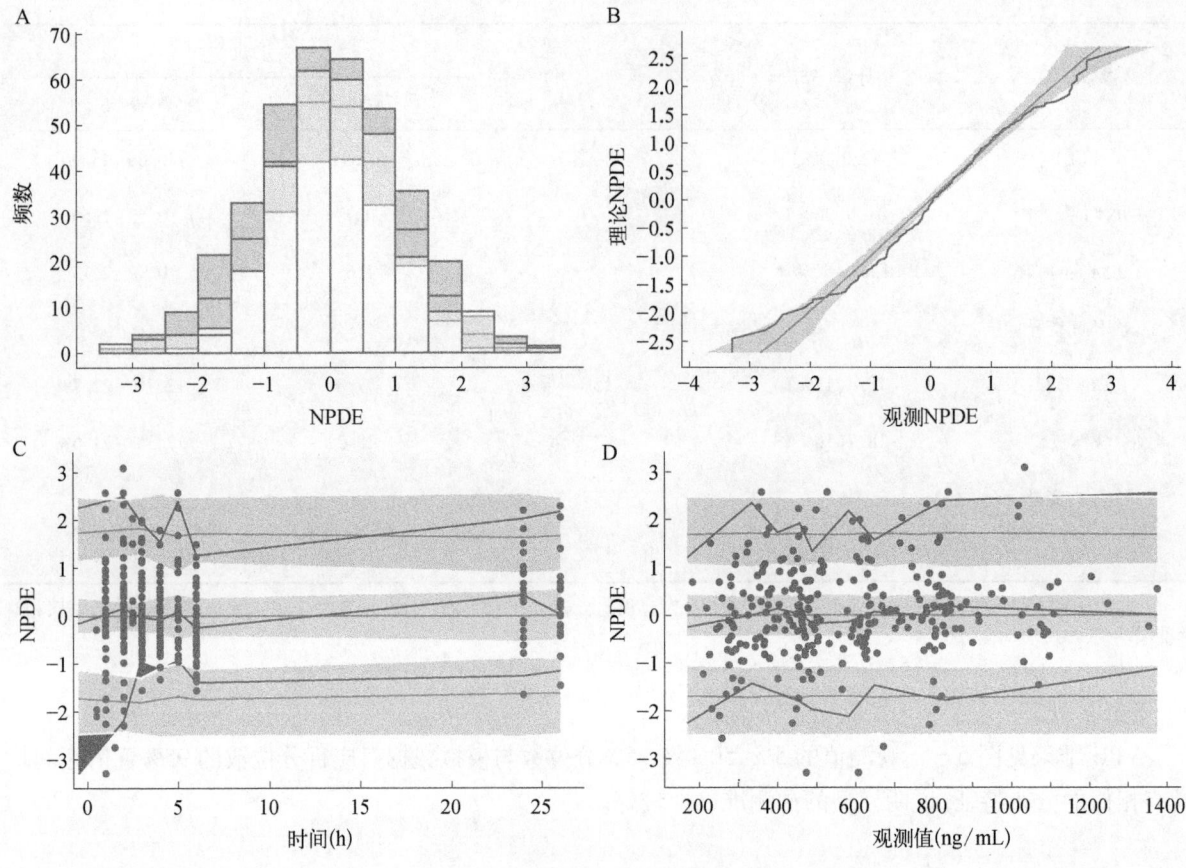

图 5-8 最终模型的 NPDE 诊断图

A. NPDE 直方图;B. Q-Q 图;C. NPDE 对首次给药后时间的散点图;D. NPDE 对观测值的散点图

浅灰色直线分别为 NPDE=1.96、0、1.96,深灰色折线代表 NPDE 的第 5、50 和 95 百分位数,阴影区域代表对应的 95% 置信区间,黑色块代表 NPDE 偏离 95% 置信区间的部分

六、模型应用

基于最终的群体药动学模型,根据患者的协变量信息和目标 AUC,计算白消安初始给药方案。给予患者初始剂量后,在首次给药输注结束时和给药后 6 h 采样,检测白消安血药浓度。若 AUC 未达目标浓度,则采用贝叶斯最大后验法,估计患者个体 CL,进而进行剂量调整。白消安初始剂量计算公式为:

$$CL_i(L/h) = 11.1 \times \left(\frac{BSA_i}{1.587}\right)^{0.955} \quad (5-21)$$

$$Dose(mg) = AUC \times CL_i \quad (5-22)$$

图 5-9 为根据 BSA 和目标 AUC 预测的给药剂量,可用于初始给药方案设计。目标 AUC 设定范围为 900~1 500 μmol·min/L。例如,张某,身高 1.75 m,体重 70kg,计算 BSA 为 1.84 m²。由图 5-9 可知,若达到 AUC 为 900 μmol·min/L、1 200 μmol·min/L、1 500 μmol·min/L 的暴露量,该患者的初始给药剂量分别为 47 mg、63 mg、79 mg。

图 5-10 模拟了该患者初始给药剂量为 47 mg、55 mg、63 mg、71 mg、79 mg 时的 AUC 范围。建议根据目标 AUC 的中位值(1 200 μmol·min/L)给予白消安 63 mg,以防止因个体间变异出现暴露量过高或过低的情况。

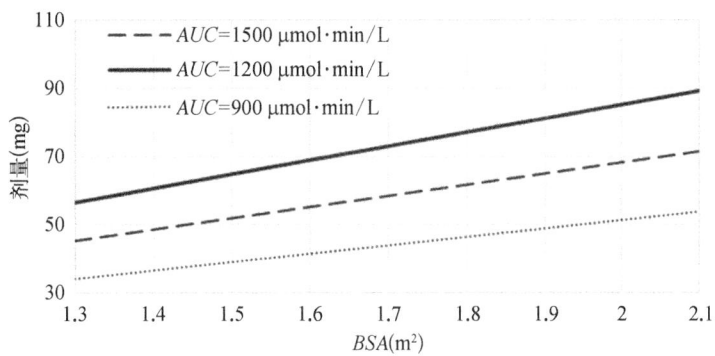

图 5-9 基于 BSA 和目标 AUC 设定的初始给药剂量

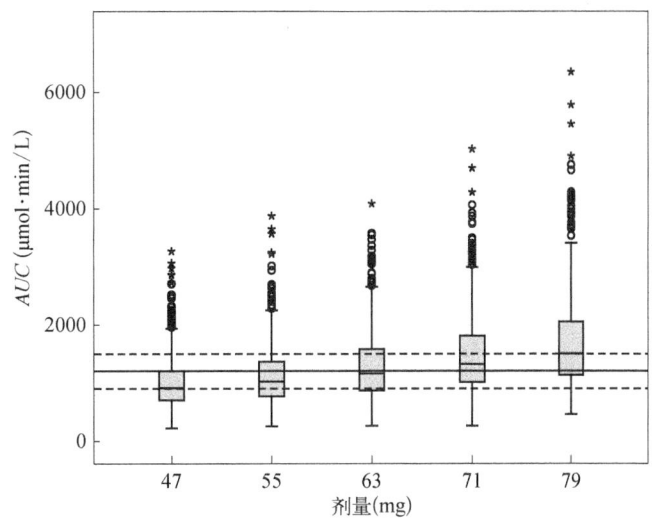

图 5-10 BSA 为 1.84 m² 的患者在不同给药剂量下的 AUC

- - - - 分别代表 AUC=900 μmol·min/L 和 1 500 μmol·min/L；——代表 AUC=1 200 μmol·min/L

思 考 题

1. 假设某药物在健康志愿者中进行了单剂量递增的Ⅰa期临床研究和多次给药的Ⅰ期临床试验，在患者中进行了剂量递增的Ⅰb期临床研究，均为密集采样，请问通过探索性数据分析可以开展哪些分析，哪些信息用于建立群体药动学模型？

2. 模型评价的方法有哪些？请详细阐述各种方法的原理和评价标准。

参 考 文 献

焦正. 2024. 基础群体药动学和药效学分析. 2版. 北京：科学出版社.

Mould D R, Upton R N. 2013. Basic concepts in population modeling, simulation, and model-based drug development-part 2: introduction to pharmacokinetic modeling methods. CPT Pharmacometrics Syst Pharmacol, 2(4): e38.

Bergstrand M, Hooker A C, Wallin J E, et al. 2011. Prediction-corrected visual predictive checks for diagnosing nonlinear mixed-effects models. AAPS J, 13(2): 143-151.

Byon W, Smith M K, Chan P, et al. 2013. Establishing best practices and guidance in population modeling: an experience with an internal population pharmacokinetic analysis guidance. CPT Pharmacometrics Syst Pharmacol, 2(7): e51.

Comets E, Brendel K, Mentre F. 2008. Computing normalised prediction distribution errors to evaluate nonlinear mixed-effect models: The npde add-on package for R. Comput Methods Programs Biomed, 90(2): 154-166.

Kimko H C, Duffull S B. 2007. Simulation for desigmng clinical trials: A pharmacokinetic-pharmacodynanuc modeling perspective. New York: Infonna Healthcare USA, 1-130.

Wu X, Xie H, Lin W, et al. 2017. Population pharmacokinetics analysis of intravenous busulfan in Chinese patients undergoing hematopoietic stem cell transplantation. Clin Exp Pharmacol Physiol, 44(5): 529-538.

(吴雪梅)

第六章
药动学-药效学模型

第一节 概 述

一、定义

药动学(pharmacokinetics, PK)体现为药物浓度随时间的动态变化,反映机体对药物的处置。药效学(pharmacodynamics, PD)则定量研究药物效应(包括有效性和安全性)随剂量/浓度变化的规律,反映药物对机体的作用。药动学和药效学是药物与机体之间相互作用、密不可分的两个方面。药动学-药效学(pharmacokinetic-pharmacodynamic, PK-PD)模型是将药物体内动力学过程与药效学指标相结合,定量描述和预测药物剂量-浓度-效应-时间之间动态关系的数学模型。

二、研究意义

药物治疗不仅需要关注体内药物浓度的变化规律,更重要的目标是在保障用药安全的前提下尽可能发挥最佳药效。为实现上述目标,应定量考察药物发挥效应的时间过程以及影响效应的各种因素(如药物剂量/浓度/暴露、药物作用机制等),同时考虑药物 PK 和 PD 之间的关系和相互作用,并将两者进行有机结合,建立 PK-PD 模型。PK-PD 模型可以定量预测药物在生理和病理条件下的体内药效-时间过程,这对新药研发和临床用药实践均具有重要的指导作用。

对于某一群体,药物对不同个体发挥的效应受到某些固定效应(协变量)的显著影响,并存在个体间和个体内/试验间的随机变异。与群体药动学(PPK)模型类似,群体 PK-PD 模型(后文简称为 PK-PD 模型)中除了含有结构模型与其参数外,也包括随机变异参数和协变量参数。本章主要介绍 PD 及 PK-PD 模型的基本概念和应用,不再赘述群体 PK-PD 分析过程。

第二节 基 本 原 理

一、药物作用及其类型

(一) 药物作用

药物效应(effect, E)是指药物对机体产生的作用,即药物作用,通常又简称为药效。药物效应的程度(degree of effect)称为疗效或效力(efficacy)。机体对药物产生的反应通常称为响应(response, R),响应会受到机体状态的影响,如生理功能的基线(baseline)水平等。当涉及药物作用大小时,R 也常被称为效应。

药物发挥药效是药物与靶点(target)相互作用的结果。靶点是指与药物直接且特异性结合的受体、酶、离子通道、转运蛋白以及核酸等具有功能的生物大分子(下文统称为受体,receptor)。药物通过与受体作用,参与并干扰细胞代谢、影响物质转运、干预信号通路、影响酶反应等,进而产生药效。

从用药到发挥药效一般需要经过以下步骤:药物经吸收或直接进入血液循环,分布到作用部位,与作用部位的受体结合形成药物-受体复合物,通过信号转导(signal transduction)产生生物学效应,并可能引起后续反应,最终体现为机体对药物产生响应或者药效终点(如血压、心率、生存期等)的改变,即药物对机体的作用。对于绝大多数药物而言,发挥药效都依赖于其与靶受体的结合。同时,药物通过体循环到达非靶组织或药物作用于非靶受体甚至靶受体时,也可能产生相应非药效的作用,即不良反应。

(二) 药物作用类型

1. 可逆作用和不可逆作用

根据药物与受体的结合方式,药物作用类型分为可逆作用和不可逆作用。可逆作用是绝大部分药物的作用方式,本质上是药物与受体的非共价结合,如氢键结合、离子作用、疏水作用等;而不可逆作用多来自药物与受体的共价结合,如药物对代谢酶的灭活(即时间依赖的酶抑制)以及一些毒物的毒性作用,或是药物不可逆地杀灭细胞或微生物,如化疗药或抗生素。

2. 直接效应和间接效应

依据可逆结合后产生效应与药效指标的关系,又可进一步将药物效应分为直接效应和间接效应。

直接效应是指药物与受体结合后"直接"产生的效应。根据药物与受体结合达到平衡的快慢,直接效应可进一步分为快效应和慢效应。产生快效应的药物通常作用于中枢神经系统或心血管系统,与受体结合产生刺激(stimulus)信号,并激发级联反应,导致信号转导而"直接"发挥效应(如镇痛)。由于这类信号转导速度极快,药效相对于药物浓度几乎没有滞后。而有些药物与靶点可逆结合时,由于达到结合-解离平衡的时间较长,达到预期药效峰值需要一定时间,药效相对于药物浓度存在滞后,表现为慢效应。

间接效应是指药物与靶点结合后通过影响内源性物质或信号通路,干预体内平衡而间接发挥的效应。由于内源性物质的合成和分泌、生物信号的传递、细胞的转运迁移等过程均需要时间,故药物效应相对于浓度常具有滞后性。

3. 其他

此外,药效指标也非一成不变,是相对的、多维度的。药效学指标可以是体内生物标志物(biomarker)水平,也可以是临床终点指标或替代终点指标,需根据研究目的或方法进行灵活选择和确定。例如,在临床前研究中肿瘤大小常作为抗癌药的药效终点指标,而在临床研究中更具价值的是患者生存期,肿瘤大小则可作为替代终点。此外,一些能反映疾病状态或药效的生物标志物或内源性物质的水平也常作为药效终点指标。例如,根据不同研究目的和研究阶段,胰岛素水平、血糖以及糖化血红蛋白水平均可用作降糖药的药效指标。

二、药效学基本原理

药效学的基本原理包括了受体占有(receptor occupancy)理论、更新与体内平衡(turnover and homeostasis)理论,是药物直接效应和间接效应中PD模型的基础。

(一) 受体占有理论

受体占有理论基于质量作用定律(the law of mass action),反映配体-受体结合过程,是PD模型的基础。假设药物与受体的游离浓度分别为[D]和[R],复合物浓度为[DR],药物和受体的可逆结合过程可表示为式(6-1):

$$D + R \underset{k_{off}}{\overset{k_{on}}{\rightleftharpoons}} DR \tag{6-1}$$

式中,k_{on}是药物与受体的结合速率常数,k_{off}是复合物的解离速率常数。根据质量作用定律,当结合和解离两个过程达到平衡时的公式见式(6-2)：

$$[DR] \cdot k_{off} = [D] \cdot [R] \cdot k_{on} \tag{6-2}$$

据此可定义解离平衡常数 K_d 为式(6-3)：

$$K_d = \frac{k_{off}}{k_{on}} = \frac{[D][R]}{[DR]} \tag{6-3}$$

K_d 由 k_{on} 和 k_{off} 共同决定，反映了药物与受体的亲和性(affinity)。K_d 越小，表明药物与受体的亲和性越强，反之则越弱。

如图6-1所示，受体占有理论假设被药物结合的受体数量有限，受体被药物占有之后(生成复合物 DR)会产生下游信号而发生级联反应，并通过信号转导而直接产生效应(E)。该理论认为只有 DR 才是药效发挥的活性形式，DR 与 E 之间可用比例系数 ε 进行关联，ε 反映药物与受体结合后所能产生药物效应的能力。因此药效强弱与受体占有率直接相关，受体占有率越高，药物所发挥的效应越强。

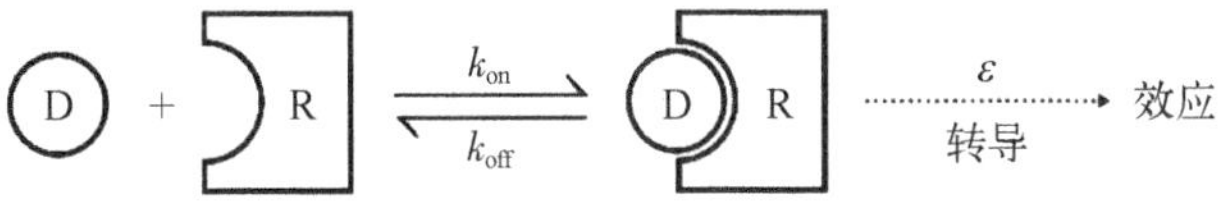

图6-1　药物与受体的结合-解离平衡以及受体复合物产生药物效应

受体总浓度$[R_{tot}]$等于$[R]$和$[DR]$之和，如下：

$$[R] + [DR] = [R_{tot}] \tag{6-4}$$

基于质量作用定律，由式(6-3)可推导得受体占有率(receptor occupancy, RO)与 K_d 和$[D]$的关系式：

$$RO = \frac{[DR]}{[R_{tot}]} = \frac{[D]}{K_d + [D]} \tag{6-5}$$

受体占有理论假设效应与受体占有率成比例：

$$\frac{E}{E_{max}} = \varepsilon \cdot \frac{[DR]}{[R_{tot}]} = \varepsilon \cdot \frac{[D]}{K_d + [D]} \tag{6-6}$$

通过 ε 的桥接，根据式(6-6)得到 E 与作用(受体)部位药物浓度 C 的关系如式(6-7)，该公式也称为药物效应的米氏方程(Michaelis-Menten equation)：

$$E = \frac{E_{max} \cdot C}{EC_{50} + C} \tag{6-7}$$

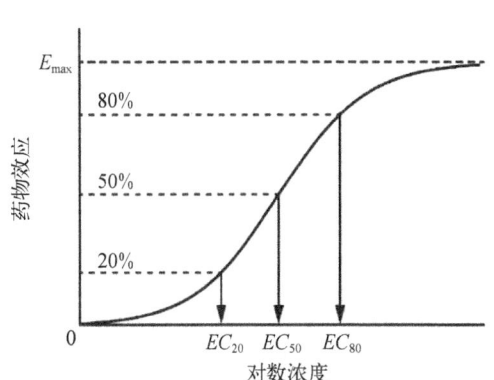

图6-2　基于受体占有理论的药物效应-浓度曲线

以药物激动作用为例，式(6-7)中 E 与 C 的关系如图6-2所示。E_{max} 是当所有受体被游离药物结合后能达到的最大药效。受体数量的有限性导致效应不会随药物浓度增加而无限增加。该现象又称为"容量限制(capacity-limitation)"，体现了药效学的"饱和性"或"非线性"特征。

如图6-2所示，EC_{50} 是药效达到 E_{max} 一半时所对应的药物浓度，反映了药物对于靶点的效价(potency)或敏感性(sensitivity)。EC_{50} 值越小，表明药物效价越强，对靶点的敏感性也越高。与之相似，EC_{20} 和 EC_{80} 是药物效应分别达到

20%和80% E_{max} 时的药物浓度。

(二) 更新与体内平衡理论

更新(也称周转、更替,turnover)和体内平衡(homeostasis)指大多数内源性物质(如水、金属离子、激素、碳水化合物、氨基酸、蛋白质或细胞组分等)的含量保持动态平衡,在生成与消除的综合作用下不断更新。例如,人体红细胞的寿命为100~120天,正常人体内红细胞的成熟和死亡达到稳态平衡,其数量基本保持稳定。

对于某内源性物质而言,上述更新及体内平衡过程如图6-3所示。图中 A 表示该物质的量,式(6-8)定量描述其变化速率:

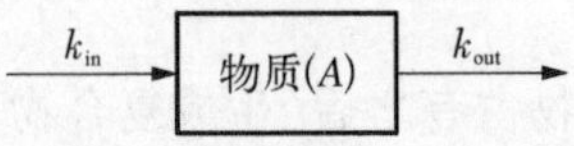

$$\frac{dA}{dt} = k_{in} - A \cdot k_{out} \tag{6-8}$$

图6-3 更新和体内平衡

式中,k_{in} 是 A 的零级生成速率,k_{out} 是 A 的一级消除速率常数,当 A 达到稳态 A_{ss} 时,上式等于0,此时其生成和消除速率相同。A_{ss} 也可视为基线水平 A_0,由此得到 k_{in}、k_{out} 和 A_0 之间的关系式(6-9):

$$A_0 = \frac{k_{in}}{k_{out}} \tag{6-9}$$

在疾病状态下,由于某些内源性物质生成、消除速率异常而使体内正常的生理平衡被打破,导致内源性物质水平过高或过低。药物可以通过干预内源性物质等的生成或消除,调节体内的内源性物质水平,发挥治疗效果。

三、经典药效学模型

经典药效学模型(下文简称PD模型)以受体占有理论[式(6-7)]为基础,同时假设机体的某种生理效应(如血压、血糖等)的基线水平(E_0)保持不变,描述靶点部位药物浓度与药效间的定量关系,具体形式有以下几种。

(一) 线性模型和对数线性模型

如式(6-10)所示,线性模型中药物效应与药物浓度呈线性关系。

$$E = E_0 + K \cdot C \tag{6-10}$$

式中,E_0 为效应的基线值,C 是作用部位的药物浓度。K 为比例常数,描述药物效应随浓度呈现线性增加。线性模型常适用于药物浓度远小于 EC_{50} 时的药物效应,通常 C 不高于 EC_{20}。如式(6-11)所示,对数线性模型中药物效应与对数药物浓度呈线性关系。

$$E = E_0 + m \cdot \lg C \tag{6-11}$$

式中,E_0 为效应基线值,m 同为线性比例常数。当 E 处在 E_{max} 的20%~80%范围时,E 和 $\log C$ 基本呈现线性关系(图6-2)。因此,对数线性模型较适合描述药物浓度在 $EC_{20} \sim EC_{80}$ 范围内的 C-E 关系。由于药物效应通常具有上限值,不可能随药物浓度增加而无限增加,因此上述两个模型的应用均具有局限性。

(二) 普通 E_{max} 模型

普通 E_{max} 模型常简称为 E_{max} 模型,是基于受体占有理论推导得出的米氏方程形式,其药效和药物浓度之间的关系式为:

$$E = E_0 + \frac{E_{max} \cdot C}{EC_{50} + C} \tag{6-12}$$

当 $C=0$ 时, $E=E_0$; 当 C 远小于 EC_{50} 时, $E=E_0+E_{max}\cdot C/EC_{50}$, 即 C-E 呈现线性关系, 符合线性模型; 当 C 约等于 EC_{50} 时, E 与 $\log C$ 呈现线性关系, 符合对数线性模型; 当 C 远大于 EC_{50} 时, E 接近最大效应 (E_0+E_{max})。E_{max} 模型可以描述各浓度范围下的 C-E 关系, 具有较好的普适性。

由 E_{max} 模型可知: 当剂量和效应之间为非线性关系时, 体内外实验设计需考虑较广的剂量范围, 方能较为准确地估算各模型参数值。在已知药效参数和 E_0 的情况下, 根据此模型可计算得到某效应值时作用部位的药物浓度。此外, 设计给药方案时除了需要考虑药物的 PK 性质外, 还要考虑体内药物浓度与 EC_{50} 值之间的关系。例如, 当靶点药物浓度远高于 EC_{50} 时(如相差 100 倍), 即使药物 PK 的半衰期比较短(如 1 h), 药效也可较长时间维持在 E_{max} 的 80% 以上, 此时可采用每天给药一次的方案。

(三) Sigmoid E_{max} 模型

Sigmoid E_{max} 模型(常简称为 Sigmoid 模型)是在 E_{max} 模型的基础上增加希尔系数 γ(Hill coefficient, 又称形状因子, shape factor), 即包含 γ 的米氏方程, 以描述 C-E 的关系, 其表达式如式(6-13)所示。

$$E = E_0 + \frac{E_{max}\cdot C^\gamma}{EC_{50}^\gamma + C^\gamma} \tag{6-13}$$

γ 为大于 0 的任意实数, 其值大小可改变 C-E 曲线的形状。如图 6-4 所示, 当 $\gamma=1$ 时, 希尔方程与米氏方程形式相同; 当 γ 足够小(远小于 1)时, C-E 曲线可近似看作平缓的直线; 当 γ 足够大时, C-E 曲线变得陡峭, 近似于全或无效应。

Sigmoid 模型是应用最广的 PD 模型, 可涵盖前述几种模型, 广泛用于描述各种药物的 C-E 关系。Sigmoid 模型既可描述药物激动作用, 也可描述拮抗或抑制作用。在线性和对数线性模型中, 发挥抑制作用时线性比例常数为负值。使用希尔方程描述药物抑制作用, 则可表示为式(6-14):

$$E = E_0 - \frac{E_{max}\cdot C^\gamma}{EC_{50}^\gamma + C^\gamma} \tag{6-14}$$

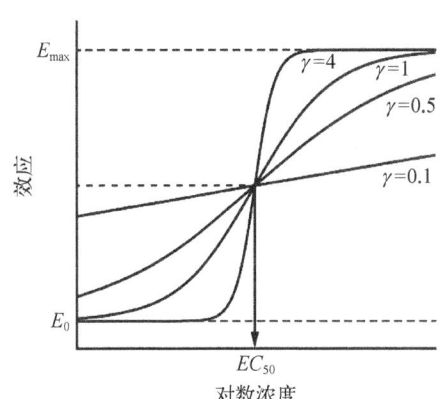

图 6-4 Sigmoid 最大效应模型中形状因子大小对效应-浓度曲线形状的影响

四、疾病进展模型

(一) 定义与研究内容

在 PK-PD 分析中, 常假定个体在给药前的机体基线状态(S_0)保持不变。然而, 机体状态及疾病进展过程对药效常常具有一定影响。当需要长时间考察药效时, 疾病随时间的进展过程不能被忽略。疾病进展(disease progression, DP)模型是指定量描述和预测疾病状态随时间动态变化的数学模型, 可量化疾病进展过程对药物治疗的影响, 加深对疾病、药物及其相互作用的理解。

疾病进展模型的研究内容包括疾病自然进程、生物标志物与临床终点或替代终点之间的关系、安慰剂效应等。通过数学模型, 寻找疾病早期的关键生物标志物来预测患者临床终点, 可降低新药研发的风险、提高预测药物药效及安全性的能力。此外, 安慰剂效应虽是患者心理作用引起的生物学反应, 但可对临床结果产生较大影响, 混淆药物本身的效应。通过量化安慰剂效应随时间变化的规律, 对量化并区分药物本身的效应至关重要。

(二) 分类与特点

根据对疾病进展机制表述的详尽程度, 可将疾病进展模型分为经验型疾病进展模型和基于机制的疾病进展模型。

1. 经验型疾病进展模型

经验型疾病进展模型是指对疾病进展总体趋势进行定量描述的数学模型,通常模型不反映疾病进展的机制,模型结构和方程相对简单。在没有药物干预时,假设生理/病理状态(status, S)是稳定的,即疾病状态不随时间发生变化。此时疾病状态就是基线水平。疾病进展模型可表示如下:

$$S(t) = S_0 \tag{6-15}$$

当疾病状态随时间有趋势性变化时,主要采用线性或渐近线模型描述疾病进展的过程。

(1) 线性模型:线性模型的公式见式(6-16),其中 α 为疾病进展速率常数。

$$S(t) = S_0 + \alpha \cdot t \tag{6-16}$$

药物对疾病状态的作用可分为对症效应(symptomatic effect)和保护效应(protective effect)。对症效应指药物能够改善疾病基线水平,但不会改变疾病进展的速率。当药物作用消失后,疾病状态会恢复至原有基线水平(图6-5A)。假设药物为 D,以 $f(D)$ 表示药物效应,则对症效应表示为:

$$S(t) = (S_0 + f(D)) + \alpha \cdot t \tag{6-17}$$

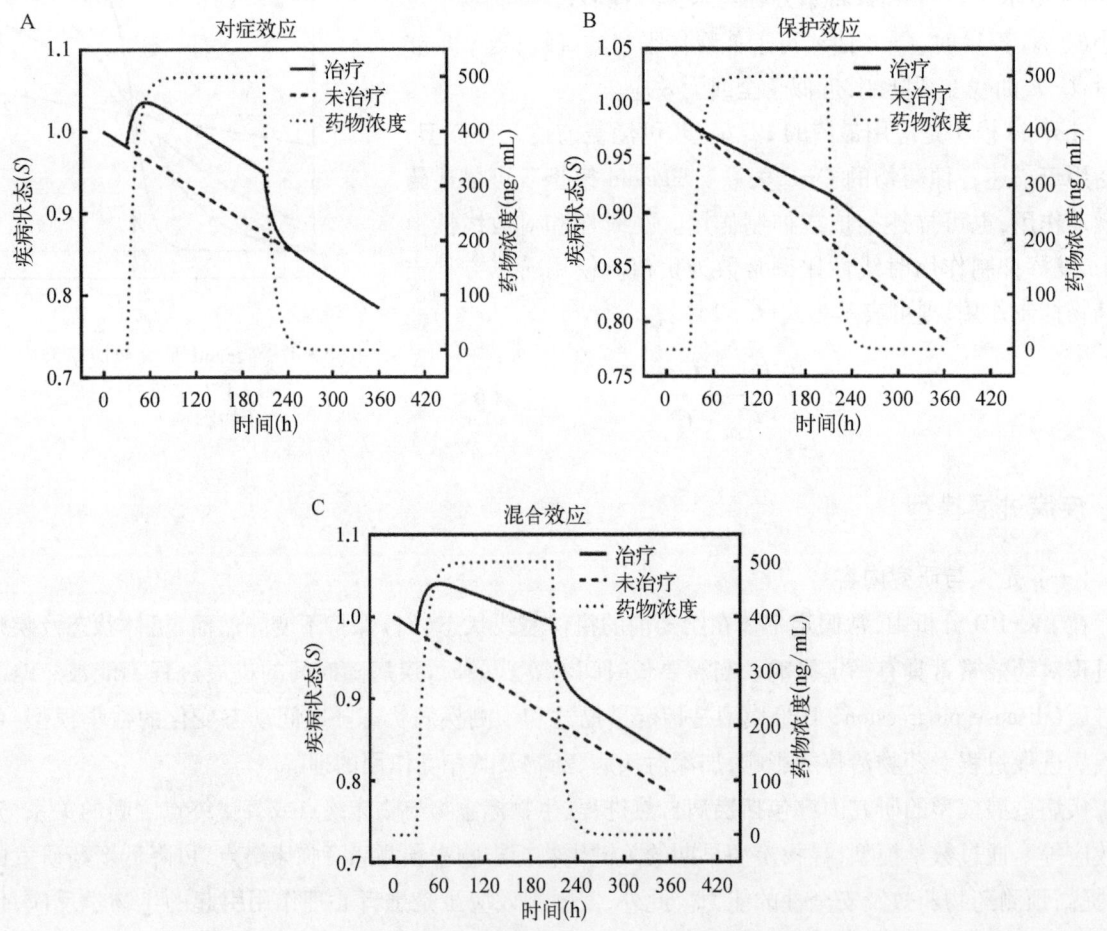

图6-5 药物对症效应、保护效应、混合效应对疾病进展过程的影响

保护效应是指药物改变了疾病的进展速率,即改变了 α。药物作用可减慢、停止甚至反转疾病的进程。当停药后,药物对疾病状态的影响依然存在(图6-5B)。其公式为:

$$S(t) = S_0 + (f(D) + \alpha) \cdot t \quad (6-18)$$

某些药物可同时具有对症效应、保护效应两种效应,见图6-5C。

(2) 渐近线模型:当疾病进展过程呈现先进展、后缓慢趋近稳定的特征时,可使用渐近线模型描述,如Logistic模型[式(6-19)]和Gompertz模型[式(6-20)]。当S等于S_{ss}时,这两种模型的曲线形状相近(图6-6)。

$$\frac{dS}{dt} = \alpha \cdot S \cdot \left(1 - \frac{S}{S_{ss}}\right) \quad (6-19)$$

$$\frac{dS}{dt} = -\alpha \cdot S \cdot \ln\left(\frac{S}{S_{ss}}\right) \quad (6-20)$$

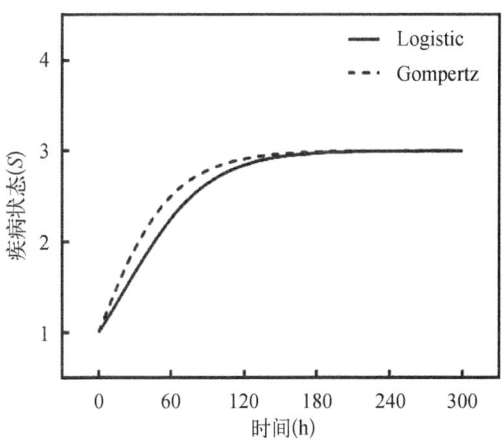

图6-6 Logistic和Gompertz形式的疾病进展过程

2. 基于机制的疾病进展模型

经验性的疾病进展模型未充分考虑机体等因素带来的影响。对于仅评价临床终点的疾病发展和药物效果是相对可行的,但难以对不同作用机制的药物进行准确比较、预测和外推等。而基于机制的疾病进展模型是可以一定程度反映疾病进展机制的疾病进展模型,可以克服经验模型的不足(二维码6-1)。

二维码6-1

3. 安慰剂效应模型

安慰剂效应是通过影响患者心理所引发的生物反应。安慰剂组对照的随机临床试验中,通常以给药组所展现的药效与安慰剂效应之间的差异表示治疗效果。如果试验中安慰剂效应水平过高,那么给药组展现的治疗效果往往十分有限。因此,客观评价安慰剂效应非常重要,须采用数学模型对安慰剂效应的大小及时间过程进行描述。安慰剂效应模型可定量描述安慰剂效应随时间变化的数学模型。有些疾病进展模型可视为安慰剂效应模型(二维码6-2)。

二维码6-2

第三节 常用药动学-药效学模型

一、血药浓度和药物效应之间的时间关系

经典PD模型定量描述了药物在作用部位发生直接效应时的C-E关系。效应和作用部位的药物浓度在时间上呈现同步的变化。而在临床实践中,难以测定作用部位的药物浓度,常以血药浓度描述的PK与药物效应建立关联(即PK-PD),两者之间常常不是同步变化。PK和PD的关系在时间尺度上可分为:血药浓度和药效同步、血药浓度滞后于药效、药效滞后于血药浓度。

(一) 血药浓度和药效同步

血药浓度增加时,药效随之增加,反之亦然。同时,血药浓度和药效在时间上基本是以相同的趋势同步变化,两者的达峰时间相同。中枢神经系统和心血管系统的治疗药物常呈现此类同步变化,具体原因包括:药物的作用部位处于血液或是血液循环相对充分的器官(如脑、心脏、肝脏等),药物可迅速分布到达作用部位;药物以原型而不是代谢产物发挥作用;药物通过直接作用快速发挥药效。例如,作用于中枢神经系统的止痛药物布托啡诺(butorphanol)的血药浓度和其导致的脑电波振幅的改变几乎同步。

(二) 血药浓度滞后于药效

血药浓度的达峰时间晚于药效达峰时间,血药浓度未达峰就出现最大药效。此时浓度-效应

曲线呈现顺时针滞后回环(clockwise hysteresis loop)。上述情况相对少见,产生的原因可能包括:给药后发生靶点去敏化、负反馈调节或出现急性耐受性等,导致药物浓度继续升高也无法进一步增加效应。

(三) 药效滞后于血药浓度

由于药物常需一定时间分布至作用部位与受体结合,再产生直接或间接效应,故几乎所有的药物效应都有可能滞后于血药浓度。

如图6-7所示,此时的 C-E 曲线呈现逆时针滞后回环(counter-clockwise hysteresis loop)。逆时针滞后回环内的面积越大,药效的滞后越明显。可能的原因包括:① 药物作用部位不处于血液或血液循环相对充分的组织器官,药物分布速度较慢,到达靶组织需一定时间;② 药物的作用是间接效应,需经过一系列中间环节才能产生药效;③ 药物以活性代谢产物发挥作用,药物代谢过程导致了药效滞后;④ 有些药物依赖持续暴露时间而不是药物浓度来产生药物效应。

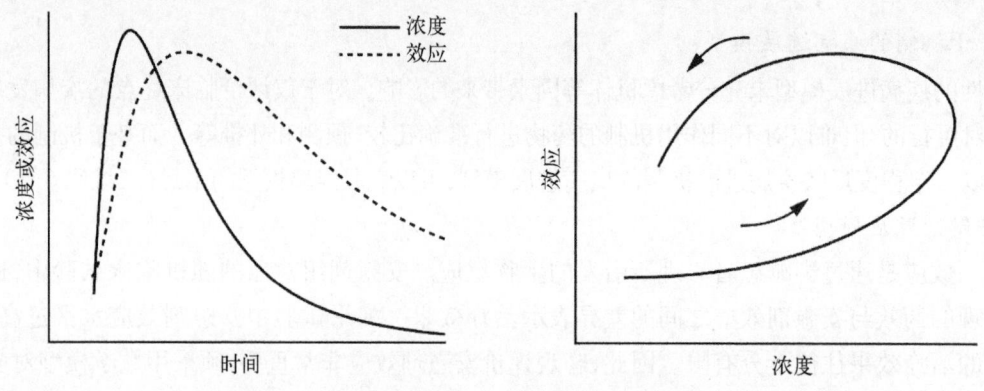

图6-7 药效变化滞后于血药浓度变化的示意图

许多药物具有药效明显滞后于血药浓度的特点。1995年,Jusko等总结了药物进入体内发挥药效的过程及主要形式(图6-8),在PK和PD两个层面上概括了导致药效滞后的原因。PK:药物进入血液循环(浓度为C_p)并分布至效应室(effect compartment或生物相biophase,浓度为C_e)导致滞后;PD:药物通过与靶点结合干预内源性物质的生成(k_{in})或消除(k_{out}),而致其体内生物信号(biosignal)水平的变化,或引发体内下游信号通路的级联变化,最终导致效应(R)滞后于血药浓度(C_p)。如果滞后时间较短,则通常是由PK的分布过程所致;如果滞后时间较长,则一般由PD的间接效应所致,还可能包括信号转导等其他过程。

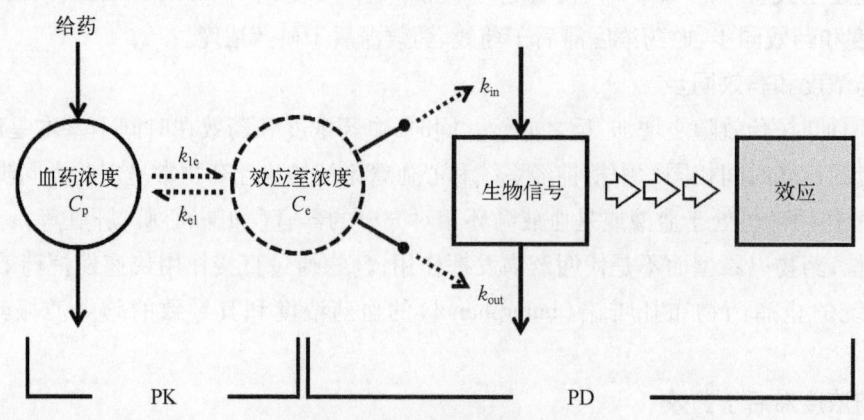

图6-8 药物发挥效应的基本过程

二、基于连续型药效数据的模型

一般,药物产生的效应会随着药物浓度的改变发生连续变化。此时的PD数据则为连续型数据。据此建立的模型也可视为狭义的PK-PD模型。常用的PK-PD模型主要有以下几种类型。

(一) 直接效应模型

药物直接与靶点结合,产生直接效应。当靶组织存在于血液或者肝、脑等血液迅速分布的器官时,假设靶组织和血浆中的药物浓度能迅速达到平衡,且血药浓度与药效同步变化,两者达峰时间基本相同。此时,可直接基于受体占有定律[式(6-7)],将血药浓度 C_p 与药效相链接,以 E_{max} 模型形式为例,建立PK-PD模型如式(6-21)所示:

$$E = \frac{E_{max} \cdot C_p}{EC_{50} + C_p} \qquad (6-21)$$

(二) 效应室模型

通常靶组织中只有游离药物才能与受体结合发挥药效。游离药物的分布速度不仅取决于血流速度,还与药物从血浆蛋白结合物中解离、药物进入细胞等步骤相关。效应室模型适用于药物从血液转运到效应部位具有分布滞后的情况。

模型的基本假设包括:① 药效滞后源于药物从体循环向作用部位的分布,而作用部位存在于一个与中央室相连的效应室(或称生物相)中。药物以 k_{1e} 的一级速率由中央室向效应室转运,以 k_{e0} 的一级速率由效应室向体外消除。② 生物相中的药量 X_e 非常少,不影响药物PK的整体行为。③ 药物分布到效应室迅速达到稳态,且药物浓度 C_e 与药效间的关系可用希尔方程进行描述。基于上述假设,符合二室模型药物的PK-PD模型如图6-9所示。

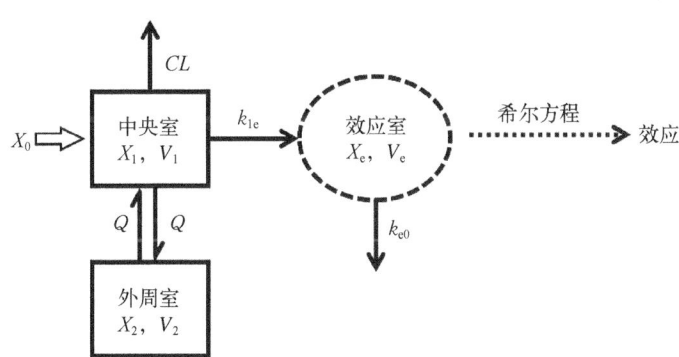

图6-9 效应室模型示意图

描述中央室药量 X_1 和效应室药量 X_e 的方程分别为式(6-22)和式(6-23):

$$\frac{dX_1}{dt} = -\frac{CL}{V_1} \cdot X_1 + \frac{Q}{V_2} \cdot X_2 - \frac{Q}{V_1} \cdot X_1, \quad X_1(t=0) = X_0 \qquad (6-22)$$

$$\frac{dX_e}{dt} = V_e \cdot \frac{dC_e}{dt} = k_{1e} \cdot V_1 \cdot C_1 - k_{e0} \cdot V_e \cdot C_e, \quad X_e(t=0) = 0, \quad C_e(t=0) = 0 \qquad (6-23)$$

式中,C_1 和 CL 分别为中央室的药物浓度和清除率,V_1 和 V_e 分别为中央室和效应室的表观分布容积。模型假设 $CL_{1e} = CL_{e0}$,此时:

$$k_{1e} \cdot V_1 = k_{e0} \cdot V_e \qquad (6-24)$$

将式(6-24)代入式(6-23),得到生物相中的 C_e:

$$\frac{dC_e}{dt} = k_{e0} \cdot C_1 - k_{e0} \cdot C_e = k_{e0} \cdot (C_1 - C_e), \quad C_e(t=0) = 0 \quad (6-25)$$

由式(6-25)表征了中央室血药浓度 C_1 与效应室药物浓度 C_e 间的定量关系。上述关系也可视为药物以一级速率常数 k_{e0} 从中央室向效应室分布,也说明前述假设中 k_{1e} 和 k_{e0} 之间缺乏可辨识性,两者在数值上视为相等。此外,C_e 以希尔方程的形式产生药效[式(6-13)]。

$$E = E_0 + \frac{E_{max} \cdot C_e^\gamma}{EC_{50}^\gamma + C_e^\gamma} \quad (6-26)$$

效应室可能实际存在,也可能仅是一个抽象的房室。通常,在 PK-PD 研究时可以测定不同时间的血药浓度和药物效应,而难以测定效应室中药物的浓度,但通过式(6-25)与式(6-26)就可将血药浓度和效应进行桥接,反映两者的动态关系。

如图 6-10 所示,将某药的 PK 和 PD 参数固定,模拟 20 mg、200 mg 和 2 000 mg 剂量下的血药浓度-时间曲线(虚线)和效应-时间曲线(实线)。静脉注射给药时药物浓度在起始时刻最高,后逐渐下降;在此过程中,药效从零开始逐渐增加,达峰后缓慢下降,显示药效滞后现象,且随着剂量增加,药效也随之增加,但不同剂量下药效达峰时间不变。此外,参数 k_{e0} 反映了药物从中央室分布到效应室的速率,其大小决定了效应滞后的快慢。k_{e0} 越大,药物从中央隔室到效应隔室的平均时间越短,滞后现象也越不明显;k_{e0} 越小,则药效滞后时间越长。

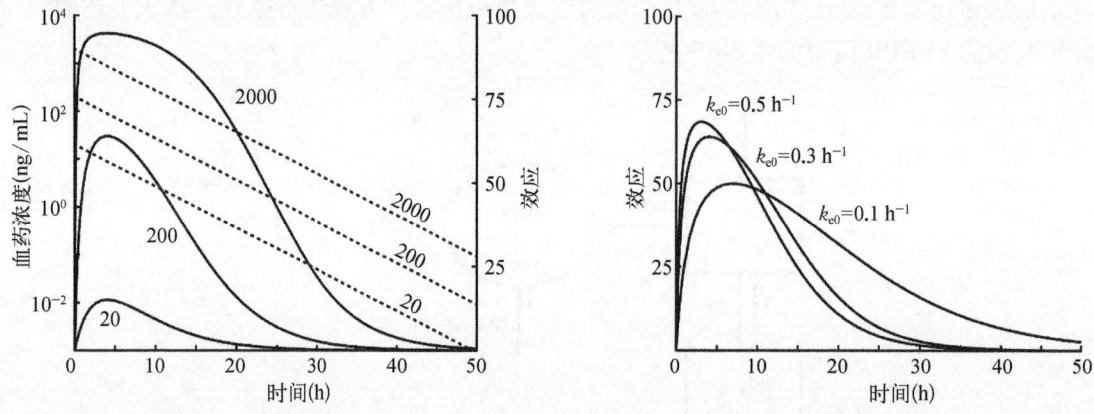

图 6-10 基于效应室模型模拟不同剂量和 k_{e0} 下药物的血药浓度-时间曲线(虚线)和效应-时间曲线(实线)

(三)间接效应模型

部分药物通过改变内源性物质水平、干预体内平衡而最终产生效应,称为"间接效应"。间接效应是造成药效滞后于血药浓度的又一重要因素。1993 年,Jusko 课题组总结了四类基础间接效应(indirect response, IDR)模型。

基础 IDR 模型是在前述内源性物质更新(turnover)模型的基础上引入了药物的作用。模型结构如图 6-11 所示。图中 k_{in} 为零级生成速率,k_{out} 为一级消除速率常数,R 表示效应,黑色实心方框和空心方框分别代表药物的抑制作用和促进(或刺激)作用。

基础 IDR 模型的假设包括:① R 以零级速率生成(输入),并以一级速率消除(输出)。② 系统的基线水平固定不变,k_{in} 和 k_{out}

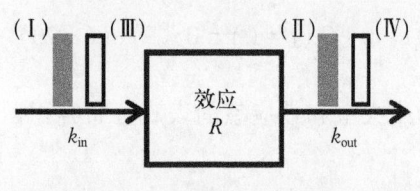

图 6-11 基础 IDR 模型

能充分说明 R 的生成和消除。③ R 起始于基线值 R_0,给药后随时间变化,最后恢复至 R_0。④ R 与血药浓度直接相关,采用抑制函数 $I(t)$ 或刺激函数 $S(t)$ 来描述药物对 R 的影响。

根据药物对 R 生成或消除过程的抑制或刺激作用的不同,可将 IDR 模型分成四类,分别是抑制生成(I类)、抑制消除(II类)、刺激生成(III类)、刺激消除(IV类)。通过 $I(t)$ 或 $S(t)$ 影响 k_{in} 或 k_{out},体现药物的作用。

如果用药前的稳态 R 视为 R 的基线水平 R_0[式(6-27)],则 R_0 为[式(6-28)]。

$$\frac{dR}{dt} = k_{in} - k_{out} \cdot R, \ R(t=0) = R_0 \quad (6-27)$$

$$R_0 = \frac{k_{in}}{k_{out}} \quad (6-28)$$

在基础 IDR 模型中,$I(t)$ 或 $S(t)$ 是关于血药浓度 C_p 的函数,也可表示为 $I(C_p)$ 或刺激函数 $S(C_p)$。若上述函数符合米氏方程,则可用式(6-29)和式(6-30)表示:

$$I(C_p) = 1 - \frac{I_{max} \cdot C_p}{IC_{50} + C_p} \quad (6-29)$$

$$S(C_p) = 1 + \frac{S_{max} \cdot C_p}{SC_{50} + C_p} \quad (6-30)$$

式中,I_{max} 为最大抑制分数,通常 $0 < I_{max} \leq 1$;S_{max} 为最大刺激效应倍数,通常 $S_{max} > 0$。I_{max} 与 S_{max} 反映了抑制或刺激效应可能达到的最大能力。IC_{50} 或 SC_{50} 分别为达到最大抑制或刺激能力一半时所对应的血浆药物浓度。根据上述假设,四类基础 IDR 模型如下:

模型 I:
$$\frac{dR}{dt} = k_{in} \cdot \left(1 - \frac{I_{max} \cdot C_p}{IC_{50} + C_p}\right) - k_{out} \cdot R, \ R(t=0) = \frac{k_{in}}{k_{out}} \quad (6-31)$$

模型 II:
$$\frac{dR}{dt} = k_{in} - k_{out} \cdot \left(1 - \frac{I_{max} \cdot C_p}{IC_{50} + C_p}\right) \cdot R, \ R(t=0) = \frac{k_{in}}{k_{out}} \quad (6-32)$$

模型 III:
$$\frac{dR}{dt} = k_{in} \cdot \left(1 + \frac{S_{max} \cdot C_p}{SC_{50} + C_p}\right) - k_{out} \cdot R, \ R(t=0) = \frac{k_{in}}{k_{out}} \quad (6-33)$$

模型 IV:
$$\frac{dR}{dt} = k_{in} - k_{out} \cdot \left(1 + \frac{S_{max} \cdot C_p}{SC_{50} + C_p}\right) \cdot R, \ R(t=0) = \frac{k_{in}}{k_{out}} \quad (6-34)$$

对于抑制作用,效应的低限为零或生理上能够承受的最低限度;对于刺激作用,效应上限为生理上能够承受的最高限度。

对模型 I[式(6-31)]进行分析可知:当 C_p 远大于 IC_{50} 时,$I(t)$ 可近似为 $1-I_{max}$。假设最大抑制效应分数 $I_{max} = 1$,则有 $I(t) = 0$,此时效应被完全抑制或拮抗。反之当 C_p 远小于 IC_{50} 时,$I(t)$ 近似为 1,此时药物几乎不影响 k_{in},R 逐渐回到 R_0。

模拟模型 I 至模型 IV 在 10 mg、100 mg 和 1 000 mg 剂量下的血药浓度-时间曲线(虚线)和效应-时间曲线(实线)。如图 6-12 所示:IDR 模型中,剂量增大,药物的最大效应随之增加,药效的滞后时间会相应延长。

以对 k_{in} 的抑制为例,当多次给药后,血药浓度达到稳态血药浓度 C_{ss},效应达到稳态效应 R_{ss},此时

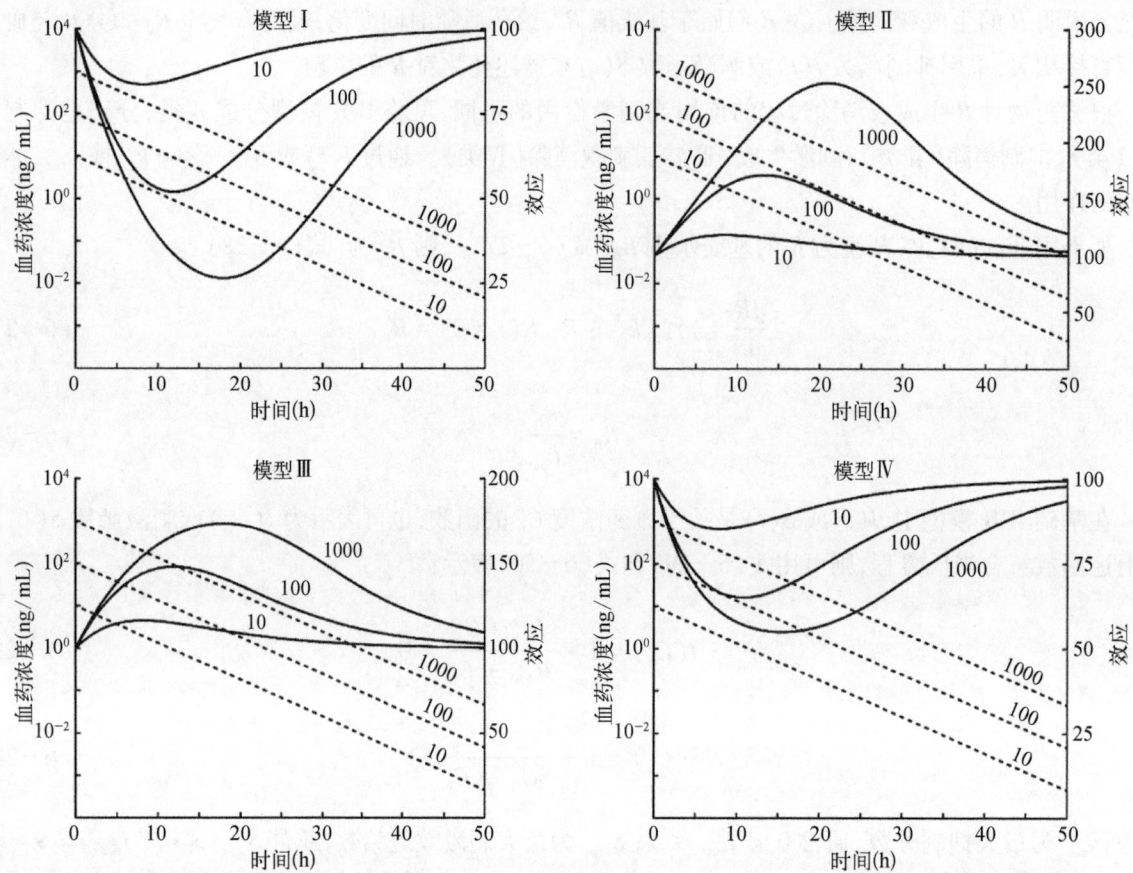

图 6-12 四类间接效应模型中药物不同剂量下的血药浓度-时间曲线(虚线)和效应-时间曲线(实线)

对效应具有持续抑制作用,那么

$$\frac{dR_{ss}}{dt} = k_{in} \cdot I(C_{ss}) - k_{out} \cdot R_{ss} = 0 \tag{6-35}$$

$$R_{ss} = \frac{k_{in}}{k_{out}} \cdot \left(1 - \frac{I_{max} \cdot C_{ss}}{IC_{50} + C_{ss}}\right) \tag{6-36}$$

当 C_{ss} 远大于 IC_{50} 时,可求得最大药效对应的机体效应最小值 R_{min}:

$$R_{min} = \frac{k_{in}}{k_{out}} \cdot (1 - I_{max}) \tag{6-37}$$

同理也可以推得模型 II、III、IV 多次给药后的效应最大值 R_{max} 或最小值 R_{min}。

IDR 模型的另一个重要参数是药效-时间曲线下面积(area under the curve of efficacy,AUC_E),表示效应的基线和效应-时间曲线在 0-t_r 时间内的面积,反映一段时间内的药效大小。t_r 是给药后效应从出现到返回到基线所用的时间。经对时间的数值积分可得模型 I 的 AUC_E 计算公式:

$$AUC_E = R_0 \cdot \frac{I_{max}}{k} \cdot \ln\left(1 + \frac{X_0/V}{IC_{50}}\right) \tag{6-38}$$

式中,k 是消除速率常数,X_0 和 V 分别为药物剂量和表观分布容积。因此 AUC_E 的大小既与 PK 参数(k、V)、PD 参数(I_{max}、IC_{50})相关,还与其基线水平 R_0 和剂量 X_0 相关。从式(6-38)可见,AUC_E 的大小与

剂量呈现非线性关系,当剂量足够高时,AUC_E 与对数剂量成正比,即:

$$AUC_E \propto \ln X_0 \tag{6-39}$$

式(6-37)还提示基线水平 R_0 会影响药效的强弱。特别是当内源性物质作为药物时,还需要考虑内源性物质基线水平(C_{BL})对药效的影响。不仅药物的暴露量,而且药效学参数(E_{max}、EC_{50})以及机体的基线水平(R_0)等均会影响整体药效。IDR 模型的应用范围很广。表 6-1 总结了部分展现间接效应的典型药物,并可根据药物的药理作用,使用相应的 IDR 模型和 PD 指标。

表 6-1 发挥间接效应的药物及其所适用的间接效应模型类型

药 物	作 用 机 制	PD 指标	类 型
华法林	维生素 K 环氧还原酶抑制剂	凝血酶原复合物活性	I
甲泼尼龙和氟替卡松	抑制促肾上腺皮质激素	皮质醇分泌	I
泼尼松龙	抑制骨代谢	血清骨钙素浓度	I
布洛芬	抑制前列腺素 E_2	退热	I
吡啶斯的明	胆碱酯酶抑制剂	肌肉反应	II
呋塞米	抑制 Na^+、K^+、Cl^- 同向转运	Na^+、Cl^- 尿液排泄	II
西咪替丁	H_2 受体拮抗剂	催乳素释放	III
干扰素 α-2a	诱导 MX 蛋白合成	血液 MX 蛋白浓度	III
特布他林	$β_2$ 肾上腺素受体激动剂	肺气流	III
特布他林	$β_2$ 肾上腺素受体激动剂	血钾	IV

在基础 IDR 模型上,根据药物的作用机制等情况,可推衍多种类型的 IDR 模型。例如,将 $I(t)$ 或 $S(t)$ 由米氏方程改为希尔方程;将效应的一级消除速率 k_{out} 改为米氏方程,以描述非线性的药物效应的消除过程;还可加入生理上限,区分生理因素和药物因素对效应的影响;也可将效应室药物浓度 C_e 替换 C_p 等。

(四)传导室模型

某些药物或内源性物质分布到作用部位后,首先与其受体特异性结合,然后由第二信使等物质(如 cAMP、Ca^{2+} 等)向下进行信号转导,最终产生滞后于血药浓度的效应。这种情况也可用传导室(transit compartment,也称转运室)模型进行描述。此外,该模型还可用于描述口服缓释药物在消化道各部位的逐级释放、转运和吸收过程,以及用于描述其他含有若干步骤的病理生理过程。对一些尚且不知具体机制或尚未采集各阶段数据的滞后现象,使用传导室模型进行建模是非常灵活而有效的方法(二维码 6-3)。

(五)其他模型

除了前面系统介绍的几种常见形式的 PK-PD 模型外,还有几种比较重要的模型,如描述药物耐药、不可逆作用、节律现象等的模型(二维码 6-4)。

三、基于分类数据的模型

分类数据是一类不能通过连续的测量指标来量化、表现为非连续特征的离散数据。该类数据通常只能有特定取值(如0、1、2……),以表示事件的发生与否或事件的严重程度。最简单的分类数据是二分类(binary categorical)数据,以0和1表示,如疼痛、癫痫发作、抑郁、不良反应等事件发生与否。当分类数据符合一定顺序时,则为有序分级(ordered categorical)数据,如疾病和不良反应的严重程度从低到高排序。常见的分类数据模型有 Logistic 回归模型和马尔可夫链模型(Markov transition model)。

(一) Logistic 回归模型

1. 二元回归模型(binary logistic regression model)

二分类 Logistic 回归是最简单的,也是最常用的 Logistic 回归模型。以不良反应(adverse effect, AE)为例,如果将发生 AE 或发生某个等级以上的 AE 记为1,未发生 AE 或发生某等级以下 AE 记为0,此时 AE 记录为二分类变量。二元 Logistic 回归的主要原理是将事件发生概率进行 Logit 转化[式(6-40)],从而将因变量的取值范围从[0,1]转化到[$-\infty$, $+\infty$],再对自变量进行线性回归。

$$\text{Logit}[Pr(AE_{i,j}=1)] = \log\frac{Pr(AE_{i,j}=1)}{1-Pr(AE_{i,j}=1)} = \alpha + \sum\beta_n X_{n,i,j} + \varepsilon_i \quad (6-40)$$

式中,$Pr(AE_{i,j}=1)$ 为事件发生概率,i 为个体,j 为采样时间,$\frac{Pr(AE_{i,j}=1)}{1-Pr(AE_{i,j}=1)}$ 为优势比(odds ratio, OR),α 为截距,X_n 表示第 n 个自变量(包括剂量、药物暴露、时间或者其他影响因素等);β_n 为自变量 X_n 的系数,ε_i 表示服从正态分布的随机效应。

2. 有序回归模型(ordinal logistic regression model)

根据各因变量的取值之间是否存在等级关系,可分为有序变量和无序变量。因此,多元逻辑回归模型可进一步分为有序或无序 Logistic 回归模型。在分析有序多级别的分类数据时,可将其转换为二分类离散数据后,采用 Logistic 回归模型,即有序分类 Logistic 回归模型。比如,AE≥3 级与<3 级就相当于二分类。假设同一个自变量对不同类别累积概率的效应一致,即每个累积 Logit 函数对于相同自变量都有相同的系数以及不同的截距,此时基于某个级别的累积概率为:

$$\text{Logit}[Pr(AE_{i,j}\geqslant m)] = \log\frac{Pr(AE_{i,j}\geqslant m)}{1-Pr(AE_{i,j}\geqslant m)} = \alpha_m + \sum\beta_n X_{n,i,j} + \varepsilon_i,\ m=1,2,3$$

$$(6-41)$$

式中,α_m 为事件 $AE_{i,j}\geqslant m$ 发生概率对应的截距,在不同事件发生时对应不同的截距。X_n、β_n 等表示的含义同式(6-40)。通过累计概率相减,可以得到等级取值为 k 时的概率[式(6-42)]。如3级 AE 发生率为3级及以上 AE 的累积概率与4级及以上 AE 的累积概率之差。

$$Pr(AE_{i,j}=m) = Pr(AE_{i,j}\geqslant m) - Pr(AE_{i,j}\geqslant m+1),\ m=1,2,3 \quad (6-42)$$

Logistic 回归模型的自变量可以是药物剂量或药物暴露量,也可以是各种具有显著影响的协变量,还可以加入时间作为自变量建立纵向模型。这些协变量可以来自群体 PK 模型(如暴露量 AUC)或纵向 PK-PD 模型(如某一时刻 PD 指标的大小)的贝叶斯估计值,本章将分类数据的模型视为广义的 PK-PD 模型。对于无序多级数据,也可用 Logistic 模型进行分析,以 Logistic 模型描述各级别之间相互转换的概率,此时特定等级的概率不再通过累积概率之差计算。然而,Logistic 模型假设各时间点的事件发生率和发生等级是相互独立的,不受先前观测时间点的状态影响。但有时该假设与实际情况不相符。

(二) 马尔科夫链模型

Logistic 回归模型的局限性在于未考虑事件等级的转变过程,而马尔科夫链模型假设事件发生概率和发生等级受到上一个观测时间点事件发生概率和发生等级的影响,而与其他阶段无关(二维码6-5)。

二维码 6-5

四、基于事件发生时间数据的模型

当临床终点为患者特定事件的发生及其发生时间时,可考虑应用基于事件发生时间数据的模型。这些事件可能是死亡、疾病进展,以及药物不良反应的发生等。例如,总生存期(overall survival, OS)通常被认为是肿瘤临床试验中首选的疗效终点,能够综合反映疾病进展程度、药物药效与毒性。生存分析是对 OS 等生存事件数据进行分析的方法总称,其数据构成通常包括每个个体出现某一结局事件的时间长短,以及该个体出现的结局类型(如死亡、进展或删失等)。下文以生存分析为例,简要介绍事件发生时间数据的常用分析方法,包括 Kaplan-Meier 曲线法(非参数法)、Cox 比例风险模型(半参数法)和参数化至事件发生时间(time-to-event, TTE)模型(参数法)。

Kaplan-Meier 曲线法属于非参数方法。通过将每一时刻的生存率对时间作图,结合对数秩检验(Log-rank test),可直观展现生存期的分布。该方法可以对各种因素(如年龄、暴露量、疾病基线特征等)进行分层,并对其中的差异进行统计学检验。该方法简单直观,但无法用于模拟,缺乏预测能力,通常用于单因素初步分析。

Cox 比例风险模型(Cox proportion hazard model)或称 Cox 回归模型。当事件发生风险受到多个变量影响时,通过 Cox 回归可分析单个或多个风险因素对生存期的影响并进行比较。由于 Cox 回归不对基础风险函数 $h_0(t)$ 进行求解,但以试验组和对照组的风险比进行回归仍可估算部分参数,因此属于半参数法。由于不需估算 $h_0(t)$,Cox 回归模型无须对生存时间数据的分布进行假设,但难以将其定量关系用于预测其他数据集,因此模型预测能力有限。Cox 模型多用于分析非时间依赖的常预测变量(constant predictor)对生存期的影响,应用广泛。

参数化 TTE 模型可对群体中基础风险的分布做出假设,定量考察各因素对事件发生风险的影响,描述和预测生存概率。常见的风险函数的分布包括指数型分布、Gompertz 分布、Weibull 分布及 log-Logistic 分布等。此类模型可同时描述时变变量(time-varing predictor)和常变量对生存期的影响,其中时变变量(如随时间变化的肿瘤大小等)往往较常变量(如治疗前的基线肿瘤大小)更能反映疾病进展对治疗终点的影响。参数化 TTE 模型由于估算了 $h_0(t)$,且能结合 PK-PD 模型等分析方法,可定量考察药物暴露量、生理病理指标、生物标志物等时变或非时变因素对生存的影响,具有独特优势。

此部分基于事件发生时间数据模型的数学公式和推导见二维码 6-6。

第四节 案 例

本节介绍了创新药物 A 抑制其生物标志物 P 的 IDR 模型的构建过程(二维码 6-7)。

在创新药物 A 的临床前研究中,发现其通过抑制肿瘤内关键生物标志物 P 的生成发挥药效。基于已建立的药物二室 PK 模型,可采用 IDR 模型建立 PK-PD 模型。首先假设体内存在一个 P 隔室,基线时($t=0$)体内 P 的生成与消除达到动态平衡,其水平为 P_0。当无药物作用时,描述生物标志物随变化速率的微分方程如式(6-42)所示:

$$\frac{dP}{dt} = k_{in} - k_{out} \cdot P, \quad P_0 = \frac{k_{in}}{k_{out}} (t=0) \quad (6-43)$$

式中,k_{in} 为 P 的零级生成速率,k_{out} 为 P 的一级消除速率常数,P_0 是 P 在给药前的基线水平。当药物作用于 P 时,则可建立如图 6-13 所示的 IDR 模型。

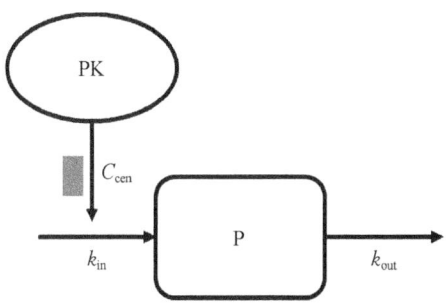

图 6-13 药物 A 抑制关键生物标志物的 PK-PD 模型框图

式中，C_{cen}为中央室药物浓度，为方便建模，将 P 归一化为相对基线变化的水平 P_{nor}，药物可抑制 P 的合成，从而使得 P_{nor} 减小：

$$\frac{dP_{nor}}{dt} = k_{in} \cdot \left(1 - \frac{I_{max} \cdot C_{cen}}{IC_{50} + C_{cen}}\right) - k_{out} \cdot P_{nor}, \quad P_{nor0} = \frac{k_{in}}{k_{out}}(t=0) \tag{6-44}$$

最终得到的模型参数如表 6-2 所示。

表 6-2 创新药物 A 抑制生物标志物的 IDR 模型参数估算值

参　数	估　计　值	RSE(%)	IIV(%)
$k_{in}(h^{-1})$	1.24	20.1	0 FIX
$k_{out}(h^{-1})$	1.30	20.2	15.5
I_{max}	1（固定）*	—	0 FIX
$IC_{50}(\mu g/mL)$	1.8	13.2	0 FIX

*假设药物可完全抑制生物标志物 P 的生成。

对模型进行可视化预测检验，模型预测值（实线）及 90%置信区间（虚线）随时间的变化趋势如图 6-14 所示（实心圆点为观测值）。由图可见药物进入体内后，生物标志物 P 的生成受到抑制，P_{nor}降低。随着药物被消除，P 的生成速率逐渐恢复，接近基线水平，最终生成和消除达到新的动态平衡。

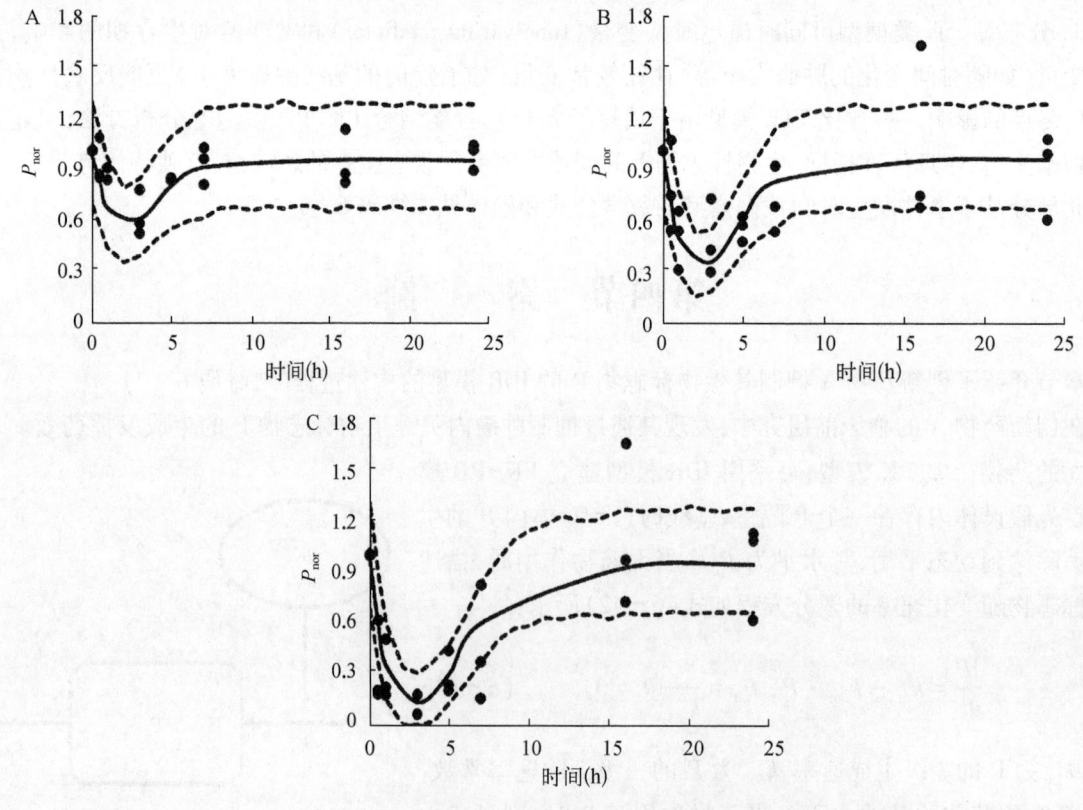

图 6-14　给予 4.0 mg/kg(A)、12.5 mg/kg(B)和 50.0 mg/kg(C)药物 A
后归一化生物标志物 P 的观测值与模型预测结果

思 考 题

1. 简述 PD 模型的基本原理以及 PK-PD 模型的分类及选择依据。
2. 简述生物相分布模型、间接效应模型的基本假设、公式和特点。
3. 疾病进展模型在新药研发和临床实践中有哪些应用？
4. 简述分类数据的模型类型以及应用场景。
5. 生存分析有哪几种方法？各有什么特点？
6. 根据本章详细介绍的 PK-PD 模型类型，请结合临床用药或新药研发实际情况，各给出一个典型案例进行分析说明。

参 考 文 献

Gabrielsson J, Weiner D. 2016. Pharmacokinetic and pharmacodynamic data analysis: concepts and applications. 5th Edition. Stockholm, Sweden: Apotekarsocieteten Press, 199-332.

Sheiner L B, Stanski D R, Vozeh S, et al. 1979. Simultaneous modeling of pharmacokinetics and pharmacodynamics: application to d-tubocurarine. Clin Pharmacol Ther, 25(3): 358-371.

Dayneka N L, Garg V, Jusko W J. 1993. Comparison of four basic models of indirect pharmacodynamic responses. J Pharmacokinet Biopharm, 21(4): 457-478.

Sharma A, Jusko W J. 1998. Characteristics of indirect pharmacodynamic models and applications to clinical drug responses. Br J Clin Pharmacol, 45(3): 229-239.

Post T M, Freijer J I, DeJongh J, et al. 2005. Disease system analysis: basic disease progression models in degenerative disease. Pharm Res, 22(7): 1038-1049.

Houk B E, Nestorov I. 2004. Modeling of placebo drug effect using a population pharmacodynamic mixture model. Clin Pharmacol and Therapeutics, 75(2): P97.

Holford N. 2013. A time to event tutorial for pharmacometricians. CPT Pharmacometrics Syst Pharmacol, 2: e43.

Yao Y, Wang Z, Yong L, et al. 2022. Longitudinal and time-to-event modeling for prognostic implications of radical surgery in retroperitoneal sarcoma. CPT Pharmacometrics Syst Pharmacol, 11(9): 1170-1182.

Li X, Li L, Zhou X, et al. 2012. Pharmacokinetic/pharmacodynamic studies on exenatide in diabetic rats. Acta Pharmacol Sin, 33(11): 1379-1386.

Wu Q, Li M Y, Li H Q, et al, 2013. Pharmacokinetic-pharmacodynamic modeling of the anticancer effect of erlotinib in a human non-small cell lung cancer xenograft mouse model. Acta Pharmacol Sin, 34(11): 1427-1436.

（周田彦）

第七章
暴露-效应分析

第一节 概 述

一、定义和特点

暴露-效应（exposure-response，E-R）关系作为临床药理学和模型引导的药物研发（MIDD）的主要研究内容之一，在药物研发的各阶段及药品上市后再评价中均有着重要作用。通过暴露-效应关系研究可获得药物的有效性、安全性特征及其随暴露量变化的规律，有助于用药方案的选择与优化，为药物研发计划以及关键决策的制定提供重要的参考依据。此外，暴露-效应关系研究也可提供与药物有效性和安全性相关的证据，用于研究结果的解读，并支持临床数据在不同人群、适应证或剂型间的桥接或外推，特定情况下还可支持临床研究的简化或豁免。

（一）定义

E-R 分析指对药物暴露指标和效应指标之间进行定量分析，建立两者之间的数学关系。暴露指药物剂量、血浆和其他体液中的药物浓度、或从药时曲线中提取的反映体内药物暴露量水平的药动学参数，如药时曲线下面积（AUC）、峰浓度（C_{peak}，C_{max}）、谷浓度（C_{trough}，C_{min}）和平均稳态血药浓度（$C_{avg,ss}$）等。效应指标用于反映药物效应的临床终点、替代终点或生物标志物水平，包括疗效指标和安全性指标，如肿瘤体积、治愈率和不良事件发生率等。

（二）特点

第六章中 PK-PD 建模研究可视为直接以随时间变化的药物浓度作为暴露指标的 E-R 分析，可视为 E-R 分析的一种类型。在定量药理学研究和实践中，狭义 PK-PD 研究中 PD 多指药理学效应指标，并且更关注时间过程；E-R 分析特指上述暴露指标与效应指标之间的所有分析，更关注整个量效趋势。

在药物开发的早期阶段，充分应用可及的 PK 和 PD 数据建立的 PK-PD 模型可反映药物暴露和效应间的定量关系，属于 E-R 分析。在药物开发后期，E-R 分析中暴露指标可采用汇总 PK 指标（如 AUC、C_{max} 等），而效应指标可采用治疗结束时或经过一定治疗周期后的临床疗效或安全性的终点指标（如生存期、不良反应发生率等）或替代终点（如客观响应率等）。E-R 分析可较直接地反映药物暴露与效应之间的关系，此时更关注整个/某一过程的治疗结局，以最大程度支持决策。此外，基于群体 PK 模型的贝叶斯估算（Bayesian estimation）可提供个体暴露数据，并与临床终点或替代终点指标相关联，用于进行 E-R 分析。

多种不同类型的模型可用于分析 E-R 关系。除了基于数据的经验模型外，还可采用基于机制的模型。模型既可采用线性模型，也可采用非线性模型。如果 E-R 之间存在时滞，可采用间接效应模型等 PK-PD 模型进行分析。如研究药物对疾病进展具长期影响，可考虑纳入疾病自然进展模型进行分析。当应用经验模型分析时，应基于 E-R 分析目的选择模型。第六章已详细叙述了 PK-PD 建模分析方法，本节内容主要关注除 PK-PD 建模以外的 E-R 分析方法。

二、暴露-效应分析的应用和意义

近年来,E-R分析成为药物临床开发和监管决策过程中不可或缺的组成部分。通过E-R分析明确药物的量效关系,对于评价药物的安全性和有效性、选择合适的给药剂量、调整给药方案以及制订个体化用药方案等均具有十分重要的意义。

（一）药物临床开发和监管决策

1. 用于临床概念验证(proof-of-concept, POC)研究

POC研究通常合并小规模的Ⅰ期和剂量探索的Ⅱ期临床试验数据,并在药物机制(如信号通路等)层面分析药效,以此确认药物的预期效应与作用机制,为达到临床终点或疗效提供初步证据。由于药物早期临床开发时数据量较少,不满足治疗组与对照组间开展严格统计检验的试验要求。因此,基于多剂量组数据的E-R分析可为早期临床概念验证提供补充信息。

2. 为选择用药方案提供依据

选择安全有效的用药方案是药物临床开发的核心问题。不同阶段的临床研究均可为用药方案的选择提供依据。E-R分析建立药物暴露量与疗效和安全性指标之间的数学关系,不仅可以用于比较临床试验中不同的用药方案的优劣,还可以在一定范围内推测新的用药方案下的疗效和安全性。

3. 解释临床试验中的特殊现象

例如,临床试验中不同剂量组患者的特征差异可能导致剂量或暴露量越高而疗效越差的现象("倒挂"现象),以协变量形式在E-R分析中纳入差异特征,可以建立疗效随剂量增加的量效关系,解释"倒挂"现象。

4. 提供药物有效性的支持性证据

通常药物有效性的直接证据来自治疗组与对照组的严格统计检验。在临床开发早期阶段,临床数据量较少,往往更难获得统计检验的"显著"结果,此时E-R分析提供的证据弥足珍贵。如药效随剂量增加而提高的量效关系可为药物有效性提供支持证据。

5. 分析剂量依赖或浓度依赖的不良反应

剂量依赖或浓度依赖的相关型不良反应是临床试验中研究者重点关注的不良反应,开展药物暴露量和不良反应发生率之间的E-R分析,可尽早判断不良反应是剂量依赖性还是浓度依赖性,为药物不良反应的依赖性属性提供重要依据。

（二）药物研发各个阶段的应用

作为MIDD的重要组成部分,E-R分析在药物研发的多个阶段及药品上市后中均发挥了重要应用。

1. 非临床研究阶段

利用非临床研究阶段的体内外实验数据开展E-R分析,获得药物有效性和安全性指标与药物暴露之间的关系。在此基础上,结合对种属差异的考虑(如人和动物种属间的相对药效强度等)以及合理的假设,可预测人体的安全有效的暴露量范围,并结合人体药动学模型预测相应的剂量和给药方案,以辅助首次人体试验(first in human, FIH)的设计。在研究样本量有限、采用经典统计检验分析不显著时,若对E-R关系进行建模可得到统计学差异显著的结论,亦是对药物效应客观存在的一种确认。非临床研究阶段的E-R关系分析结果,可为后续临床研究的试验设计和数据收集计划的制订提供参考。例如,在临床研究阶段可以有计划地收集并分析在非临床研究阶段分析中发现的、与药物安全性和有效性特征相关性较高的暴露量指标,或与机制相关的生物标志物。

2. 早期临床研究阶段

在早期临床研究阶段进行E-R分析,不仅可以确认药物预期的效应与作用机制,为药物效应提供

支持性证据;而且可根据 E-R 关系预测临床安全有效的暴露量范围以及相应的给药方案,初步探索显著影响药物有效性或安全性的协变量,指导后续临床试验方案的设计。此外,基于 POC 研究获得的数据,通过 E-R 分析,可以加深对药物暴露量、生物标志物与临床终点之间的关系的理解。与此同时,还可通过荟萃分析(meta-analysis)调研同类化合物或竞争产品的 E-R 关系、安全性和有效性特征,佐证 E-R 分析的研究结论。

3. 晚期临床研究阶段

准确可靠的有效性和安全性的 E-R 模型有助于在确证性临床试验前或上市申请前科学地选择最佳给药方案。一般可以基于后期临床研究的数据建立或更新得到更可靠的 E-R 模型,并对已建立的模型进行验证。该阶段得到的经验性的模型可用于预测更多样化的患者人群(如特殊人群、不同种族),以及更复杂的临床应用场景(如肝肾损伤、多药同服)下的有效性和安全性特征,为相关临床试验的设计和药品说明书的撰写提供依据。

4. 上市后申请和临床合理用药

对于部分上市后的注册申请或补充申请,E-R 模型可为用药方案优化、新制剂研发或上市后适应证扩展提供依据。在一定条件下,可靠的 E-R 分析可豁免临床试验,或减少临床试验的样本量。例如,根据 E-R 模型,可以模拟评估使用新的剂型(如儿童制剂或缓释制剂)或采用新的用药方案下,药物的有效性、安全性是否发生显著改变;评估新适应证人群(如儿童人群等)的 E-R 关系是否与现有的适应证人群相似、是否存在将已有临床数据外推到新适应证目标人群的可行性,计算新适应证人群达到预期效应所需的暴露量和用药方案、辅助临床研究设计等。

第二节 基 本 原 理

一、暴露量指标

(一)定义与常见暴露指标

暴露量指标反映一段时间内药物浓度整体水平,通常是从药物随时间变化的 PK 曲线中提取,如 AUC、峰浓度、谷浓度、某个时相的浓度和 $C_{avg,ss}$ 等。药物剂量也是常用的暴露量指标。常见的暴露量指标如下:

(二)分类

1. 根据计算暴露量时所统计的时间区间是否可变分类

可将暴露指标分为静态暴露(static exposure)和动态暴露(dynamic exposure)。

(1)静态暴露:在 E-R 分析中,如研究者不关注 E-R 关系随时间的变化,或是暴露和效应指标并不随时间发生明显变化,可选择某一特定时间区间或稳态时间区间对应的药物浓度计算静态暴露指标,如稳态 AUC_{ss}、$C_{avg,ss}$、$C_{max,ss}$、$C_{min,ss}$,或者首次给药的部分 AUC($pAUC$)等。

(2)动态暴露:如暴露和效应指标随时间发生趋势性变化,或出现时变安慰剂效应(疾病进展模型),研究者通常需要关注随时间变化的 E-R 关系,使用动态暴露,如时变(time-varying)的 $AUC_{ss,t}$,或时间累积性 AUC($t×AUC$)等。特别对于长疗程药物,随着疾病的转归,可能会导致血药浓度发生改变,称为暴露的时间依赖性变化。

2. 根据计算暴露量时所用的药物浓度分类

可将暴露指标分为全身暴露、靶部位暴露和代谢物暴露等,具体如下:

(1)全身暴露:根据体循环中药时曲线计算得到的 AUC、C_{max} 或 C_{min} 等暴露量指标,反映药物在全身整体的暴露水平,是 E-R 分析中最常用的指标。

(2) 靶部位暴露:测定和估算药靶部位的浓度(如脑脊液)或理论上的效应室浓度,可通过建立机制的 PK 模型分析 E-R 关系。

(3) 代谢物暴露:具有明显活性的代谢产物血药浓度较高(通常转化率大于10%)且对有效性/安全性产生影响,其暴露量也应测定。代谢物暴露可以单独分析或根据其和原药效价计算总活性暴露。

(三) 计算方法

暴露量指标的常用计算方法包括非房室模型分析(non-compartment analysis, NCA)和基于群体 PK 分析的房室模型法。NCA 法无须对房室模型结构作主观假设,也无须进行受主观因素影响较多的模型拟合和评价步骤,而是从药物浓度的观测值中直接提取或使用特定统计矩公式计算暴露量指标。NCA 估算得到的暴露指标相对客观。房室模型法计算暴露量指标时,结果易受到模型结构选择、模型拟合、建模软件等因素的影响,不同建模者可获得不相同的结果。

NCA 法对暴露量指标的准确计算依赖于密集采样的药物浓度观测值,适用于早期临床试验阶段密集 PK 采样的试验设计,而在后期大规模临床试验仅有稀疏 PK 采样时应用受限。房室模型法不仅可合并早期密集和后期稀疏的数据,还可参考已发表文献中的模型信息,在稀疏数据的大规模临床试验中较有优势。无论是 NCA 法或房室模型法,为了准确计算暴露量指标,在早期试验阶段应密采 PK 血样,特别是针对目标人群的 PK 试验。而后期的大规模临床试验一般为稀疏采样,结合早期密集采样数据,通过 PPK 建模结合贝叶斯估算法,可以获得个体的暴露量。实践中应根据实际情况灵活选用 NCA 和群体 PK 方法。

二、效应指标

效应指标用于衡量药物作用于机体产生的效应,可为"有利"作用的疗效指标(如治愈率、响应率等)或"不利"作用的安全性指标(如不良事件发生率),既包括药物作用机制相关的生物标志物、潜在或公认的替代终点,也包括药物的各类短期或长期的临床终点。根据效应指标的数据类型,分为连续型、分类型和至事件发生时间(time-to-event, TTE)型。

(1) 连续型效应指标在一定范围内可连续取值,大多数实验室检查结果(如血糖值、血钙等)和药效生物标志物(如肿瘤标志物等)均属于连续型效应指标,在 E-R 分析中常用线性或非线性(如 E_{max} 模型)模型进行暴露量与连续型效应指标的回归。

(2) 分类型效应指标仅能取有限的若干个值(如 I 至 IV 级不良反应),而仅有"是"与"否"的二分类型变量(如治愈与否)是较为常见的分类型指标。在 E-R 分析中,常需对二分类型变量进行 Logit 转换,再采用非线性模型进行回归。

(3) TTE 型效应指标通常记录某事件的发生时间,如生存期数据记录死亡事件的发生时间,TTE 数据经转换后可进行相似的非线性模型(Cox 比例风险模型)回归,或是建立描述某事件发生风险的 TTE 模型。

三、暴露-效应分析

E-R 分析通过对暴露指标和效应指标进行回归分析,寻找两者间的数学关系。E-R 分析中所采用的数学关系与第六章中的 PK-PD 分析相似,不同之处在于 PK-PD 分析血药浓度与药效的实时定量关系,即浓度-效应-时间的动态关系;而 E-R 分析还可考察暴露量指标(如 AUC、C_{max} 等)和效应指标之间的关系。效应指标多为临床终点或替代终点,是治疗结束或某个治疗周期后的效应相对于基线的整体变化(如客观响应率、不良反应发生率等)。根据效应指标的分类,E-R 分析同样可分为三类。

(一) 连续型效应指标

线性模型：

$$R \sim R_0 + Slope \times Exposure \tag{7-1}$$

式中，R 是效应指标，R_0 是效应指标的基线值，$Exposure$ 是暴露指标，$Slope$ 是估算的线性 E-R 模型的斜率，"$\sim$"表示回归。相对于第六章中的线性模型[式(6-10)]中获得具体的 PD 参数(如 $Slope$)，在 E-R 分析中更强调 $Slope$ 的模型估计值的统计学意义，如大于 0 是否具有统计学意义(参见案例)。E-R 分析应提供统计学检验 p 值，故此类 E-R 分析亦可视为统计学检验。

Sigmoid E_{max} 模型：

$$R \sim R_0 + \frac{E_{max} \times Exposure^\gamma}{EC_{50} + Exposure^\gamma} \tag{7-2}$$

式中，E_{max} 是药物暴露量达到足够大时对应的最大药效，EC_{50} 是达到最大药效一半时对应的暴露量，γ 为希尔系数，当 $\gamma=1$ 时模型简化为 E_{max} 模型。

受限于靶点数量等因素，绝大多数药物的药效无法随暴露量增加而无限提高，而是超过一定暴露量后到达药效的平台期。因此，Sigmoid E_{max} 模型常更符合药物真实的量效关系。由于临床试验中考察的剂量范围未必能观察到药效达到平台期，并且满足研究目标的情况下优选简单的模型，因此线性模型在实际的 E-R 分析中仍然十分常见。

(二) 分类型效应指标

有序分类型效应指标可以特定阈值将其转换为二分型效应指标，以 0 和 1 对应二分类型效应指标的"发生"与"未发生"。E-R 关系建立"发生概率"与暴露量之间的定量关系。此外，连续型效应指标同样能以特定阈值转换为二分类或多分类指标，由此可以进一步计算相应分层下的概率。例如，根据中性粒细胞计数下降的数量，可以得到发生 Ⅰ~Ⅳ 级中性粒细胞下降的患者概率。由于概率取值在[0, 1]，而暴露量指标的取值理论上可以无穷大，因此回归分析前需对概率值进行 Logit 转换，达到无穷的取值区间。上述方法称为 Logistic 回归[式(7-3)]。

$$\text{Logit}(p(x)) = \log\left[\frac{p(x)}{1-p(x)}\right] = \text{Logit}_0 + Slope \times Exposure \tag{7-3}$$

式中，x 表示二分类自变量的特定值；$p(x)$ 表示效应值为 x 的概率；Logit_0 表示暴露量为 0 时 $p(x)$ 的 Logit 值；$Slope$ 是估算的 Logistic 模型的斜率。

(三) TTE 型效应指标

TTE 型效应指标记录某事件的发生时间。以生存期为例，在不同时间统计患者的死亡率，可以得到生存期曲线以及随时间变化的风险函数。风险函数[hazard function，$h(t)$]描述某时刻之前未发生事件的前提下，该个体在此时刻发生事件的概率。TTE 型效应指标的 E-R 分析常用 Cox 比例风险模型，具体公式见式(7-4)：

$$h(t) = h_0(t) \times e^{Slope \times Exposure + Intercept} \tag{7-4}$$

式中，$h(t)$ 为风险函数，表示时间点 t 时的风险；$h_0(t)$ 表示风险基线值；$Exposure$ 为暴露量；$Slope$ 表示风险随暴露量变化的斜率；$Intercept$ 表示药物不随暴露量变化的对风险的影响(截距)。由于 $h_0(t)$ 通常不进行估算，Cox 比例风险模型以给药组和对照组的风险比进行回归仍可估算部分参数，可以预测不同暴露水平下群体生存率的相对变化，但无法模拟不同场景的生存率。此处的 Cox 模型与前一章相似，但重点考察事件发生风险与药物暴露之间的关系。目前 E-R 分析较少采用参数化 TTE 模型形式进行分析。此外,也常用前一章所述的 Kaplan-Meier 曲线,以暴露量作为分层因素考察患者生存情况。

四、暴露-效应关系的研究设计

（一）概述

E-R 关系研究是药物研发中的重要内容之一,涵盖从非临床到临床研究的各个阶段,应在药物开发早期根据待回答的科学问题制订相应的研究计划,并合理设计研究内容。E-R 关系研究的具体设计应基于研究目的,根据药物作用机制特点、适应证、疾病严重程度、暴露与效应的时效关系、研发阶段、已积累的数据等多方面因素综合考量。

在新药早期开发过程中,基于多个剂量水平的临床试验数据可获得初步的 E-R 关系,应尽可能获得较宽剂量、较广暴露范围下的药物效应,确保获得相对完整的 E-R 关系曲线。在确证性临床试验设计时,也应考虑后续合并数据后开展 E-R 关系研究之所需,如收集药物暴露和效应数据、潜在影响因素等信息。常见 E-R 关系研究设计包括平行、交叉、剂量滴定和浓度控制四大类。

（二）常见研究设计方法

1. 剂量-效应平行研究

E-R 平行研究是指随机平行量效研究(randomized parallel dose-response study),即将患者随机分配到多个有固定剂量的组。固定剂量指最终剂量或维持剂量,患者可立即使用此剂量或更为安全地逐渐滴定到此剂量（通过预设的"强制"滴定方案）。这种方法概念简单,使用广泛且有效。在以上两种情况下,最终剂量应维持足够的时间来进行量效关系比较。该研究设计能得到组内均值（群体平均）的剂量-效应,而不是个体剂量-效应曲线的分布或形态。

2. 剂量-效应交叉研究

如果药物起效很快,治疗结束后患者迅速恢复至治疗前（基线）状态,或者药物效应不可逆（治愈与死亡）,或者患者病情相对稳定时,可考虑采用不同剂量下的随机多重交义研究(randomized multiple cross-over study)。随机多重交叉研究将患者随机分组,每组按照特定顺序接受不同剂量药物治疗,每位受试者在过程中接受多种剂量的药物治疗。交叉研究的优点是每个受试者可接受多个不同的剂量,因此不仅能够对个体量-效曲线进行估计,也能够得到群体平均量-效曲线;与平行分组设计相比,交叉设计需要的样本量较少;与剂量滴定设计相比,交叉设计不会混淆剂量与时间的关系。

3. 剂量滴定研究

剂量滴定研究(titration study)指所有患者接受一系列逐渐上升的剂量,将剂量滴定至受试者出现明确药物效应时终止滴定,进而评估药物效应。其概念和局限性与随机多重交叉量效研究相似;但不同的是剂量是按照预定的顺序变化的,而非随机的。剂量滴定研究与平行固定剂量研究相似,可以进行多种剂量的完全随机组与并行的安慰剂组间的系列比较。与平行量效研究相比,剂量滴定研究设计可用较少的样本量研究较大的剂量范围。但该法无法区分因剂量增加引起的效应、因治疗时间增加或药物蓄积引起的效应。

4. 浓度控制研究

浓度控制研究(concentration-controlled trial, CCT)为不同分组的受试者预设不同的暴露目标,通过个体化给药方案让受试者达到预设暴露量。对于 PK 变异较大的药物而言,浓度控制研究中各分组的暴露可能变异较大,进而导致各分组效应变异也较大,不利于 E-R 分析得出可靠结论,而 CCT 可控制单一分组的暴露量变异,进而减小组内效应变异。开展浓度控制研究时,需对入组受试者进行实时的药物浓度监测。

第三节 暴露-效应分析方法

一、建模分析

(一) 常用 E-R 分析方法

E-R 分析中暴露指标、效应指标和分析方法的选择，需根据实际研究目标而定。根据常见的三类研究目标，可采用相应的三类 E-R 模型和分析方法。

1. 药物是否有效的问题（Ⅰ型问题）

通过 E-R 分析探究药物是否有效时，主要目的在于验证治疗组与对照组的效应指标是否存在显著差异，因此同时纳入治疗组和对照组的数据进行分析，通常可选择相对简单的线性回归模型[式(7-5)]：

$$R \sim R_0 + COVs + Slope \times Exposure（治疗组 + 安慰剂组） \quad (7-5)$$

式中，R 是效应指标，R_0 是效应指标的基线值，$Exposure$ 是暴露指标，$Slope$ 是估算的线性 E-R 模型的斜率，$COVs$ 是协变量效应。R 既可以是连续型效应指标，也可以是经转换后的分类型效应指标。经线性回归后可得到各参数估算值及置信区间。通过检验 $Slope$ 值是否与 0 具有显著差异来比较治疗组和对照组的药效之间的差异。

2. 药效是否随剂量增加的问题（Ⅱ型问题）

通过 E-R 分析探究药效是否随剂量增加时，主要目的在于分析剂量递增的各治疗组的效应指标是否相应递增，因此仅纳入不同剂量的治疗组数据，而不纳入对照组数据进行分析，通常也可选择相对简单的线性回归模型[式(7-6)]：

$$R \sim R_0 + COVs + Slope \times Exposure（纳入治疗组数据） \quad (7-6)$$

经线性回归后同样可得到各参数估算值及置信区间，通过 $Slope$ 的取值是否显著大于 0 来证明药效是否随剂量增加。

3. E-R 关系的特征或药效外推的问题（Ⅲ型问题）

考察 E-R 关系的特征或是基于 E-R 关系外推药效时，需要准确描述暴露与效应之间的数学关系，简单的线性回归无法满足需求。因此，应同时纳入治疗组和对照组的数据，并采用相对精确的 E_{max} 模型进行回归[式(7-7)]：

$$R \sim R_0 + COVs + \frac{E_{max} \times Exposure}{EC_{50} + Exposure}（治疗组 + 安慰剂组） \quad (7-7)$$

其中 E_{max} 是药物暴露量达到足够大时对应的最大药效，EC_{50} 是达到最大药效一半时对应的暴露量。经模型回归后可得到每个参数的估算值，通过对 E_{max}、EC_{50} 等参数的分析可以考察药物 E-R 关系的特征；得到的较为精确的 E-R 关系可以对外推剂量的药效进行准确预测。

(二) 协变量效应

在 E-R 分析中，加入协变量效应可增加对药物量效关系描述的准确度。将混杂因素作为协变量加入 E-R 模型中，可以消除混杂因素对真实 E-R 关系的影响。协变量效应的探索是 E-R 分析的重要内容。在探索协变量效应时，需注意以下事项。

(1) 尽可能控制协变量的数量。

(2) 优先考虑以下几类协变量：① 不同临床试验、不同人群、不同治疗方式；② 年龄、体重、性别、种族；③ 其他人口学信息、合并用药、共患病。

(3) 优先加入影响基线效应的协变量，在受试者数量有限时，影响基线效应的混杂因素是首要考虑的协变量。

(4) 影响效应的协变量优先考虑加在 E_{max} 而非 EC_{50}，且需严格控制协变量数量。回答 I 型问题的 E-R 分析中应避免加入影响治疗效应的协变量。

在满足研究目的的前提下，应当尽可能选择最简单的分析思路和模型结构，一方面确保了分析方法的适用性和稳定性，另一方面也可以减少团队之间的沟通成本。研究者应根据研究目的和实际情况决定 E-R 分析的开展策略。

二、可视化分析

开展 E-R 分析通常采用可视化分析和建模分析的方式。其中可视化分析通常先于 E-R 模型的建立，提示后续建立 E-R 模型的必要性。在特定情况下，可视化 E-R 分析能解决问题时，可以省略基于建模的 E-R 分析。

（一）观测值的可视化

最直接的可视化 E-R 分析方式是绘制个体效应值-暴露量散点图。但由于个体的效应值和暴露量通常有一定变异，当变异较大、数据量较大时难以从散点图中辨识 E-R 关系。图 7-1 是二分类效应的暴露-效应散点图。

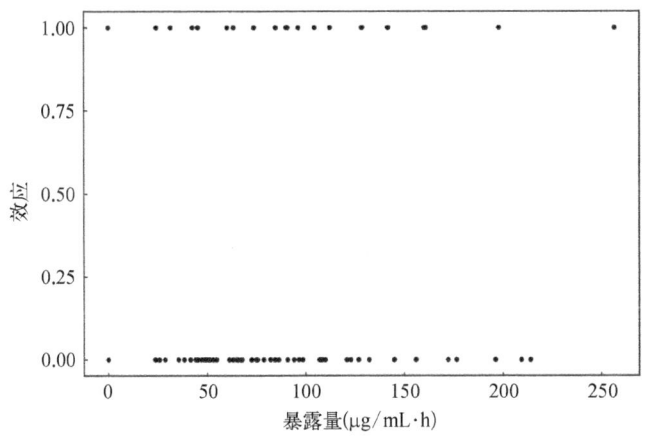

图 7-1　个体暴露量-效应值散点图　　　　图 7-2　以受试者亚群分组的暴露量-效应图

效应为 1：观察到效应（如不良反应），效应为 0：未观察到效应

E-R 关系图也常进行分组绘制。例如，根据暴露量分为样本量相近的四个亚组以及对照组（图 7-2），分别统计各组的暴露量的中位值、效应的均值及 95% 置信区间，并绘制不同剂量组对应的暴露量范围。

上述 E-R 分析的分位数图提供了效应随暴露量变化的趋势信息，也可用于 E-R 模型预测结果的验证。

（二）模型预测结果的可视化

完成基于模型的 E-R 分析后，预测结果的可视化通常在观测值可视化结果的基础上增加回归得到的 E-R 曲线（如图 7-3 中黑色虚线），显示模型预测的暴露指标与效应指标之间的关系。但当 E-R 关系存在显著的混杂因素时，则需要采用基于模型预测的方法进行 E-R 分析结果的可视化。

基于模型的 E-R 分析的最大优势在于可以定量考察混杂因素对 E-R 关系的影响。以性别为例，假设相同剂量下女性患者暴露量偏高，且相同暴露量下女性的药效优于男性，如果未能将性别作为协变量纳入 E-R 模型，则可能得出暴露量增加可使药效显著改善的结论（如图7-3中黑色虚线所示），而实际上在单一性别的患者亚群中暴露量增加带来药效改善程度十分有限（如图7-3所示）。

由于观测值本身存在不平衡性，即使将性别作为协变量，直接以观测值绘制可视化 E-R 分析图，仍然可得到误导性的结果（如图7-4所示）。

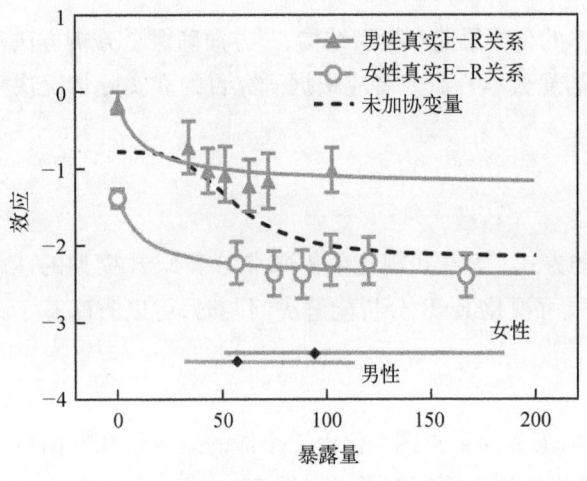

图7-3 混杂因素对暴露-效应关系的影响　　图7-4 基于仿真或观测的暴露-效应关系可视化

为解决上述问题，可以通过以下方式进行分析。

（1）对于建模数据集（共有 m 位受试者）中的其中一位受试者，生成协变量一致的 n 位虚拟受试者（n 为 ER 分析中暴露量亚组数，每位虚拟受试者对应一个亚组的暴露量），将 n 位虚拟受试者放入各对应暴露量亚组中，假设进入对应亚组的受试者的暴露量即为该组暴露量中位值。

（2）对 m 位受试者进行上述操作，得到 $m \times n$ 位受试者的新数据集。

（3）基于 E-R 模型预测新数据集中受试者的效应值。

（4）使用虚拟受试者组成的数据集绘制模型预测的 E-R 关系（如图7-4中浅蓝色曲线所示）。

上述方法消除了混杂因素对 E-R 关系的干扰，使模型预测的效应值变化仅来自暴露量，而不是协变量在不同暴露量亚组之间的不平衡分布。

第四节 案　例

一、研究背景和目的

药物 X 是治疗慢性乙型肝炎的新型药物，在临床试验中显示了良好地促进乙型肝炎病毒表面抗原（HBsAg）阴转效果。为进一步考察药物 X 治疗乙型肝炎的疗效，确定合适的剂量，开展了多个剂量组的随机双盲对照试验，收集了受试者血药浓度、安全性和疗效数据，并开展了相关的 E-R 分析。

二、分析方法和结果

试验设定了对照组、低剂量（100 μg）组和高剂量（200 μg）组。每组入组约120位受试者。受试者每周接受一次皮下注射药物 X 或安慰剂治疗，持续120周。在此期间定期监测血药浓度、血常规和乙型肝炎病毒指标(包括乙型肝炎病毒表面抗原 HBsAg、乙型肝炎病毒表面抗体 HBsAb、乙型肝炎病毒 e 抗原 HBeAg、乙型肝炎病毒 e 抗体 HBeAb)。

由于早期临床试验中已建立了 PPK 模型,在本试验中仅收集了谷浓度。故在 E-R 分析中,应用 PPK 模型和最大后验贝叶斯法估算受试者个体暴露指标。通过筛选,多次给药后的 $AUC_{\tau,ss}$(稳态给药间隔的 AUC)、C_{max} 和 C_{min} 的 E-R 分析结果较为相似。因此选择 $AUC_{\tau,ss}$ 作为暴露指标。此外,本研究中也考察了药物剂量与疗效和安全性指标的 E-R 关系。

治疗慢性乙型肝炎的主要疗效终点为治疗后 120 周的 HBsAg 的阳性或阴性状态(二分类效应指标)。HBsAg 低于 0.05 IU/mL 定义为 HBsAg 阴性,即患者达到预设治愈标准;次要疗效终点包括 HBsAg 水平和较基线下降幅度(连续型效应指标)等。本研究以治疗 120 周后的 HBsAg 阳性/阴性状态作为临床终点进行 E-R 分析。依据文献报道和临床经验,在乙型肝炎治疗中受试者的疾病基线状态对治疗效果具有较大影响。由于本研究中几乎全部患者的乙型肝炎病毒 DNA 水平均为阴性,因此本研究在 E-R 分析中以 HBsAg 和 HBeAg 的基线水平作为协变量,考察基线疾病状态对 E-R 关系的影响。E-R 关系式见式(7-8):

$$\log\left(\frac{P}{1-P}\right) = \beta_0 + \beta_1 \times Exposure + \beta_2 \times B_{HBeAg} + \beta_3 \times B_{HBsAg} \tag{7-8}$$

式中,P 为二分类疗效指标的概率,β_0 为截距项,$Exposure$ 为药物暴露量水平(剂量和 AUC),β_1 为暴露量指标的回归系数;B_{HBeAg} 表示基线 HBeAg 阳性或阴性,β_2 为相应的回归系数;B_{HBsAg} 表示基线 HBsAg 水平:0、1、2、3、4 分别表示<100、100~299.9 IU/mL、300~499.9 IU/mL、500~999.9 IU/mL、≥1 000 IU/mL 五级;β_3 为相应的回归系数。E-R 关系和协变量效应是否存在的判断标准是回归系数 β 与 0 的差异性检验的 P 值是否小于 0.05。

疗效 E-R 回归的结果如表 7-1 所示:随着药物 X 剂量或暴露量的增加,受试者主要疗效终点达到治愈标准的概率越来越高(β_1 的 P = 2.05 × 10^{-9} 和 7.65 × 10^{-8})。药物 X 的 E-R 关系(图 7-5)与剂量-效应关系的趋势一致。

表 7-1 E-R 分析结果

暴露指标	参数	估计值	95%置信区间	P 值
剂量	β_0	-1.89	[-2.70, -1.35]	7.96×10^{-9} ***
	β_1	0.013 9	[0.009 55, 0.018 7]	2.05×10^{-9} ***
	β_2	-0.399	[-1.30, 0.406]	0.365
	β_3	-0.553	[-0.818, -0.333]	3.05×10^{-6} ***
$AUC_{\tau,ss}$	β_0	-1.57	[-2.16, -1.02]	5.39×10^{-8} ***
	β_1	0.018 1	[0.011 7, 0.025 0]	7.65×10^{-8} ***
	β_2	-0.473	[-1.37, 0.337]	0.293
	β_3	-0.539	[-0.768, -0.304]	7.46×10^{-6} ***

注:β_0 为截距项,β_1 为暴露量指标的回归系数,β_2 为协变量基线 HBeAg 的回归系数,β_3 为协变量基线 HBsAg 的回归系数;* P < 0.05,** P < 0.01,*** P < 0.001。

协变量分析结果显示,HBeAg 基线水平的阳性和阴性不是 E-R 关系的显著协变量(β_2 的 P 值分别为 0.355 和 0.283),即 HBeAg 基线水平对患者阴转的影响较小。然而,HBsAg 基线水平是影响疗效 E-R 关系的显著协变量(β_3 的 P 值分别为 3.05×10^{-6} 和 7.56×10^{-6}),即基线 HBsAg 更低的患者阴转率更高,更易在药物治疗后达到治愈标准。以受试者基线 HBsAg 的水平进行分组分析,如图 7-5B 所示,基

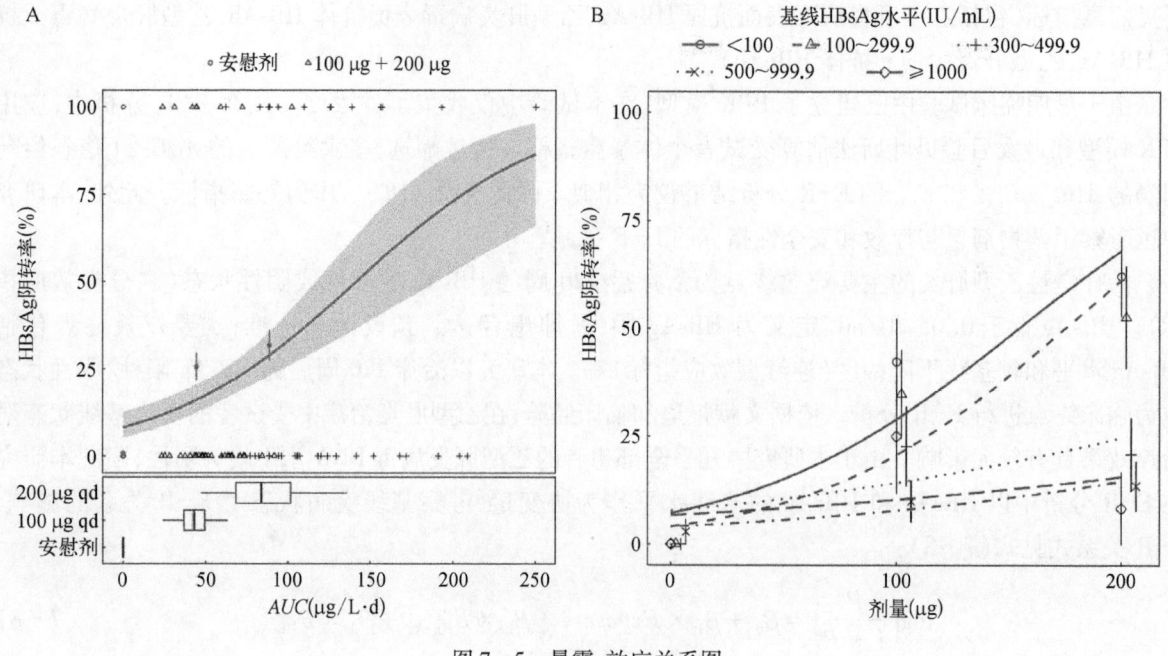

图 7-5 暴露-效应关系图
A. AUC-疗效；B. 剂量-疗效

线 HBsAg 水平较低的受试者中剂量增加带来的疗效改善更显著。临床试验分析结果也进一步证明了基线 HBsAg 可显著影响主要临床终点。

长期使用该药物可导致中性粒细胞、血小板计数等显著降低，因此以中性粒细胞减少症和血小板减少症的发生率作为安全性指标。根据常见不良反应术语评定标准（CTCAE）5.0 版，中性粒细胞计数低于 $2.0 \times 10^9/L$ 和 $1.0 \times 10^9/L$ 分别为中性粒细胞减少症 Ⅰ 级和 Ⅲ 级；血小板计数低于 $100 \times 10^9/L$ 和 $50 \times 10^9/L$ 分别为血小板细胞减少症 Ⅰ 级和 Ⅲ 级。E-R 关系见式（7-9）：

$$\log\left(\frac{P}{1-P}\right) = \beta_0 + \beta_1 \times Exposure \tag{7-9}$$

式中，P 为安全性事件（二分类指标）发生的概率，β_0 为截距项，$Exposure$ 为暴露量水平（剂量和 AUC），β_1 为暴露量指标的回归系数。E-R 关系的判断标准是回归系数 β 与 0 的差异性检验（$P<0.05$）。

根据 Ⅰ 级及以上或 Ⅲ 级及以上不良反应发生率，分别对二分类概率数据进行了转换。E-R 分析结果如表 7-2 所示。随着药物剂量或暴露量的增加，受试者 Ⅰ 级和 Ⅲ 级中性粒细胞减少症的发生率越来越高，参数 β_1 的 P 值均<0.05。

表 7-2 药物 X 中性粒细胞减少症 E-R 分析结果

暴露-效应	参数	估计值	95%置信区间	P 值
剂量-Ⅰ 级中性粒细胞减少症	β_0	0.127	[-0.555, 0.895 6]	0.68
	β_1	0.015 3	[0.007 34, 0.019 7]	2.26×10^{-5} ***
$AUC_{\tau,ss}$-Ⅰ 级中性粒细胞减少症	β_0	0.364	[-0.328, 1.02]	0.336
	β_1	0.024 3	[0.010 8, 0.032 7]	0.000 134 ***
剂量-Ⅲ 级中性粒细胞减少症	β_0	-2.50	[-3.41, -1.68]	1.72×10^{-8} ***
	β_1	0.00182	[0.004 92, 0.016 3]	0.000 557 ***

续表

暴露-效应	参 数	估计值	95%置信区间	P 值
$AUC_{\tau, ss}$-Ⅲ级中性粒细胞减少症	β_0	-2.20	[-2.78, -1.48]	1.75×10^{-10} ***
	β_1	0.014 1	[0.005 91, 0.020 8]	0.000 807 ***

注:β_0 为截距项,β_1 为暴露量指标的回归系数;* $P<0.05$,** $P<0.01$,*** $P<0.001$。

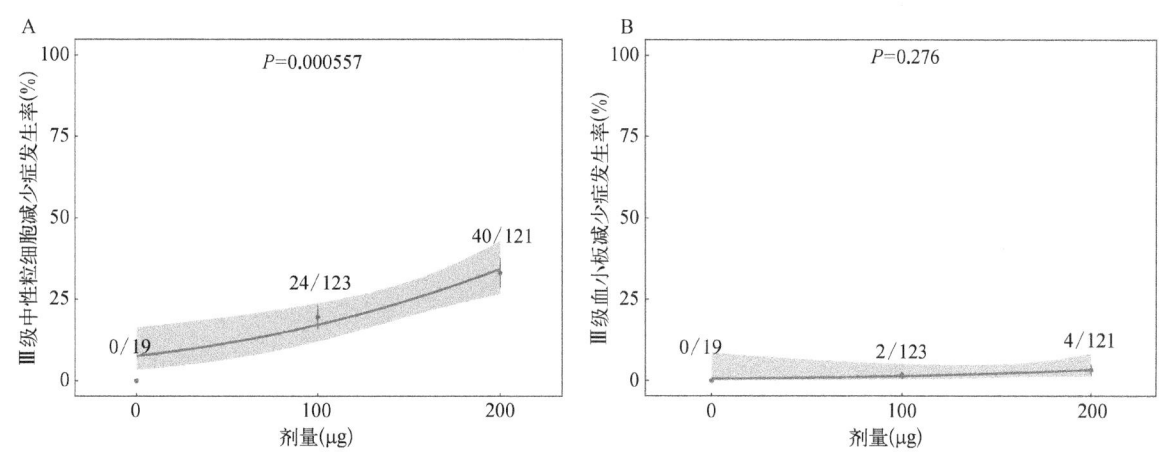

图 7-6 剂量-中性粒细胞减少症发生率(A)/血小板减少症发生率(B)关系图

图 7-6A 仅展示了剂量和Ⅲ级中性粒细胞减少症发生率的关系,提示降低剂量可减少中性粒细胞减少症的发生率。血小板减少症 E-R 回归的结果如表 7-3 所示。随着药物剂量或暴露量的增加,受试者Ⅰ级血小板减少症的发生率增加。尽管Ⅲ级血小板减少症的发生率也随剂量增加而增加,但没有显著性(图 7-6B)。E-R 分析的结果提示降低剂量可能减少血小板减少症的发生率,尤其是Ⅰ级血小板减少症的发生率。

表 7-3 药物 X 血小板减少症暴露-效应分析结果

暴露-效应	参 数	估计值	95%置信区间	P 值
剂量-Ⅰ级血小板减少症	β_0	-1.71	[-2.43, -1.04]	1.13×10^{-6} ***
	β_1	0.012 2	[0.007 40, 0.017 3]	1.23×10^{-6} ***
$AUC_{\tau, ss}$-Ⅰ级血小板减少症	β_0	-0.381	[-0.683, -0.063 6]	0.018 8 *
	β_1	0.005 11	[0.000 561, 0.009 79]	0.029 4 *
剂量-Ⅲ级血小板减少症	β_0	-5.21	[-8.69, -2.89]	0.000 298 ***
	β_1	0.009 87	[-0.005 95, 0.031 1]	0.276
$AUC_{\tau, ss}$-Ⅲ级血小板减少症	β_0	-3.85	[-4.98, -2.93]	1.37×10^{-13} ***
	β_1	0.004 09	[-0.011 9, 0.015 8]	0.689

注:β_0 为截距项,β_1 为暴露量指标的回归系数;* $P<0.05$,** $P<0.01$,*** $P<0.001$。

该案例的 R 软件代码见二维码 7-1。

三、小结

药物 X 的主要临床终点与剂量和 AUC_τ 存在显著 E-R 关系,Ⅰ级、Ⅲ级中性粒细胞减少症和Ⅰ级血小板计数减少症发生率也与剂量和 AUC_τ 存在显著 E-R 关系。低剂量有助于减少药物 X 的中性粒细胞减少症和血小板减少症的发生，但药物的疗效也因此出现了显著降低。对于药物不良反应，可尝试暂时停药或接受粒细胞集落刺激因子治疗等方式进行干预。疗效和安全性 E-R 分析的结果进一步支持了药物 X 以 200 μg 的高剂量治疗慢性乙型肝炎。

思 考 题

1. 什么是暴露-效应分析？其在新药研发各个阶段的应用有哪些？
2. 常见的暴露指标有哪些？效应指标的常见类型及相应的 E-R 分析方法是什么？
3. 常用的暴露-效应关系的研究设计有哪几种？各有什么优缺点？
4. 新药研发中如何运用可视化暴露-效应分析方法？

参 考 文 献

Overgaard R V, Ingwersen S H, Tornøe C W. 2015. Establishing good practices for exposure-response analysis of clinical endpoints in drug development. CPT Pharmacometrics Syst Pharmacol, 4(10): 565-575.

International Conference on Harmonisation. 1998. ICH harmonised tripartite guideline: dose-response information to support drug registration (E4). [https://www.fda.gov/media/71279/download]

U.S. Food and Drug Administration. 2003. Guidance for industry: exposure-response relationships — study design, data analysis, and Regulatory Applications. [https://www.fda.gov/media/71277/download]

Pharmaceuticals and Medical Devices Agency. 2020. Guideline for exposure-response analysis of drugs. [https://www.pmda.go.jp/files/000235605.pdf]

Zhang X, Chua L, Ernest C, et al. 2017. Dose/exposure-response modeling to support dosing recommendation for phase Ⅲ development of baricitinib in patients with rheumatoid arthritis. CPT Pharmacometrics Syst Pharmacol, 6(12): 804-813.

（周田彦）

第八章
机 器 学 习

第一节 概 述

一、定义和特点

机器学习(machine learning)是计算机通过对数据、事实或自身经验进行自动分析和综合来获取知识的过程。机器学习是统计学与计算机科学相互交融所形成的交叉学科领域,统计学旨在从数据中学习关系,而计算机科学则强调高效的计算算法。处理海量数据集(可能达到数十亿甚至数万亿个数据点)时所面临的计算挑战促进了数学与计算机科学之间的紧密结合。

机器学习领域的创始人亚瑟·李·塞缪尔(Arthur Lee Samuel)在1959年提出了机器学习这一概念:针对指定问题,在不给出明确编程指令的情况下,赋予计算机自主学习能力的研究领域。1998年,汤姆·米切尔(Tom M. Mitchell)在其著作《机器学习》一书中对机器学习给出了更具体的定义:当一个计算机程序能够针对某个任务(task,简称T)和性能评价指标(performance metric,简称P),从经验(experience,简称E)中学习,并且它在T上的被P所衡量的性能能够随着经验E的增加而提高,那么就可以称这个计算机程序从经验E中学习。因此,机器学习不是依赖一组预先确定的特定指令手动编码软件来完成特定任务,而是使用大量数据和算法进行训练,使其能够学习如何执行任务。具体而言,对于给定用于学习的训练数据(training data),机器学习借助计算机及网络,学习数据中的知识,抽象出数据的模型,通过优化算法来提升学习表现,从而得到对已知的训练数据及未知的测试数据(test data)在给定的评价准则下有最优预测性能的模型。随着可用于学习的数据数量的增加和数据质量的提高,算法能够自适应地提高其性能,因此机器学习适用于解决数据量和变量众多且这些变量间关联未知的问题。

二、研究内容和意义

机器学习可以将碎片化的数据分析技术或算法加以整合,实现以真实世界数据为导向的动态更新,它提供了处理大数据的高效计算方法,具有强大的预测和学习能力。因此,机器学习可以用于处理大样本数据,从而实现学习、假设生成和模型构建。凭借这些优势,机器学习在药物研发的各个环节,包括药物发现到上市后监管等方面都能发挥重要作用。

药物临床研究通常包括一系列临床试验以评估药物的安全性和有效性。机器学习在药物开发中最重要的应用之一是简化和推进临床研究的进程。例如,用来分析来自临床试验和观察性研究的大量数据,以推断药物的安全性和有效性。使用机器学习算法,整合临床研究数据以及真实世界数据,基于基线特征(例如,人口统计信息、生命体征、实验室检查、医学成像数据和基因组数据)预测个体受试者的临床结果,在随机化之前评估和选择高风险受试者或更可能对治疗有反应的受试者,可以减少变异性并提高研究效率。另外,机器学习能够综合考虑疾病进程、药物和患者特征,可用于表征和预测给药后的药动学特征,也可用于研究药物暴露与效应之间的关系,帮助临床研究中给药方案的确定或临床实践中给药方案的选择与优化,这对于数据有限的特殊人群(例如,罕见病研究、儿童和孕妇人群)具有重要意义。

随着真实世界数据可用性的提高,机器学习将为这些复杂高维数据的处理提供更为高效、精确的方法,充分发挥大数据的优势,综合考虑更为广泛和复杂的患者特征,整合动态、多模式的纵向数据,为个体化治疗策略的开发提供新的思路。将数据驱动的机器学习与基于机制的方法相结合,将为定量药理学的发展提供更多的可能。当拥有充足的关于疾病和药物的定量知识时,基于机制的建模方法可以提供基于机制假设的有效信息。同时,当整合多个来源的大量数据时,基于机器学习的方法能够建立在从机制模型中获得的知识基础上,为个体化治疗提供新的信息。

人工智能和机器学习作为定量药理学的新兴技术,已成为 MIDD 和 MIPD 中的重要组成部分,其在新药研发和临床个体化用药中的巨大潜力正在不断被开发。机器学习不仅为药理学领域引入了独特的新技术,还成为连接各种定量药理技术的桥梁,促进了多学科知识的整合。

三、机器学习与经典定量药理学方法比较

在临床药理领域,机器学习与经典定量药理学方法相比最突出的区别在于模型构建的驱动因素。经典定量药理学模型通常是基于生物学机制构建的,包括简单的房室模型(群体药动学模型)、基于解剖学基础的隔室模型(生理药动学模型)以及基于系统生物学网络和药效学信息构建的定量系统药理学模型等。这些模型通常使用微分方程描述变量之间的关系,目标是推断群体中描述药物体内过程及其变异性的参数,模型中的参数在生物学上是可解释的。而机器学习模型是由数据驱动的,模型建立在输入和输出的统计模式之上,目的是以最小的误差预测输出结果。模型参数在数学或统计学上是可解释的,但在生物学上的可解释性很小,尤其是一些复杂模型(如深度学习等),由于缺乏对输入数据的明确处理过程,常常被认为是"黑盒模型"。

在经典的定量药理学分析中,建模者需要明确定义模型中的复杂关系或常微分方程,并以迭代的方式手动构建模型,即不断评估每个步骤中模型的性能,并决定后续步骤如何进行。因此,这是一个非常耗时耗力的过程,并且需要对生物学或药理学知识有一定了解。机器学习分析中,当使用已开发的算法时,建模者主要参与算法的选择、模型超参数(hyperparameter)的调整以及模型性能评估,模型构建时需要的人工干预较少。机器学习算法可以同时分析广泛的潜在协变量,实现自动化并加快协变量分析过程,从而减少了模型开发和完善所需的时间。此外,手动逐步协变量建模可能会由于建模者在此过程中做出的主观决策而引入偏差。相比之下,机器学习模型依赖于数据驱动的算法,这些算法不太容易受到这类偏差的影响,因此可以识别手动方法中可能忽略的重要协变量,从而产生更客观和数据支持的协变量选择。上述这些优势使得机器学习在某些情景下可能产生比经典定量药理学方法更高的预测准确性,尤其是随着组学、成像、电子健康记录数据的增多,机器学习在运用这些大数据方面表现出更大的优势。然而,由于数据驱动的特性,机器学习对数据的样本量及质量要求较高,往往需要大量规范化的数据来保证模型的预测性能。

机器学习模型可以识别观测数据中的统计关系,并使用这种关系来构建在训练数据范围内具有一定预测性能的模型,这一过程的实现依赖于机器学习的归纳能力。这与基于机制的定量药理学模型有很大的不同。基于机制的模型具有演绎推理能力,可以使用变量之间的机制原理关系或组合对超出原始数据范围的行为进行预测。由于统计关系更有可能在训练数据范围之外发生变化,因此,与机器学习模型相比,基于机制的模型更适合新数据范围的外推。例如,在药物相互作用预测的背景下,生理药动学模型更适合特定疾病人群(如肝肾功能不全患者)的外推,因为在健康人群中观察到的统计关系可能不适合这类人群。经典定量药理学建模的主要优点之一是能够对不同用药场景进行模拟,以支持未来

临床试验或实践中的剂量选择。虽然这也可以使用机器学习（例如，强化学习）来实现，但需要更多的数据来保证模型的预测性能。

第二节 基本原理

一、机器学习方法

根据学习方式的不同，机器学习可以分为监督学习（supervised learning）、无监督学习（unsupervised learning）和强化学习（reinforcement learning）。

（一）监督学习

监督学习是指从标注数据中学习预测模型的机器学习问题，本质是学习输入到输出的映射关系。由于标注的训练数据集往往是人工给出的，因此称为监督学习。监督学习分为学习和预测两个过程。在学习过程中，监督学习利用已标注的训练数据集，通过学习得到一个模型，用于描述输入与输出变量之间的映射关系。这个过程通常涉及模型的参数调整或优化，以使模型能够尽可能准确地拟合训练数据。在预测过程中，监督学习根据学习到的映射关系，对新的输入数据进行预测或分类，给出相应的输出结果。根据输出变量的不同类型，可以将机器学习问题分为回归问题和分类问题。当输出变量是有限个离散值时，为分类问题；当输出变量是连续值时，为回归问题。

常见的监督学习方法包括决策树、k 最近邻、支持向量机、线性回归等。

决策树使用树来模拟解释变量之间的关系，根据感兴趣的变量逐步对其进行分割，以实现对观察样本的同质组的分类。决策树由结点和有向边构成，结点包括内部结点和叶子结点，内部结点表示特征，叶子结点表示类别。决策树从根结点出发，选取数据中某一特征，根据特征取值将实例分配到子结点，通过不断地对实例进行分配，直至到达叶子结点，从而实现对所有实例进行分类的目的。图 8-1 是一个决策树模型的示意图，方框和圆形表示内部结点和叶子结点。

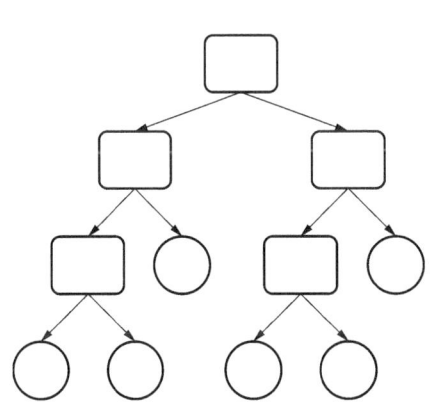

图 8-1 决策树模型示意图

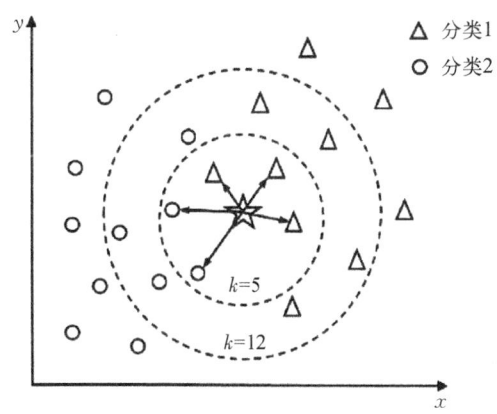

图 8-2 k 最近邻示意图

k 最近邻通过测量不同数据点之间的距离来进行分类或回归。对于给定的待预测样本，k 最近邻计算它与训练数据集中每个样本间的相似度，并用距离进行表征，找到与待预测样本距离最近的 k 个训练集样本（即最近邻）。对于回归问题，使用这 k 个样本的平均值或加权平均值作为待预测样本的输出，对于分类问题，使用出现次数最多的类别作为待预测样本的输出。图 8-2 是一个 k 最近邻分类模型的示意图，五角星表示待预测的样本。

支持向量机将训练数据从原始空间映射到一个高维特征空间中，在分类任务中，通过生成一个最优

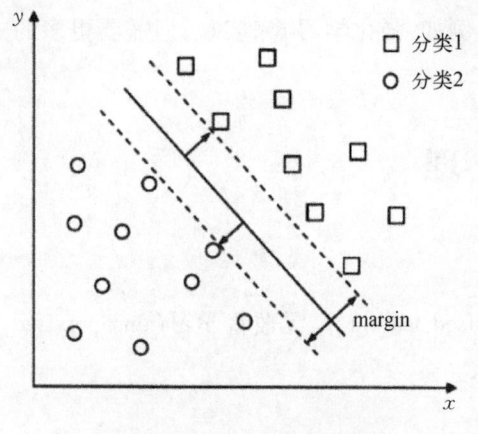

图 8-3 支持向量机示意图

决策边界(在二维空间中是一条线,在更高维空间中是一个平面或超平面),以在不同类别之间实现最大间隔(margin),从而区分具有不同种类标签的对象。当新的待预测数据被映射到这个空间时,支持向量机会根据该数据相对于决策边界的位置来预测它的类别。对于回归问题,支持向量机旨在目标值附近找到一个较小的间隔带,使大多数训练样本都位于该间隔带内,关键思想是通过控制训练样本与模型预测之间的边界,以此来平衡拟合的好坏以及模型的复杂度。图 8-3 是一个支持向量机模型的示意图,虚线表示一个超平面,位于超平面上的数据称为支持向量。

线性模型是机器学习中的一种基本模型,其本质是通过线性函数拟合输入与输出之间的关系。线性模型可用于分类和回归任务。常见的线性模型包括线性回归、逻辑回归、岭回归、最小绝对值收敛和选择算子(least absolute shrinkage and selection operator, Lasso)回归等。

线性回归模型假设数据之间存在线性关系,通过最小化预测值与实际值之间的误差平方和来找到最佳拟合直线,从而预测未知的值。线性回归模型可以用一个公式表示:$y = ax + b$,其中 a 是斜率,b 是截距。逻辑回归是一种用于解决分类问题的回归分析方法。它在线性回归的基础上加入一个逻辑函数(Sigmoid 函数)来描述输入变量与输出变量之间的关系。逻辑回归模型通常表示为 $y = \text{Sigmoid}(ax + b)$,其中 Sigmoid 是一个将任何值转换到 0 到 1 之间的函数,a 是斜率,b 是截距。逻辑回归模型假设数据之间存在一个概率分布,并且可以通过最大化似然函数来找到最佳拟合参数。

(二)无监督学习

无监督学习是指从无标注数据中学习预测模型的机器学习问题,本质是学习数据中的统计规律或潜在结构。与监督学习不同,无监督学习中的训练数据不包含目标输出变量。无监督学习的主要原理是基于数据之间的相似性和统计特性,如距离、密度或相关性,来识别数据之间的模式或组织结构。无监督学习可以实现对数据的聚类、降维或概率估计。

(三)强化学习

强化学习是指智能体(agent)在与环境(environment)的连续互动中学习最优行为策略的机器学习问题。在强化学习中,智能体通过观察环境的状态(state)、使用动态的试错过程(即正负反馈)来学习如何解决问题,总体目标是学习在给定情况下采取哪些决策,以最大限度地提高未来的奖励(reward),而不需要事先标记好的训练数据或专家指导(图 8-4)。典型的强化学习算法包括 Q 学习、深度 Q 网络、策略梯度方法等。

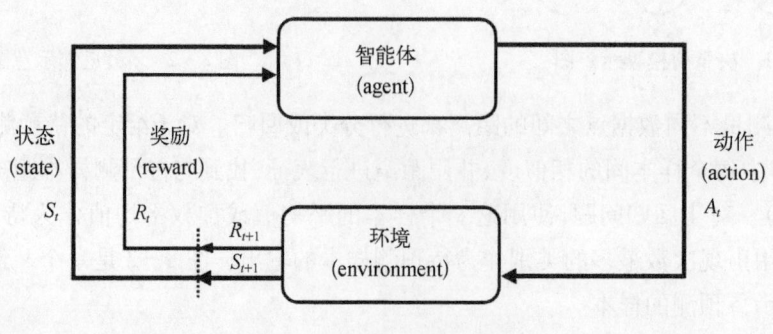

图 8-4 强化学习示意图

（四）集成学习

上述介绍的机器学习算法均属于单一模型，所有的单一模型都具有优点和缺点，不可能在所有情况下产生最好的结果。集成学习方法是克服单一模型的局限性并综合其优势的有效解决方法。集成学习使用组合方案将几种单一模型（或弱学习器）组合成一个强学习器，这个强学习器能取所有弱学习器之所长，达到相对的最优性能。集成学习可用于多种学习问题，包括分类、回归、聚类等。目前集成学习算法大多来源于自助投票法（bagging）、提升法（boosting）和叠加法（stacking）三种方法。

常见的集成学习方法包括随机森林（random forest，RF）、极端随机树（extremely randomized trees，ERT）、自适应提升（adaptive boosting，Adaboost）、梯度提升决策树（gradient boosting decision tree，GBDT）、极端梯度提升（extreme gradient boosting，XGBoost）、分类提升（categorical boosting，CatBoost）、轻量梯度提升机（light gradient boosting machine，LightGBM）等。

随机森林是基于自助投票法框架的一种集成学习算法，通过构建多个决策树并组合它们的预测结果来实现分类或回归任务。随机森林算法对训练数据进行随机抽样（有放回），生成多个不同的训练子集，在每个子集上独立训练决策树。在每个决策树的分裂过程中，算法随机选择一部分特征作为候选分裂特征，而不是使用所有特征。这样可以降低单棵决策树过于依赖某些特征的风险，提高了模型的多样性。通过采用数据随机和特征随机的原则，随机森林可以降低学习器的方差，降低模型过拟合的风险。

极端随机树与随机森林算法类似，是一种基于决策树的集成学习方法，但在构建每棵树时引入了更多的随机性。极端随机树不采取自助采样策略，每个决策树都是由原始训练集构建的。在每棵决策树的结点分裂时，极端随机树直接使用一个随机的特征以及随机特征上的随机阈值进行划分。由于在结点分裂时不需要计算最优的分裂点，而是直接进行随机选择，因此它的训练速度通常比随机森林更快。由于节点的特征分裂过程更加随机，模型更加多样化，因此极端随机树对于噪声和异常值的容忍性更高，具有一定的抗过拟合能力。

自适应提升是基于提升法框架的一种集成学习算法，通过迭代方法来优化一组弱学习（通常是简单的分类器，如决策树、支持向量机或逻辑回归等）。在每一轮迭代中，算法都会根据前一轮的误差来调整每个样本的权重，提高前一轮被弱分类器分类错误的样本的权重，而降低分类正确的样本的权重，然后训练一个新的弱分类器，以便更好地分类具有更高权重的样本。最终，对多个弱分类器进行线性组合，提高分类效果好的弱分类器的权重，降低分类误差率高的弱分类器的权重，加权组合后生成一个强学习器。自适应提升特别适用于二分类问题，同时也可以用于多分类或回归问题。

（五）神经网络与深度学习

人工神经网络（artificial neural network，ANN）是受生物神经网络启发而发明的由大量人工神经元连接组成的网络状机器学习模型，通过神经元之间的连接进行信息传递和处理。神经网络由节点层组成，包含一个输入层（input layer）、一个或多个隐藏层（hidden layer）和一个输出层（output layer）（图8-5）。输出层的神经元数量通常与任务的输出类别数量相匹配，如在分类任务中，每个输出神经元代表一个类别，并输出相应类别的概率或分数。神经网络可以用于分类、回归、聚类等任务。

深度学习（deep learning）是一种基于深层神经网络的机器学习方法。深层神经网络具有多个隐藏层，可以学习更加复杂的特征表示和模式，从而实现对数据的高效表示和处理。与传统的神经网络相比，深度学习不仅在层数上较多，而且采用了

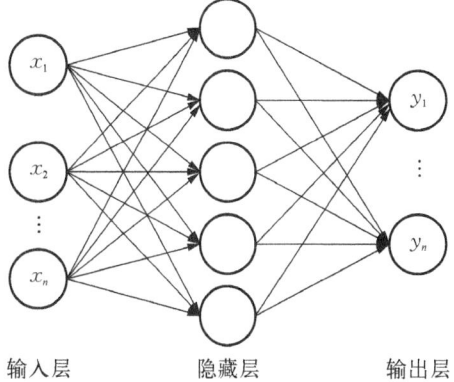

图8-5 人工神经网络示意图

逐层训练的机制来训练整个网络,以防出现梯度消失或梯度爆炸现象。通过反向传播算法,深度学习模型可以自动学习到最优的权重和偏置,从而实现高效的特征提取和模式识别。

二、特征工程

特征工程是从原始数据进行特征提取、转换和选择的过程,目标是使这些特征能表征数据的本质特点,使其更好地适用于模型训练和预测。特征工程是构建高性能机器学习模型的关键步骤之一,直接影响着模型的准确性和泛化能力。

(一) 数据预处理

现实世界的数据通常包含噪声、缺失值,并且可能无法直接用于机器学习模型。数据预处理是指在应用机器学习算法之前对原始数据进行一系列的操作和转换,使其适合机器学习模型所需的任务。数据预处理有助于提高模型的性能、减少过拟合,以及提高模型的稳定性。常见的预处理方法包括归一化、标准化、离散化、二值化、哑编码等。

缺失值的常见处理方式包括删除法和插值法。删除法是最简单的缺失值估算方法,直接将带有缺失值的样本或特征删除。当缺失值的比例较高或缺失值非随机时,删除法会导致样本量过少或特征过少,从而影响模型的准确性。插值法是通过已有的数据来估算缺失值,常用方法包括:① 单变量特征插补:使用常数或统计数据(平均值、中值或模式)对缺失值进行插补;② 多元特征插补:利用整个数据集的信息来估计和插补缺失值,常采用基于模型的方法进行插补,如 k 最近邻。

(二) 特征选择

特征选择是指从众多可用的特征中选择一个子集的过程,其目的是过滤无效特征或者噪声特征、改善模型效果、加速模型训练以及增强特征的可解释性。常用的特征选择方法包括过滤法(filter)、封装法(wrapper)和嵌入法(embedded)。

过滤法基于特征间的相关性对各个特征进行评分,通过设定阈值或者待选择阈值的个数来选择特征。常用的方法包括方差选择法、相关系数法、卡方检验法。封装法尝试用不同的特征子集对样本集进行预测,将预测性能作为衡量特征子集好坏的标准,经过比较选出最好的特征子集。常用的是递归特征消除法。嵌入法通过在机器学习模型的训练过程中自动选择最佳的特征子集来进行特征选择。常见的嵌入法包括基于惩罚项的特征选择和基于树模型的特征选择。基于树模型的特征选择的经典例子是决策树分类算法,如在使用决策树进行分类时,应用随机森林实现特征筛选和过滤。

(三) 特征重要性

特征重要性是指特征对目标变量的影响程度,即特征在模型中的重要性程度。模型训练过程中,往往会要求更加优异的模型性能指标,导致模型的表现和解释结果的程度之间通常存在不平衡。了解特征重要性对于减少模型的复杂度、提高模型的准确度和可解释性有着重要意义。常用的分析方法包括排列重要性(permutation importance)、内置特征重要性、夏普利加和解释(Shapley additive explanations,SHAP)值等。

SHAP 方法是一种基于博弈论的特征重要性评估方法,将每个特征对模型预测结果的贡献度作为 SHAP 值,从而表征每个特征对最终预测结果的影响程度。SHAP 方法的核心思想是基于局部解释和全局解释,即解释单个预测的局部影响和整个模型的全局影响。SHAP 值可以是正实数或负实数,因此它不仅能反映特征影响力的大小,也能反映每一个样本中的特征影响力的正负性。

需要注意的是,不同的特征重要性分析方法适用于不同的模型和数据类型,选择合适的方法需要根据实际情况进行选择。同时,特征重要性仅是指特征在模型中的重要性,不能用于判断特征是否有用或者是否需要进行特征工程处理。

三、模型评估与选择

(一) 欠拟合与过拟合

机器学习的目的是使得到的模型不仅对训练集而且对测试集都能有很好的预测能力。通常把模型的实际预测输出与样本的真实输出之间的差异称为"误差"(error)。模型在训练集上的误差称为"训练误差"(training error)或"经验误差"(empirical error),表示当前方法对于现有训练数据集的拟合程度;在测试集上的误差则称为"测试误差"(test error)或"泛化误差"(generalization error),表示当前方法对未知数据的泛化能力。

当模型没有很好地学习到数据特征,无法很好地拟合数据,在训练数据和未知数据上表现都很差时,这种现象称为欠拟合(underfitting)。当模型在训练数据集上表现良好,而在未知数据上表现很差时称为过拟合(over-fitting)。过拟合通常是由于模型过于复杂,以至于能够记住训练数据中的噪声和随机变化,而无法泛化到新数据上。模型选择旨在避免过拟合并提高模型的预测能力。

(二) 正则化与交叉验证

模型选择的典型方法是正则化。正则化是结构风险最小化策略的实现,通过在经验风险上加一个正则化项或惩罚项,使系数向零收缩,抑制学习更复杂或灵活的模型,以避免过拟合的风险。另一种常用的模型选择方法是交叉验证(cross validation)。

当给定的样本数据充足时,一般将原始数据集划分为三个子集:训练集、验证集和测试集。首先,使用训练集构建不同的模型;然后,选择在验证集上性能最佳的模型;最后,使用测试集评估泛化误差。当数据集太小无法提取有效的验证集时,可以使用交叉验证技术来选择模型。交叉验证的基本想法是重复地使用数据,把给定的数据进行切分,将切分的数据集组合为训练集与测试集,在此基础上反复地进行训练、测试及模型选择。

k 折交叉验证是最常用的交叉验证技术。首先,选定数据集的一个子集作为测试集,将剩余训练集划分成 k 个互不相交、大小相等的子集,利用 $k-1$ 个子集的数据进行模型训练,并用剩余的 1 个子集进行模型性能测试;将这一过程重复 k 次,对每个子集的性能分数进行平均,选出 k 次评测中平均测试误差最小的模型。一般设置 $k=5$ 或 10。进行 5 折交叉验证的流程如图 8-6 所示。

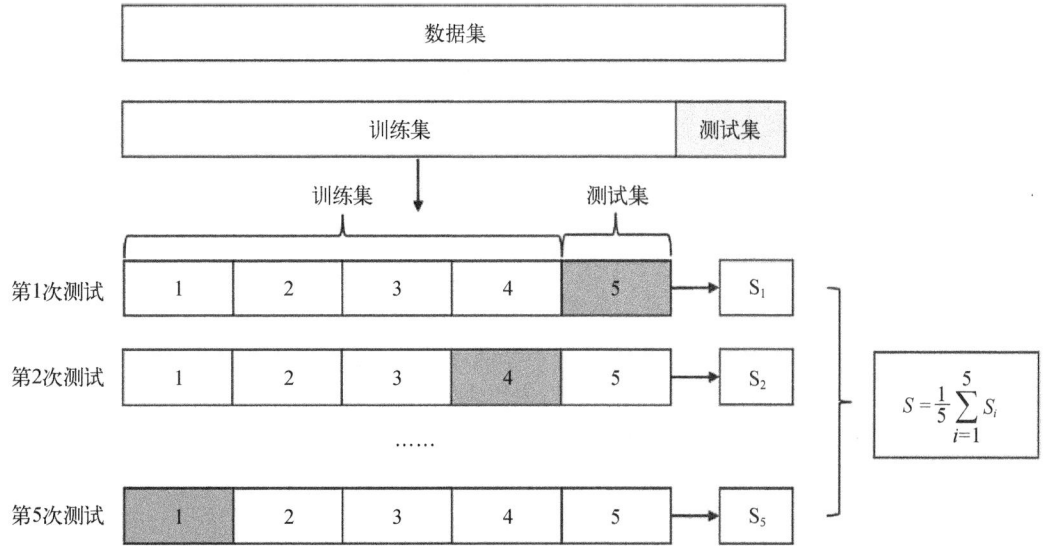

图 8-6 5 折交叉验证示意图

若要在不同的学习算法之间进行选择,可以使用嵌套交叉验证。嵌套交叉验证可以分为内层交叉验证和外层交叉验证,内层交叉验证用于选择最佳参数,而外层交叉验证用于使用内层交叉验证选择的最佳参数来评估模型的性能。5 折嵌套交叉验证的流程如图 8-7 所示,具体步骤如下:将整个数据集随机平均分为五部分;选取其中一部分作为外层测试集,其余的四部分作为外层训练集,重复该步骤五次,每次取不同的部分作为外层测试集;将内层集(即外层训练集)平均随机分为五部分,选择其中一部分作为内层测试集,其余四部分作为内层训练集;每个内层训练集用于初始模型拟合,内层测试集用于调整和优化模型的参数。在所有测试的场景中选择最佳的模型,最后使用外层测试集来验证最佳模型性能。

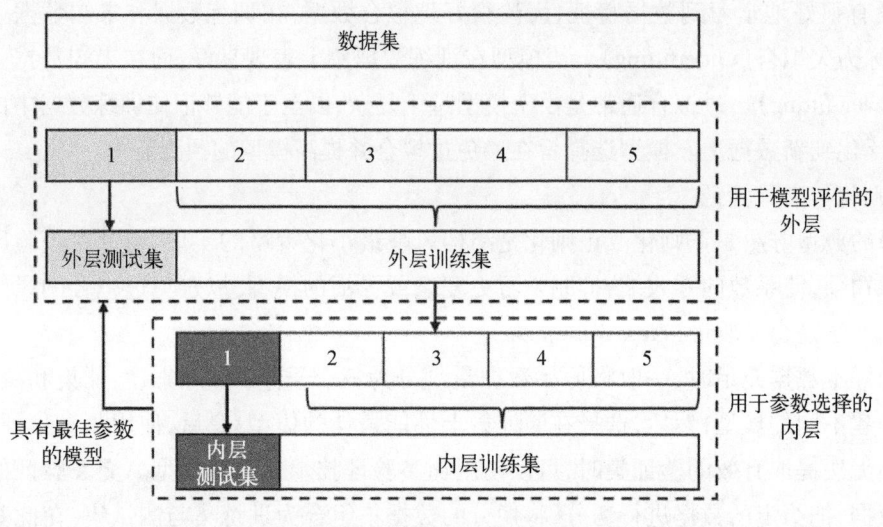

图 8-7 嵌套交叉验证示意图

(三) 超参数调优

机器学习模型中有大量参数需要事先人为设定,将这类不是经过模型训练得到的参数称为超参数(hyperparameter)。机器学习超参数的调优是为了找到一组最佳的超参数组合,使模型在特定任务上表现最佳,对于提高模型性能、防止过拟合、加速收敛等方面都非常重要。常用的调参数方法包括网格搜索(grid search)、随机搜索(random search)和贝叶斯优化(bayesian optimization)。

网格搜索是常用的超参数调优方法。它的基本思想是将超参数空间划分为一个个网格,通过穷举指定的参数组合,计算每一组参数在验证集上的表现,挑选误差最小的超参数作为最优超参数。网格搜索简单易懂,但在超参数空间较大时,计算开销较大。

(四) 性能评估指标

在机器学习中,评估指标是衡量模型性能和效果的关键工具。通过评估指标,可以量化模型的准确性、稳定性和泛化能力,选择最合适的模型和优化参数,从而提高模型的预测能力和应用效果。对于不同任务的不同算法需要采用不同的指标进行权衡。

对于分类问题,通常通过构建混淆矩阵记录分类器的预测结果,对于 k 元分类,混淆矩阵为一个 $k\times k$ 的表格。二分类问题的混淆矩阵见表 8-1,通常采用以下评估指标。

(1) 准确率(accuracy),预测正确的结果占总样本的百分比。

$$Accuracy = \frac{TP + TN}{TP + TN + FP + FN} \tag{8-1}$$

(2) 精确率(precision),预测为正的样本中实际为正的样本的概率。

$$Precision = \frac{TP}{TP + FP} \qquad (8-2)$$

(3) 召回率(recall),实际为正的样本中被预测为正样本的概率。

$$Recall = \frac{TP}{TP + FN} \qquad (8-3)$$

(4) F1分数(F1-score),精度和召回率的调和平均数,用来综合考虑精度和召回率的平衡。

$$F1 - score = 2 \times \frac{Precision \times Recall}{Precision + Recall} \qquad (8-4)$$

(5) 受试者操作特征曲线下的面积(area under the receiver operating characteristic,AUROC),是对所有可能的分类阈值的效果进行综合衡量,AUROC越高,模型越好。

表8-1 二分类结果混淆矩阵

分类		预测值	
		正	负
真实值	正	真正(TP)	假负(FN)
	负	假正(FP)	真负(TN)

对于回归问题,通常采用以下评估指标。

(1) 平均绝对误差(mean absolute error,MAE):预测值和真实值之间的距离的绝对值的均值。MAE的取值范围与原始数据的量纲有关,因此无法直接进行比较。

$$MAE = \frac{1}{n} \sum_{i=1}^{n} | y_i - \hat{y_i} | \qquad (8-5)$$

式中,y_i是真实值,$\hat{y_i}$是预测值,n是样本量。

(2) 均方误差(mean square error,MSE):预测值与真实值之差的平方值的均值。MSE的取值范围与原始数据的量纲有关,因此无法直接进行比较。

$$MSE = \frac{1}{n} \sum_{i=1}^{n} (y_i - \hat{y_i})^2 \qquad (8-6)$$

(3) 均方根误差(root mean square error,RMSE):MSE的平方根。与MSE相比,RMSE可以缓解异常值对评价结果的影响。

$$RMSE = \sqrt{\frac{1}{n} \sum_{i=1}^{n} (y_i - \hat{y_i})^2} \qquad (8-7)$$

一般来说,上述评估指标值越小,表示模型的预测能力越好,但具体的评估标准还需要结合具体问题和领域来确定。

(4) 决定系数(coefficient of determination,r^2):评价模型的拟合优度,越接近1,回归拟合效果越好。

$$r^2 = 1 - \frac{\sum_{i=1}^{n} (y_i - \hat{y_i})^2}{\sum_{i=1}^{n} (y_i - \bar{y})^2} \qquad (8-8)$$

四、研究流程

机器学习模型构建及分析是一个系统的工作,一般包括以下流程:研究设计、数据准备、算法选择、模型训练与验证、模型评估。

(一)研究设计

研究设计是进行机器学习模型构建及分析中最为关键的步骤,良好的研究设计对于构建具有临床价值的有效的机器学习模型至关重要。在进行模型训练之前,应对研究细节有充分的考虑,以回答关键问题,包括:① 未满足的临床需求是什么;② 需要收集什么类型的数据;③ 哪些机器学习算法适合解决研究问题。

具有临床应用价值的机器学习模型应从未满足的临床需求出发,以确定模型最终的预测目标。例如,在定量药理学领域,旨在确定个体化给药方案的机器学习模型可以根据药物的药动学及药效学特性,选择药物剂量、药物在体内的暴露量(如 C_{max}、C_{min}、AUC 等)、药物效应指标[如抗凝药物的凝血酶原时间国际标准化比值(international normalized ratio,INR)]等作为模型的预测目标。

(二)数据准备

数据准备是任何机器学习方法的第一步,也是最重要的一步。作为一种数据驱动的方法,机器学习模型的性能在很大程度上取决于它所构建的数据的质量。数据需要具有足够的样本量和质量,才能在临床应用中充分代表目标人群。一般来说,更大的样本量有助于开发稳健的机器学习模型。数据要有代表性并尽量覆盖全面,否则容易出现过拟合或欠拟合。

获得数据后,可先进行探索性分析以了解数据的整体结构、统计信息以及数据噪声等。可使用可视化方法直观地展示数据分布,以便更好地理解数据的趋势、关联和模式。探索性分析可能揭示出原始数据中存在的问题,如统计噪声、数据不规范等,这些问题会影响模型的质量,因此在对模型进行训练之前,需要对原始数据进行预处理。经过不同方法处理,模型构建的结果可能会有所不同,通常会根据实际数据类型以及分析情况,选择一种或多种最优的处理方式。

完成数据预处理后,可应用特征选择方法,通过去除不相关、冗余或嘈杂的特征,从原始特征中提取出合适的特征,以带来更好的学习性能、更高的学习精度、更低的计算成本和更好的模型可解释性。特征选择时可应用特征有效性分析技术,如相关系数、卡方检验、逻辑回归等方法。

(三)算法选择

机器学习算法的选择取决于学习任务、数据特征及模型要求。当数据集中包含目标变量或学习目标在于预测新样本的输出结果时,可以使用监督学习算法,否则可以作为无监督学习问题处理。然后根据目标变量的分布特点,确定属于分类问题还是回归问题,并选择相应的算法训练模型。对于大数据集,可以考虑使用高效的算法,如随机森林、梯度提升树等;对于小样本数据集,可以尝试使用简单且鲁棒性较好的算法,如支持向量机等。

在模型选择时,应权衡模型的可解释性和预测性能,根据具体需求选择适合的算法。线性模型(如线性回归、逻辑回归)或决策树模型基于简单的线性关系或决策过程,能够直接展示各个特征对输出的影响,通常较容易理解和解释。集成模型(如随机森林、梯度提升树)和深度学习模型通常具有更复杂的结构和推理过程,因此其可解释性较差,但可以通过可视化、特征重要性等方法来尝试解释其决策过程。

在模型选择时,一般不存在对任何情况都表现很好的算法,这又称为"没有免费的午餐"原则。实际研究中通常建议尝试多种算法进行模型训练,基于不同算法性能评估结果,确定最适合解决问题的算法。

(四)模型训练与验证

每个机器学习模型都有需要人为设置的超参数,包括模型的复杂度、学习率、正则化项的权重等。

超参数的设置会影响模型的性能,因此需要根据问题的性质和数据的特性来合理设置。在训练模型的过程中,需要不断调整,找到一组使模型在验证数据集上性能最好的参数。

训练模型前,一般把数据集分为训练集和测试集,使用训练数据构建模型,之后使用测试数据对模型进行测试和评估,以测试模型对新数据的泛化能力。当数据集样本量较小时,可以使用交叉验证进行数据集划分及模型验证,以充分利用当前数据,获得更多有效信息。

当模型测试结果不理想时,需要进行诊断,以确定模型调优的方向和思路,过拟合和欠拟合的判断是模型诊断中的关键步骤。常见的方法有交叉验证、绘制学习曲线等。对于过拟合问题,可以尝试增加数据量、降低模型复杂度、正则化等方法来降低模型的泛化误差。对于欠拟合问题,可以考虑提高特征数量和质量、增加模型复杂度等方法来降低模型的泛化误差。

(五)模型评估

模型评估有助于了解模型的性能,并为模型的优化提供方向。根据学习任务的不同可以选择不同的评价指标,如对于分类问题选择准确率、精确率、召回率等;对于回归问题,选择均方误差、均方根误差、r^2 等。一个符合期望的、可靠的机器学习模型除了能够精确地描述训练数据集和测试数据集,也应该实现对外部验证数据的成功拟合。因此,在模型构建之后,有必要分别通过内部验证和外部验证对模型预测性能进行评价。内部验证是利用自身的训练数据集和测试数据集,对模型自身数据准确性、模型稳定性进行验证。外部验证则是采用独立的外部数据集,对不同模型和不同群体的模型适用性进行评估。

模型的训练、评估和优化是一个迭代的过程。通过不断地训练模型,使用验证数据集来评估模型的性能,根据评估结果来优化模型,然后再次训练模型,如此反复,直到模型的性能达到预期标准或者无法进一步提高为止。

(六)机器学习研究的一般建议

在药物研发或临床合理用药情景下使用机器学习方法的目的是充分利用其处理复杂数据的能力,完成对既定临床或科学问题的精确预测。因此,为提高所构建模型的科学性、有效性及临床相关性,研究者应注意以下问题。

(1)研究设计应从未满足的临床/研发需求出发。
(2)纳入的数据应该代表真实世界的情况。
(3)选择的特征应在临床容易获得且具有生理意义。
(4)推荐使用交叉验证/嵌套验证进行数据集划分及模型选择。
(5)最终算法的选择应基于多个算法性能比较的结果。
(6)在临床运用之前,建议通过前瞻性研究评估机器学习模型的临床效能。
(7)分享最终代码以保证模型的可重复性。

第三节 应用案例

个体化药物治疗方案的定制和调整:

一、背景和目的

万古霉素是革兰氏阳性菌感染的一线用药。由于治疗窗窄,万古霉素的个体化治疗是保证其最佳疗效、避免细菌耐药和不良反应的关键。这一点在新生儿中更为重要,因为新生儿快速变化的生理特点和特殊的病理生理导致药动学特征和临床反应有很大的变异性。万古霉素是浓度依赖型抗生素,药效学指标为 24 h 的 AUC 除以细菌的最低抑菌浓度(minimal inhibitory concentration,MIC)。国内外指南推

荐 $AUC_{0\sim24h}/MIC$ 维持在 400~600 h, 以获得良好的临床结果。密集采血是直接监测 $AUC_{0\sim24h}$ 的最准确的方法, 但这在临床上是不切实际的, 而且对于新生儿群体, 在伦理上也是不可行的。因此临床仍然常规使用稳态条件下的谷浓度(trough concentration, C_0) 作为替代性指标, 目前推荐的目标范围为 10~20 mg/L。本研究的目的是评估机器学习是否可以预测万古霉素这两个不同的暴露量指标($AUC_{0\sim24h}$ 和 C_0), 并计算个体患者的最佳给药方案, 实现精准给药。

二、方法

研究采用的大型新生儿万古霉素数据集来自在 7 个不同国家进行的 15 项多中心药动学研究, 共计包括 1 631 名新生儿, 4 894 个万古霉素浓度。

1. 初始给药方案-基于 C_0 的预测模型

二维码 8-1

从完整的数据集中筛选万古霉素稳态谷浓度 C_0 数据, 基于 8 种不同的机器学习算法 [GBDT、CatBoost、XGBoost、LightGBM、表格学习神经网络(TabNet)、逻辑回归、支持向量回归(support vector regression, SVR)、ANN], 使用训练集数据, 以个体 C_0 观测值为目标(因变量), 通过纳入经过特征选择和处理的预测特征, 进行个体 C_0 预测模型的构建, 模型代码见二维码 8-1。通过比较不同的机器算法的预测性能, 确立基于最佳算法和参数的最终模型。使用独立外部验证数据集对模型预测性能进行评估。

2. 给药方案调整-基于 $AUC_{0\sim24h}$ 的预测模型

基于已构建的万古霉素新生儿群体药动学模型, 使用贝叶斯后验估计获得个体 $AUC_{0\sim24h}$ 的估计值, 并将其视作个体 $AUC_{0\sim24h}$ "参考值"。个体 $AUC_{0\sim24h}$ "参考值"作为预测目标用于后续机器学习模型构建。具体构建方法与基于 C_0 的模型构建方法一致。

三、结果

1. 初始给药方案

根据 $RMSE$、r^2、平均百分比误差(MPE)和平均绝对百分比误差($MAPE$)结果, CatBoost 被确定为最佳算法(表 8-2)。对于最终基于 C_0 的预测模型, 血清肌酐浓度、稳态谷浓度采样距离上次给药时间、万古霉素给药剂量及频次、血清肌酐测定方法、产后日龄、矫正胎龄、万古霉素浓度测定方法、胎龄、当前体重和出生体重被确定为主要的预测特征(图 8-8)。对于最终基于 C_0 的预测模型, 在用药前, 可以根据新生儿的基本特征(如年龄、体重、生化信息)先验地预测给定剂量下的 C_0, 结合目标谷浓度范围确定初始给药方案, 模型代码见二维码 8-2。

二维码 8-2

表 8-2 不同算法预测性能评估结果

	方 法	均方根误差(mg/L)	决定系数	平均绝对百分比误差(%)	平均百分比误差(%)
C_0 预测值	极端梯度提升, XGBoost	3.43	0.5	32.4	13.3
	轻量梯度提升机, LGBM	3.27	0.55	32.1	14.4
	类别梯度提升, CatBoost	3.03	0.62	29.4	14.0
	梯度提升决策树, GBDT	3.36	0.52	32.6	14.4
	支持向量回归, SVR	3.38	0.52	32.6	15.7
	线性回归, LR	3.21	0.57	33.8	15.3
	人工神经网络, ANN	3.33	0.53	33.7	19.8
	表格神经网络, TabNet	3.37	0.52	32.6	17.9
	群体药动学, PopPK	3.63	0.57	44.6	11.4

续　表

	方　　法	均方根误差 （mg/L）	决定系数	平均绝对百分比 误差（%）	平均百分比 误差（%）
$AUC_{0\sim24\,h}$ 预测值	极端梯度提升，XGBoost	65.3	0.78	9.67	1.62
	轻量梯度提升机，LGBM	79.7	0.67	12.1	4.44
	类别梯度提升，CatBoost	60.1	0.81	9.27	2.16
	梯度提升决策树，GBDT	69.3	0.72	11.3	4.04
	支持向量回归，SVR	72.7	0.63	9.6	-3.92
	线性回归，LR	83.8	0.71	10.2	-4.09
	人工神经网络，ANN	74.0	0.6	11.2	-1.83
	表格神经网络，TabNet	87.4	0.76	9.94	3.58

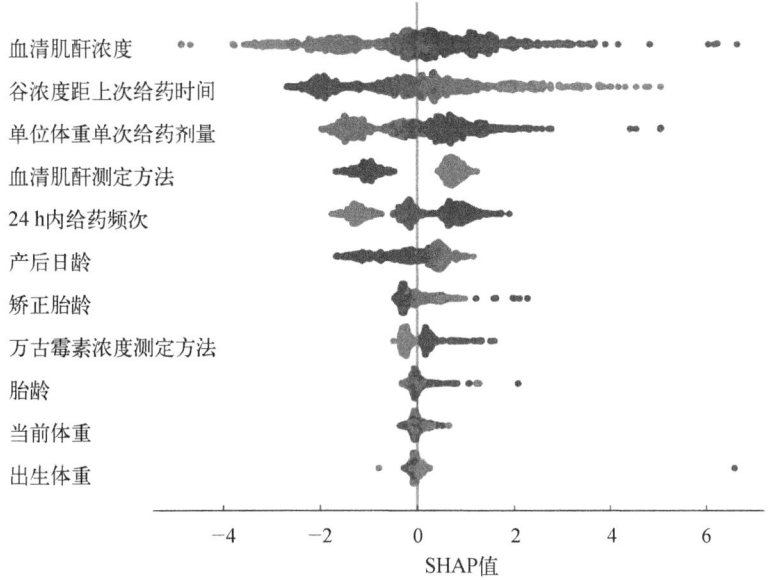

图 8-8　万古霉素最终 C_0-ML 模型 SHAP 图

SHAP 值：即夏普利可加性解释值（SHapley Additive exPlanations），从上至下的排序反映了不同特征对模型预测的贡献程度。X 轴方向的点群离散度反映该特征对预测值的影响程度，离散度越大代表该特征对预测结果影响也越大

2. 给药方案调整

根据 $RMSE$、r^2、MPE 和 $MAPE$ 结果，CatBoost 被确定为最佳算法（表 8-2）。对于最终基于 $AUC_{0\sim24\,h}$ 的预测模型，稳态谷浓度、稳态谷浓度采样距离上次给药时间、血清肌酐浓度、万古霉素浓度测定方法、出生体重、血肌酐测定方法、产后日龄、矫正胎龄、胎龄和当前体重和被确定为主要的预测特征（图 8-9）。对于最终基于 $AUC_{0\sim24\,h}$ 的预测模型，在获得新生儿 TDM 监测值 C_0 后，可以根据新生儿的基本特征（如年龄、体重、生化信息）后验地预测给定剂量下的 $AUC_{0\sim24\,h}$，结合目标谷浓度范围确定后续给药方案。

综上，开发的机器学习预测模型能够实现以下应用场景：对于一个需要万古霉素治疗的新入组的新生儿患者，首先对临床最常用的监测指标 C_0 进行预测。临床医生输入新生儿的基本特征（年龄、体重、生化信息等），然后输入计划的给药方案（可以同时设置多个方案）。C_0-ML 模型将提供不同计划给药方案下的 C_0 预测值，临床医生可以根据预测的结果选择合适的初始给药方案。一旦获得新生儿稳态谷浓度测量值（即 C_0），临床医生也将此信息输入 $AUC_{0\sim24\,h}$-ML 模型，可以对药效学最相关的监测指

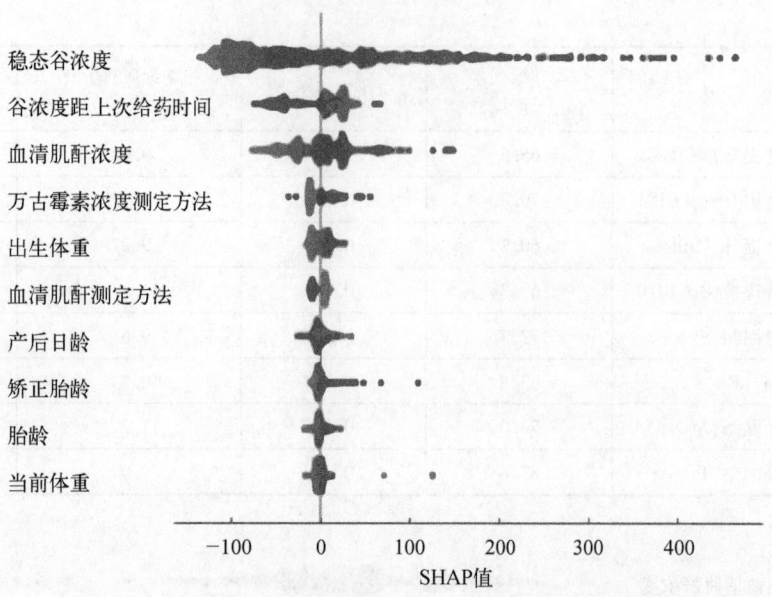

图 8-9 万古霉素最终 AUC_{24}-ML 模型 SHAP 图

SHAP 值：即夏普利可加性解释值（SHapley Additive exPlanations），从上至下的排序反映了不同特征对模型预测的贡献程度。X 轴方向的点群离散度反映该特征对预测值的影响程度，离散度越大代表该特征对预测结果影响也越大

标——$AUC_{0\sim24\,h}$，进行预测。这使得临床医生可以根据这些结果进一步调整剂量。

思 考 题

1. 简述机器学习、监督学习和集成学习的定义。
2. 机器学习研究有哪些特点和基本流程？
3. 列举机器学习在个体化治疗中的应用。

参 考 文 献

周志华. 2016. 机器学习. 北京：清华大学出版社.

Ribba B, Dudal S, Lavé T, et al. 2020. Model-Informed Artificial Intelligence：Reinforcement Learning for Precision Dosing. Clin Pharmacol Ther, 107(4)：853-857.

焦正, 李新刚, 尚德为, 等. 2021. 模型引导的精准用药：中国专家共识（2021 版）. 中国临床药理学与治疗学, 26(11)：1215-1228.

李航. 2022. 机器学习方法. 北京：清华大学出版社.

赵卫东, 董亮. 2018. 机器学习. 北京：人民邮电出版社.

鲁伟. 2022. 机器学习：公式推导与代码实现. 北京：人民邮电出版社.

Tang B H, Zhang J Y, Allegaert K, et al. 2023. Use of machine learning for dosage individualization of vancomycin in neonates. Clin Pharmacokinet, 62(8)：1105-1116.

（赵 维）

第九章
定量系统药理学

第一节 概 述

一、定义和发展

临床试验是药物上市前必不可少的关键验证环节。然而,新药临床试验的整体研发效率长期处于较低水平,包括:① 临床成功率较低,从Ⅰ期启动至成功获批上市通常只有10%;② 费用支出巨大,不同阶段临床试验的花费可高达数百万美元至数亿美元不等;③ 时间投入长,平均药物临床研究周期可达8~9年。此外,全球临床试验竞争趋势越来越激烈,以肿瘤免疫领域中的程序性死亡受体-1/程序性死亡配体-1(programmed death receptor-1/programmed death ligand-1,PD-1/PD-L1)靶点为例,截至2021年底,全球在临床试验数据库(https://clinicaltrials.gov/)网站注册的在研PD-1/PD-L1靶向药相关临床试验已达近5 000项。因此,如何利用新方法和新工具提高药物研发中的临床试验成功率,是全球制药行业共同关注的重大挑战。

美国多所大学、药企及FDA的专家小组经过大量前期研究和准备,于2011年正式编纂发表了具有重要里程碑意义的定量系统药理学(quantitative and systems pharmacology,QSP)行业白皮书:*Quantitative and Systems Pharmacology in the Post-genomic Era: New Approaches to Discovering Drugs and Understanding Therapeutic mechanisms*。白皮书中指出:QSP的核心为融合了经典药动学-药效学概念与系统生物学机制性数学建模思维的一种新型模型驱动的药理学研究方法。

QSP的首要关键要素为系统生物学的机制性建模理念。在2000年前后,系统生物学开始兴起。其研究方法主要为应用数学建模,描述复杂生物信号通路中的生化反应和蛋白激活等调控事件,实现对细胞生理和靶点干预模拟的潜力。在同一时期,欧美制药公司和高校研究人员开始逐渐探索类似的机制性建模,并将其应用于模拟更高层面的人体生理病理系统。与群体PK-PD或PBPK模型相比,QSP模型更注重疾病的发生和发展机制以及疾病与药物之间的复杂多尺度相互作用,而不仅仅是基本的药物代谢或体内转运机制。在方法学层面,QSP代表了系统生物学、工程建模和药物科学中定量方法的交叉与集成,可以有机融合多种模型形式,如分子或信号通路模型、药动学模型(如PPK、PBPK)、基于机制的疾病模型和基于定量方法的生物标志物和临床结局模型等,从而系统性地研究药物作用和疗效,推进新药的研发。因此,QSP在前瞻性预测药物临床疗效、制订临床给药方案、模拟临床试验、探索生物标志物等方面具有独特优势。

随着2011年QSP白皮书的正式发布,QSP模型的研究方法受到了更多国际制药企业和监管机构的关注,并迎来了重要的发展阶段(二维码9-1)。经过10多年的方法学探索、案例验证以及实际研发应用的逐步发展,QSP已经成为欧美一线药企中MIDD模式中的重要组成部分。随着当下医学数据与日俱增的可及性,QSP机制性建模技术被越来越多地用于药物研发之中,包括理解疾病机制、预测候选药物的有效性和安全性、指导早期药物临床研究等。

二维码 9-1

目前欧美发达国家的制药企业围绕QSP与临床试验模拟的研究理念,正进一步加大研发投入和扩充技术团队。而国内QSP领域仍处于起步初期,与欧美发达国家相比仍存在一定差距。尽管如此,QSP建模方法目前已逐渐得到国内药企以及监管机构的重视,国内药企对相关人才的需求日益增多。同时,QSP已作为MIDD的重要技术之一,被多国的药政监管机构发布的药物研发技术指导原则所推荐。QSP理论和方法将在MIDD中有更加广泛的应用场景。

二、研究内容和应用场景

QSP的研究理念通过建立数学模型,覆盖分子、信号通路、细胞、组织和人体等多个生理尺度,可系统性地整合不同模式及维度的临床前和临床数据。从机制的角度,QSP模型能够定量、动态地描述疾病发生和发展过程中的多尺度生理病理调控事件,以及预测药物通过干预其靶点而产生的药效和毒性方面的指标变化,最终实现对临床试验的前瞻性高通量模拟分析,并优化临床研究方案,减少试错性临床研究,实现更高效、更精准的模型引导药物临床开发(图9-1)。因此,相较于传统的PK-PD建模,QSP在新药研发中具有更广泛的应用场景。此外,在临床前靶标确证、转化成药性评价以及早期临床研发等关键阶段,QSP模型被认为具有独特的转化应用优势。

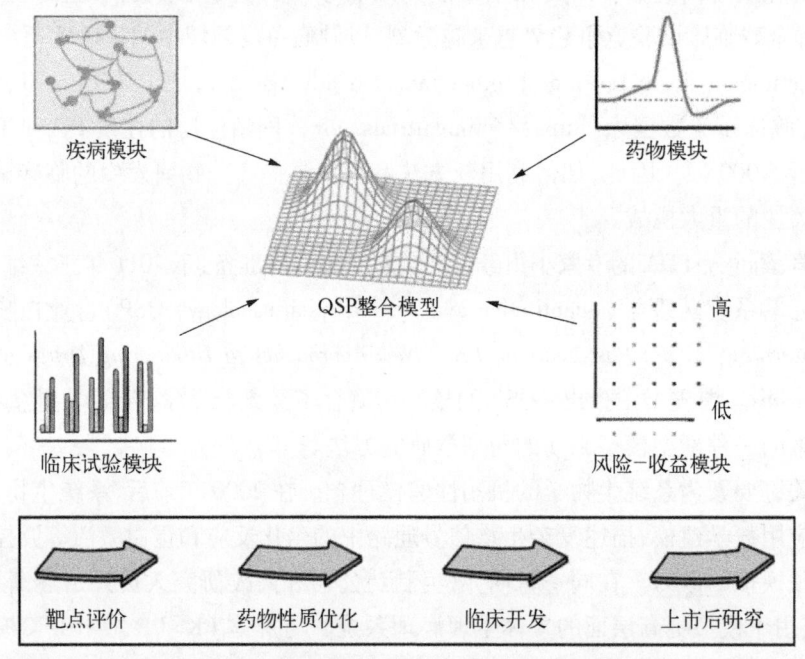

图9-1 QSP模型引导的药物研发全链条应用

除了制药工业界对QSP的持续重视,欧美监管机构也对QSP建模解决方案持开放鼓励态度。2021年FDA发布的统计报告显示:近年来QSP模型分析报告的提交量持续增加。2013~2020年共提交了157份QSP报告,且增长趋势明显。提交的报告中,QSP主要应用于实体肿瘤、血液系统恶性肿瘤、神经精神类疾病、心血管病、肾脏病及传染病。总体而言,QSP被应用于药物开发的各个阶段,而并非仅局限于临床前和早期临床,在临床Ⅱ期和Ⅲ期的应用占比达到了35%和34%。

根据2022年的一项行业研究报告显示,QSP模型常见的应用场景涵盖了临床剂量选择和给药方案设计、指导生物标志物的采集和关联的患者分层分析、前瞻性评估药物联用治疗可行性、指导竞争药物的差异化开发策略、临床前的靶点优化,以及反向指导临床前实验等多个方面。以下将简要介绍近年来在抗肿瘤、降血糖、抗病毒等疾病领域新药研发中的代表性应用。

（一）临床给药方案设计

美国一家大型制药公司的团队在开发全球首个 CD3×CD20 双特异性抗体新药莫妥珠单抗（mosunetuzumab）的过程中，使用了 QSP 建模和临床试验模拟，预测了一种全新的临床给药方案，并在人体临床试验中得到了验证，充分证明了 QSP 的临床应用价值。在该研究中，胡塞尼（Hosseini）等建立了描述了非霍奇金 B 细胞淋巴瘤的发展机制，以及莫妥珠单抗在人体中转运代谢过程的 QSP 模型，并逐层递进地使用了多组临床前动物实验数据，以及另一关联药物在非霍奇金 B 细胞淋巴瘤中的早期临床试验数据，对模型本身和虚拟患者群体的预测性能进行了校准和优化（图 9-2）。

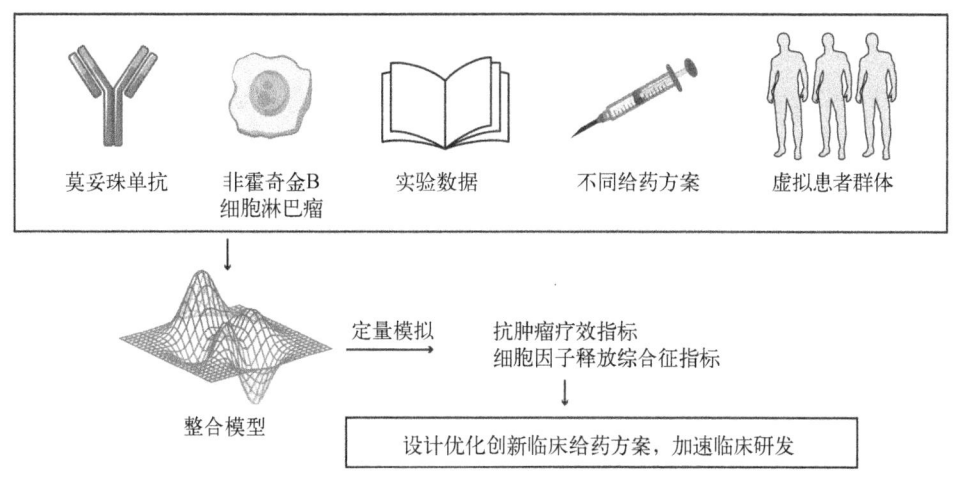

图 9-2　莫妥珠单抗的 QSP 建模与临床转化应用

随后，该模型被用于模拟不同给药方案下的患者群体响应和不良反应的发生率。研究人员模拟了不同给药方案下（如传统每 3 周给药 1 次，首个周期内分步剂量递增等），患者群体的抗肿瘤疗效及细胞因子释放综合征（cytokine release syndrome，CRS）的发生情况，并通过高通量临床试验模拟的综合分析，发现在首个周期内如采用低剂量多次递增的新方案可有效降低 CRS 发生率，有望提高总体给药剂量和抗肿瘤治疗效果。基于上述 QSP 模型分析，莫妥珠单抗的 I 期首次人体临床试验中向 FDA 申报并获准实施了该创新给药方案。随后取得的临床结果在抗肿瘤疗效和 CRS 安全性两个方面均直接证实了 QSP 模型所设计的给药方案的巨大临床价值。基于 I 期的优异临床结果，该药获得了 FDA 授予的突破性疗法认定，使得其临床开发进程得到了显著提速。最终该药作为全新的、全球首创独特作用机制（first-in-class）治疗药物于 2022 年成功提前获批上市。

（二）新靶点成药性评价

G 蛋白偶联受体 119（G protein-coupled receptor 119，GPR119）曾一度被视为糖尿病领域一个潜力巨大的新机制靶点，吸引了多家知名药企投身于该靶点激动剂的开发，但 GPR119 靶点的整体成药性仍存在较大不确定性。因此，为了准确预测在研 GPR119 激动剂的临床疗效，研发人员构建了一个全面的 QSP 模型平台，包含了 2 型糖尿病的主要生理病理机制，以及 GPR119 和多个其他关联靶点和治疗药物的作用机制（图 9-3）。随后，在基于模型生成的虚拟患者群体中，研究人员对比了其在研 GPR119 激动剂以及其他已上市的药物在降低患者糖化血红蛋白水平方面的效果，并通过模型预测发现该激动剂的潜在最佳效果仅与西格列汀持平，明显低于艾塞那肽。经过综合考量，研发人员及时终止了在研的 GPR119 激动剂的所有临床开发计划。多家欧美药企随后进行的相同靶点治疗 2 型糖尿病的 II 期临床试验均因为疗效不佳而宣告失败，证实了基于 QSP 模型模拟的决策是正确的。

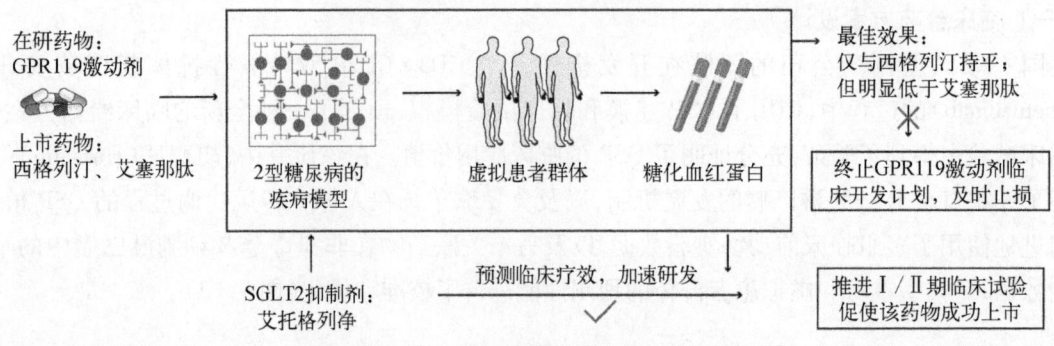

图 9-3 针对 2 型糖尿病的 QSP 建模及应用

此外,研究人员应用类似的 QSP 建模和临床试验模拟分析技术,成功推动并缩短了糖尿病领域的另一个重要靶点即钠-葡萄糖共转运体-2(sodium-glucose cotransporter 2, SGLT2)的抑制剂艾托格列净(ertugliflozin)的临床研发周期。基于 QSP 模型的分析不仅为该药物的临床方案设计提供了指导,而且加快了其Ⅰ/Ⅱ期临床试验的衔接和推进,最终促使该药快速成功上市。

(三) 抗新型冠状病毒感染药物的临床研发

针对新型冠状病毒感染治疗药物的研发,研究人员建立了一个系统性的 QSP 模型平台,进行了模型引导的抗新型冠状病毒感染药物的高效研发(图 9-4)。该模型涵盖了约 10 种免疫细胞和 10 余种细胞因子在调控新型冠状病毒感染和炎症反应方面的生理病理相互作用。模型还考虑了肺组织损伤和炎症相关的临床生物标志物的产生与释放,如 C 反应蛋白等。通过反复测试,该模型不仅能确保模拟的病毒感染后的多项生理病理指标变化与真实患者的反应具有可比性,而且生成的虚拟患者群体可以相对准确地描述新型冠状病毒感染临床试验中的常用观测指标,如病毒载量、干扰素浓度、白介素 6 浓度等。

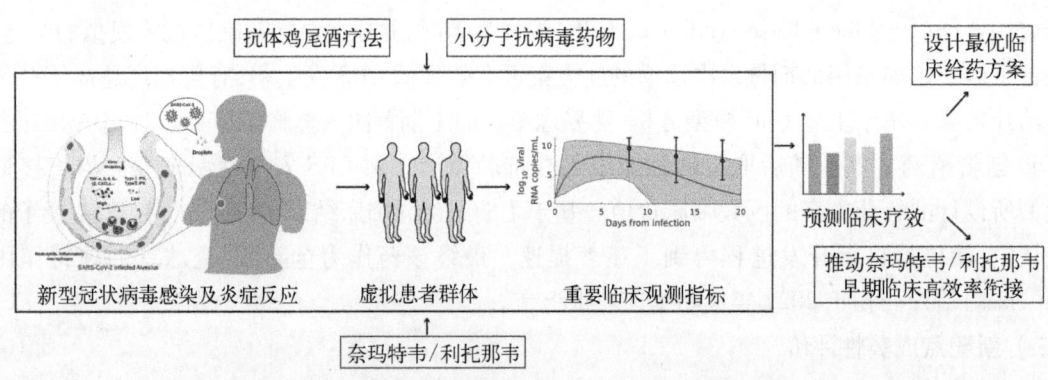

图 9-4 新型冠状病毒感染治疗药物的 QSP 建模与应用

随后,研究人员运用已发表抗体鸡尾酒疗法和小分子抗病毒药物的临床试验数据,对该 QSP 模型进行了优化与验证。通过基于 QSP 模型和临床试验模拟的高通量分析,研究人员围绕潜在最佳临床治疗方案做出了重要的前瞻性预测:连续治疗 5 天将为新型冠状病毒感染患者带来显著的临床获益,达到最佳的获益风险。该治疗方案的科学性和有效性随后在奈玛特韦/利托那韦(nirmatrelvir/ritonavir)关键性临床试验得到了充分验证。QSP 模型的使用为该药的及时上市起到了核心推动作用。

(四) 疾病平台模型与新药研发

近年来,美国约翰·霍普金斯大学的亚历山大·波佩尔(Aleksander Popel)团队开发了首个大规模、基于机制的肿瘤免疫治疗 QSP 模型平台体系(图 9-5)。围绕肿瘤-免疫相互作用体系中的大量细胞间和细胞内生理病理机制与分子通路,该平台整合了多种已有药物治疗方式,包括单克隆抗体、双特异性抗体、小分子药物、化疗药物和表观遗传药物等。这一系列研究首先提出了肿瘤免疫领域中 QSP 模型的应用思路,并且将其应用于乳腺癌、结直肠癌、肺癌、恶性黑色素瘤、肝癌等不同癌种的临床试验模拟、药效预测、组合疗法评估和生物标志物筛选等临床探索中,先后发表了近 20 篇系列论文。此外,Popel 团队首次实现了肿瘤免疫 QSP 模型与空间肿瘤基于智能体的建模(agent-based modeling,ABM)模型的融合模拟,并成功在此基础上整合了肿瘤病理组学和单细胞测序的相关多模态实验数据。因此,该系列研究被广泛认为是全球肿瘤免疫治疗药物研发领域中首个全公开的 QSP 模型平台解决方案,充分展示了 QSP 和临床试验模拟的研究理念在现代药物研发中的重要价值和应用前景。

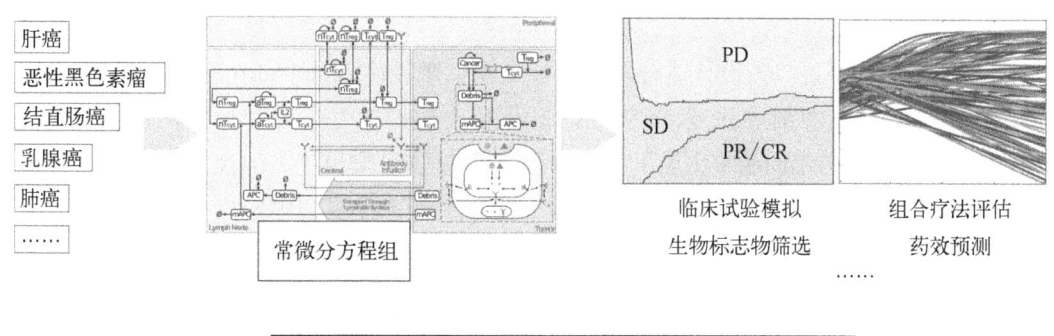

图 9-5　肿瘤免疫 QSP 模型平台在研发中具有广泛应用场景

关于 QSP 领域未来在药物研发应用中的技术发展方向,大致可分为以下两个方面。首先,继续深化针对特定病种的大规模 QSP 模型平台。该类 QSP 平台往往围绕特定具有相近特征且药物研究迭代需求较大的疾病领域构建(如上文中提及的肿瘤免疫平台、糖尿病平台等),且通常具有如下特点:① 涵盖多个药物靶点和疾病关联的机制通路,整体复杂度较高,可有机融合多个药物的多尺度数据以及患者的多组学数据;② 模拟未经治疗的疾病状态,尤其是不同的疾病亚型/表型;③ 模拟和比较新治疗方案与当前标准治疗方案的有效性与安全性;④ 支持多类别的研发应用,如评估不同组合、不同治疗方案的临床响应,评估生物标志物的患者分层有效性,指导早期靶点研究等;⑤ 可持续整合数据并被重复使用,或在少量调整基础上被高效运用于研究新的治疗靶点和药物模式。基于以上优势,在特定疾病的 QSP 模型平台的投入对药企具有显著的长期价值。

其次,QSP 模型与其他计算建模手段的融合(图 9-6)。QSP 模型可与统计进展建模融合,以增强

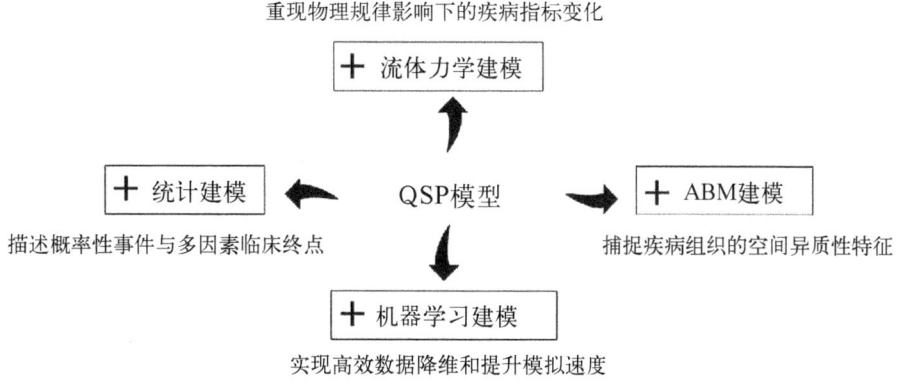

图 9-6　QSP 模型与其他建模手段的融合

其对概率性事件的描述;与 ABM 建模融合,以增强其对组织空间异质性的预测能力;与流体力学建模融合,以增强其对特定生物物理过程(如动脉硬化斑块的形成与破裂)的定量分析能力,从而达到对疾病宏观及微观特征的多尺度定量定性重现,实现对疾病中常见复杂药效指标的准确描述。另外,QSP 模型可与机器学习方法融合,进行模型参数高效估计、模型指标降维分析、预测性生物标志物分析等方面的探索。

第二节 研究过程

一、QSP 模型的构建

构建 QSP 模型的首要挑战为设计适合研究目标的模型颗粒度(granularity)。颗粒度指机制模型描述生理和药理学层面机制的细节程度,一般可以提示整个模型的复杂度(即模型结构和参数的复杂度)。颗粒度的选择往往与不同研究人员的建模习惯以及对模型预测能力的预期有关。为了使模型可以预测更多尺度的生理和药理调控事件,研究人员可能会主观选择更高颗粒度的模型结构。但这也可能导致模型的复杂度过高,建模成本过大。

在 QSP 理念被广泛应用之前,药物研发时通常会构建经典的 PK-PD 模型以推动药物的临床转化过程。这类 PK-PD 模型主要是针对给定的生物标志物在不同给药方案下或是在不同患者群体中的变化情况进行模拟预测。其前置条件为已经具备较明确或已知的输入(给药剂量)-输出(药物暴露量/生物标志物)关系。因此,简约性是经典 PK-PD 模型最根本的模型构建准则之一。但这一准则并不完全适用于 QSP 模型。构建 QSP 模型通常是为了预测一些尚不明晰的 E-R 关系以及关联的生物标志物变化规律,并对其未知的生物学作用过程提供见解。因此,尽管降低 QSP 模型的颗粒度和复杂度可以降低模型参数估计的不确定性,但是过度追求模型的简约性可能会与构建 QSP 模型的初衷相悖。

因此,在构建机制性模型之前,研究人员需对模型的颗粒度进行考量,并根据研究问题和所需实现的应用目的进行调整。如果一味对 QSP 模型设定过高的模拟预期,而并未针对应用目的进行合理的建模规划和模型颗粒度调整,那么这些模型在科学性方面将可能存在较大的不确定性,从而影响模型的应用价值。为了科学地、有效地构建 QSP 模型,通常需要考虑以下五个方面。

(一)研发需求

明确构建 QSP 模型所要解决的药物研发问题,确定模型要完成的应用目标。一般情况下,构建 QSP 模型是为了解决常规简约模型所无法解决的研发难点问题,如揭示新药在人体中的复杂作用机制和 E-R 关系等。

(二)持续的数据收集

围绕研究问题,构建 QSP 模型通常需要储备生物学、病理学、PK 和 PD 等方面的知识,并持续收集不同生理病理层面(如分子、细胞、器官、人体层面等)的定量数据。此类数据在后续的模型参数校准和验证过程中非常重要。有时,用于构建模型的实验数据可能并不完整,但这种情形下依然可以继续进行模型构建;对于空缺部分,可以通过符合生理机制的科学假设来进行填补。

(三)模型涵盖的潜在药物干预机制

构建 QSP 模型时,通常会运用相关药物已确定的或是具有一定科学假设的药物-靶点相互作用机制为建模基础。由于构建模型时一般无法完全穷尽模型所涵盖组分(如蛋白、细胞)之间复杂的相互作用,研究人员通常会使用不同类型的药理学干预方法对模型所涵盖的复杂机制进行探索性验证,尽可能从互补且多维的角度去尝试阐明整个系统。例如,使用模型去同时描述作用机制类似但靶点不同药物的药理调控结果。因此,科学地考量模型是否可描述不同药物/靶点药理干预后响应这一问题可以帮助研究人员设计和选择模型的最优颗粒度。

（四）模式动物与转化

在早期临床前药物研发阶段,通常会在不同生物体上进行大量的药物干预实验。而由于种属差异,单一的模式动物通常难以完全重现疾病和药物在人体的作用机制。因此,在运用 QSP 模型研究药物药效时,如能将已有多种动物的实验数据有效进行整合,对于后续预测药物在人体中的作用机制和作用强度能提供重要的数据基础,如用于模拟临床患者的重要生理指标变化等。

（五）跨专业-跨部门合作

QSP 模型具有强大的灵活适应性,可为不同阶段的研究项目提供决策支持。在构建 QSP 模型时,存在关键数据缺失的情况并不少见。药物靶点越新,文献越少,越容易缺少数据,越需要合作的实验团队及时填补数据空白。因此,构建 QSP 模型需要建模团队和实验团队围绕项目进行长期的深度合作。

二、模型调整和敏感性分析

QSP 模型通常包含较复杂的生理病理机制,且需要定量表征多维度、多模态的实验数据,因此在模型构建过程中通常不会一路坦途,需要有较多轮次的模型调整。QSP 模型调整一般涉及两大方面,结构的调整和参数的调整。结构调整方面通常是引入新机制/新药物/新数据。例如,对于一个 A—B—C—D 的通路(A 调控 B,B 调控 C,C 调控 D),如果在建模时仅考虑简约性和现有数据(如仅有 A 和 D 的测量值),则该通路机制可视情况调整为 A—D。此时如研发方面需要关注靶向 C 药物的可行性,则该通路结构在模型中又需要进行调整(恢复为 A—B—C—D,或 A—C—D)。因此,模型的结构调整(包括机制、组分的增减)是实时动态的,并由研究目的、数据多寡等多重因素所共同推动。

在模型结构已大致确认后,建模的主要任务即为运用模型表征多维度、多模态的实验数据。一个良好的 QSP 模型一般要求在一致的模型结构框架和参数集下,仅通过调整少量组分初始条件或参数值(模拟不同的测试场景,如给药),就能全部、同时地定量描述所有的实验数据。针对较复杂的 QSP 模型,参数调整应有一定计划(如按模块、或按通路),而非等到所有模型细节构建全部完成后的一次性优化。按照模型内涵模块,递进式逐层优化模型参数,能帮助模型增加收敛的成功率和减少结果的不确定性。

QSP 模型的敏感性分析是一种常见的分析手段。通过模型局部或全局敏感性分析,可有效发现模型中对主要输出结果具有潜在显著影响的参数。QSP 模型中的参数大多有对应的生理病理控制机制及生物学意义。因此模型敏感性分析结果可以提示新的潜在治疗途径,或新的具有显著协同增效作用的组合治疗策略、新的治疗靶点、或新的候选生物标志物等。

三、虚拟患者-临床试验模拟

如前所述,QSP 模型可以定量地预测药物的临床治疗效果,以及不同给药方案下对临床生物标志物和终点的影响,而临床试验模拟则是 QSP 研究中的关键环节。临床试验模拟是指在不进行实际人体试验的情况下,采用拟定临床试验的研究方案,基于 QSP 模型构建虚拟患者群体,评估不同药物治疗方案下的临床反应(包括有效性和安全性)。在运用临床试验模拟研究方法时,通常会将多模态临床数据纳入模型校准过程中,以帮助建立具有高度临床相关性的虚拟患者群体。因此,围绕药物临床阶段常面临的典型问题,临床试验模拟可以预测群体层面的药物治疗方案的有效性和安全性,在研发早期阶段提供关键性指导,设计更精准有效的临床试验方案,支持研发决策。

在临床试验模拟的研究中，首先要基于QSP模型构建一个标准的虚拟患者，通过该虚拟患者定量地预测疾病进展和药物治疗反应范围。通常会使用多种维度的实验数据对模型进行校准和优化，确定模型参数在合理范围之内后，就可以生成单个虚拟患者，从而定量模拟患者的重要指标（包括治疗前和治疗后）。但是，一个标准虚拟患者的信息无法代表完整的虚拟临床研究，因为疾病复杂的病理机制和患者个体间差异等原因，即便给予相同的用药方案，患者通常也会产生不同的治疗响应。建立标准虚拟患者后，应基于临床数据和生理学知识，将单一虚拟个体拓展成为具有实际意义的患者群体。在构建虚拟患者群体时，除了需要从模型参数的合理范围内选取数值外，还需要保证群体间有合理的变异性，对应临床观测到的个体间差异。在经过多轮次虚拟人群构建和优化后，所产生的虚拟患者群体将能准确地反映真实世界中的患者群体多样性和生理病理差异，从而可被用来预测评估药物在不同人群中的疗效和安全性。

临床试验模拟的研究方法是QSP建模中不可或缺的重要成分，且已在国际前沿新药研发中具有大量的实际应用。欧美制药公司的研发人员曾联合构建了一个QSP模型，用于描述胆固醇的代谢及人体内脂质水平对动脉粥样硬化斑块的影响。研究人员主要运用QSP模型和衍生的临床试验模拟探索了前蛋白转化酶枯草溶菌素转化酶9（proprotein convertase subtilisin/kexin type 9，PCSK9）抗体阿利西尤单抗（alirocumab）和其他降血脂药物的作用机制，并定量预测了其降血脂效应。研究人员构建了5组具有代表性的虚拟患者群体，然后针对虚拟患者群体使用了阿利西尤单抗和其他药物的单一或联合用药的不同治疗方案，预测了低密度脂蛋白胆固醇浓度和动脉粥样硬化斑块大小的变化情况，并为后续该药基于模型的临床试验设计提供了重要参考。该模型的使用加速了阿利西尤单抗的研发进程。

四、研究过程的标准化及对应挑战

2020年，FDA与20多家欧美日一线跨国制药企业代表召开的闭门会议中详细讨论了QSP模型在研究过程标准化方面的进展及挑战，主要包含以下两方面：模型的复杂度，以及模型的校准与验证。

首先，QSP模型本身是需要围绕疾病-药物互作机制进行"量体裁衣"式开发的，使得针对不同疾病/不同靶点机制/不同药物开发的QSP模型通常在内容与结构上会具有很大差异，很难像PPK模型或PBPK模型一样拥有特定的通用结构。另外，QSP模型（尤其是大型的QSP疾病模型平台）所包含的机制较多，颗粒度高，复杂度高，导致QSP模型的第三方评估（比如药品监督管理机构对模型的审评）需要耗费大量时间且需要高度专业的一线人员。围绕此问题，业内普遍认为提升模型的公开度是解决方案之一，并鼓励工业界和学术界对QSP模型的完整发表和共享，如Popel课题组将其所开发的肿瘤免疫平台开发成可免费下载的模型文件包。该倡议的有效推行仍需全行业共同努力。

关于模型的校准与验证，鉴于QSP模型可以整合多模态数据，研究人员通常会尽可能多地搜集和使用与模型内容相关的公开数据以及内部数据（包括细胞实验/动物实验/临床试验数据等）。因此需关注不同数据的来源与质量，考虑到该因素有可能影响模型的整体表现和可靠性。同样，因为QSP模型包含的生理变量和参数较多，通常在已有数据基础上难以实现所有参数的可识别性和收敛性。除常用的模型敏感性分析外，一类重要解决路径是建立包含合理患者间个体差异的虚拟患者群体，并分析群体层面的参数变异所导致的结果差异。虚拟患者群体中的个体间差异是对真实临床场景中患者个体差异的实际反映。因此，虚拟患者群体的参数差异和不确定性可被用于推测临床试验结果的概率性分布。模型验证方面，业界正积极探索以制订出广泛适用且可量化的验证标准。

第三节 案 例

一、免疫检查点阻断抗体的 QSP 建模研究

鲁克米尼·库马尔(Rukmini Kumar)等在实体瘤肿瘤免疫治疗方面开发了一个小型 QSP 模型,用于预测转移性黑色素瘤患者中两种免疫检查点抑制剂帕博利珠单抗(pembrolizumab,抗 PD-1 单抗)和伊匹木单抗(ipilimumab,抗细胞毒 T 淋巴细胞相关抗原 4 单抗)联合治疗的疗效。

(一)研究背景和模型结构

免疫疗法药物在治疗转移性黑色素瘤方面显现出巨大的前景,如 2011 年上市的伊匹木单抗和 2014 年上市的帕博利珠单抗。然而,根据实体肿瘤反应评估标准(Response Evaluation Criteria in Solid Tumours, RECIST) v1.1,在临床实践中仍有大量患者经免疫检查点药物治疗后最终被判定为疾病进展(progressive disease)。研究分析表明:尽管靶肿瘤负担稳定或减少,但非靶点病变的生长和新转移病灶的出现仍可显著促进疾病进展的发生。此外,通过分析已有的帕博利珠单抗临床数据,提示需要考虑病灶之间的异质性和新的转移病灶的出现,以更好地表征药物失效的机制并探索应对策略。

鉴于以上关键问题,Rukmini Kumar 等提出了一个小型的 QSP 模型,用于模拟转移性黑色素瘤对帕博利珠单抗和伊匹木单抗治疗的临床反应(图 9-7)。

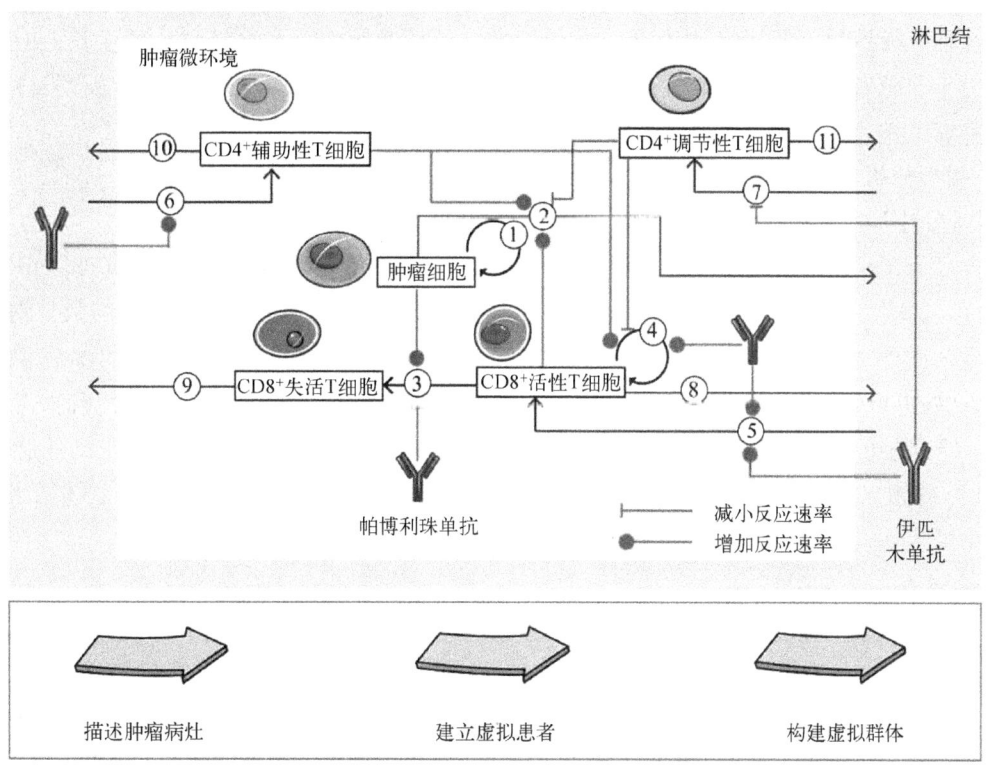

图 9-7 肿瘤免疫治疗转移性黑色素瘤的 QSP 模型框架

该模型包含 5 种细胞,包括肿瘤细胞(T)、激活的 $CD8^+$ T 细胞(aCTL)、失活的 $CD8^+$ 细胞(iCTL)、辅助 T 细胞(H)、调节 T 细胞(R),以及 11 个细胞间反应,分别为①肿瘤细胞生长;②$CD4^+$辅助性 T 细胞可上调活化 $CD8^+$ T 细胞,进而杀伤肿瘤细胞;③由于 PD-1/PD-L1 的检查点相互作用,$CD8^+$ T 细胞在与肿瘤细胞相互作用后会进入失活状态;④$CD4^+$调节性 T 细胞可下调 $CD8^+$ T 细胞活性;⑤肿瘤微环境(tumor microenvironment, TME)中活性 $CD8^+$ T 细胞被持续募集;⑥TME 中 $CD4^+$辅助性 T 细胞被持续募集;⑦TME 中 $CD4^+$调节性 T 细胞被持续募集;⑧活性 $CD8^+$ T 细胞的消除;⑨失活 $CD8^+$ T 细胞的消除;⑩$CD4^+$辅助性 T 细胞的消除;⑪$CD4^+$调节性 T 细胞的消除

在药物作用机制方面,帕博利珠单抗被模拟为减少 CD8$^+$ T 细胞的失活(反应③,抑制 PD-1/PD-L1 检查点相互作用),同时增加活性 CD8$^+$ T 细胞的增殖(反应④的速率)和募集(反应⑤的速率)。伊匹木单抗被模拟为在淋巴结中发挥作用,可增加活性 CD8$^+$ T 细胞和 CD4$^+$ 辅助性 T 细胞进入 TME(反应⑤和⑥的速率)以及减少 CD4$^+$ 调节性 T 细胞的流入(反应⑦的速率)。肿瘤组织总体大小被计算为肿瘤细胞和肿瘤浸润性淋巴细胞(tumor infiltrating lymphocytes,TIL)的总体积。围绕以上 5 种细胞,该 QSP 模型包含 5 个常微分方程来表征这些细胞数量的径时变化(二维码 9-2)。其中,TIL 包括 CD8$^+$ T 细胞(活性和失活)、辅助性 T 细胞和调节性 T 细胞统称为 TIL。

二维码 9-2

(二)模型假设和参数设置

研究人员围绕其主要研究目标进行了如下模型假设。首先,所有活跃的肿瘤抗原特异性 CD8$^+$ T 细胞被归纳为一个实体(CTL),具有统一的肿瘤杀伤速率。辅助性 T 细胞(H)在模型中主要为促炎免疫细胞,并在后续使用了 CD4$^+$ 辅助性 T 细胞的数据进行校准。调节性 T 细胞(R)在模型中主要为抗炎免疫细胞。该类细胞可下调 CD8$^+$ T 细胞的细胞毒作用并减少其增殖。计算 TIL 时,其比例公式如下:

$$TIL = 失活 CD8^+ T 细胞 + 活性 CD8^+ T 细胞 + 辅助性 T 细胞 + 调节性 T 细胞$$

$$TIL(\%) = \frac{TIL}{TIL + 肿瘤细胞} \times 100$$

与实际患者相似,模型中的单个虚拟患者可有多个靶病灶(肿瘤),而由多个不同虚拟患者共同组成候选的虚拟患者群体。研究人员在估测靶病灶相关的参数时,主要考虑了公开文献中已有的临床测量数据。在临床模拟时,采用 RECIST v1.1 评价标准以评估非靶病灶和新转移灶的生长,并且每 12 周测算一次由于非靶病灶生长或出现转移而导致患者出现疾病进展的概率。研究人员假设发生新转移灶的概率与肿瘤负担呈正比,并基于文献数据进行了校准。

(三)模型分析与结果

1. 单药治疗

研究人员为了更加直观展示模型模拟的临床结果,运用柱状图描述客观缓解率(objective response rate,ORR)。如图 9-8A、B 所示,单药帕博利珠单抗或伊匹木单抗的 ORR 模拟预测结果与临床研究结果基本一致。此外,图 9-8C、D 显示了帕博利珠单抗或伊匹木单抗单药治疗后的疾病稳定(stable disease)和疾病进展患者比例的模拟预测结果与临床研究结果相近。此外,在接受帕博利珠单抗治疗的患者中,约 45% 的患者报告疾病进展,但模型显示其中只有约 15% 的患者为直接的靶病灶肿瘤负荷增加[与基线测量相比,最大直径总和(sum of the longest diameters, dSLD) > +20%]。上述结果表明:大多数患者中的疾病进展是由非靶点进展或新转移灶的出现所驱动的。

2. 联合治疗

该模型通过了单药疗法的数据校准后,研究人员运用同一虚拟患者群体预测了这两种药物联合治疗的临床响应。模拟结果显示:两种抗体的联用导致活性 CD8$^+$ T 细胞及其细胞毒性增加,模型对靶病灶 dSLD 的预测与参考文献报道的临床数据相当。二维码 9-3 中的结果显示 ORR(完全缓解 + 部分缓解)数值在模拟结果中被低估——模拟预测的 ORR 为 52%,而临床试验中的实际 ORR 为 62%。研究人员认为该模型能够预测靶病灶的动态变化,但高估了被归类为疾病进展的患者的百分比:模型预测的联合治疗情境中有 40% 的虚拟人群为疾病进展(而临床研究结果中仅 19%)。

二维码 9-3

经过进一步调整,研究人员在联合治疗场景下假设非靶病灶生长和出现转移的概率比原先数值更低,随后发现模型模拟的响应结果可以匹配已发表的文献数据(二维码 9-3)。以上结果表明,模型再调整后可以较为准确地预测药物临床响应,其病理机制在此不作深入讨论。

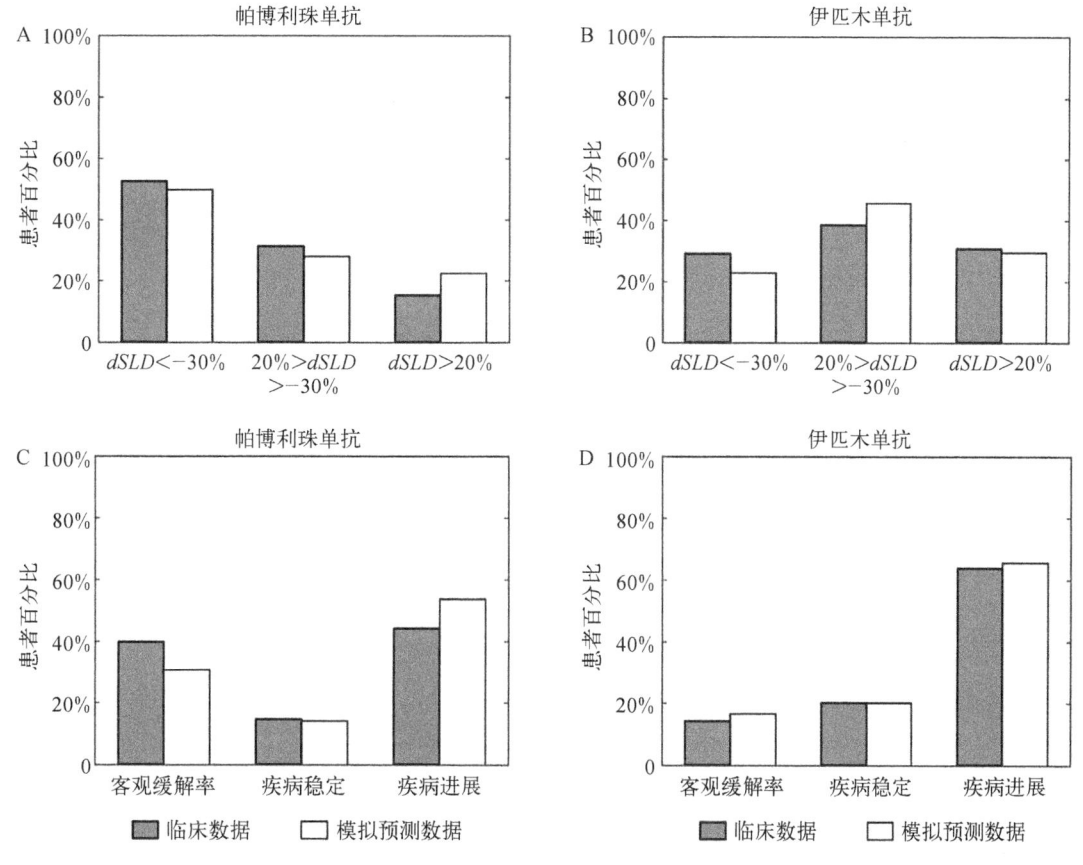

图9-8 帕博利珠单抗或伊匹木单抗单药治疗的临床效果模拟

dSLD 为最大直径总和

3. 模型模拟指导联合治疗的最佳响应群体

为了评估联合治疗相对于帕博利珠单抗单药治疗的优势以及其最佳获益患者群体,研究人员分别模拟了1 000例"冷"病灶(初始 $TIL\%$ 小于1.5%)、1 000例"温"病灶(初始 $TIL\%$ 为1.5%~5%)和1 000例"热"病灶(初始 $TIL\%$ 大于5%)。随后,研究人员使用该模型分别预测了帕博利珠单抗单独治疗,以及帕博利珠单抗联合伊匹木单抗治疗1年的临床疗效(二维码9-4),结果表明联合用药在冷/热病灶情景下的优势都很小(相比于单药)。在"温"病灶的情况下,相较于单用帕博利珠单抗,联合治疗能够显著提高治疗响应。具体模拟数据显示,与帕博利珠单抗单药治疗的肿瘤直径平均缩小0%相比,联合治疗能使肿瘤直径平均缩小40%。

二维码9-4

(四)小结

本研究建立了一个免疫治疗转移性黑色素瘤的 QSP 模型,并通过模型模拟,描述了帕博利珠单抗和伊匹木单抗单药治疗黑色素瘤的临床疗效结果。就颗粒度而言,该模型的结构和假设可能存在较大程度的简化,忽略了较多黑色素瘤的生物学特征和药物间的相互作用。未来工作应考虑 $CD8^+$ T 细胞的更多亚群,并纳入不同细胞表面的 PD-1 和 PD-L1 表达等因素。此外,该模型应继续细化 PK 模块以定量描述不同剂量下的患者差异化响应和 E-R 关系。

该 QSP 模型能够总体较准确预测帕博利珠单抗和伊匹木单抗联用的临床疗效。然而,该模型仍一定程度低估了联合治疗下的 ORR(初步预测时疾病进展过高)。其原因可能是临床试验患者数据不足,因此在构建虚拟患者群体时的数据支撑基础仍有待加强。此外,鉴于肿瘤转移的复杂性,该模型目前仍无法机制性描述由于非靶病灶生长或出现新的转移性病灶而导致的疾病进展。尽管当前版本模型中对于肿瘤转移已有半机制的概率性描述,但已有临床证据表明,联合用药可能会推迟转移灶的出现。然而其具体原因尚不明确,这将成为将来 QSP 模型研究的一个突破点。此外,该模型创新性地纳入了患者个体内的肿瘤病灶异质性,并对机制作了一定探索。

综上所述,尽管相较于其他肿瘤免疫 QSP 模型,该模型属于机制相对简单的"小模型",但其针对联合治疗的研究目标作出了有益的探索,提供了可供复制和扩展的模型框架。

二、跨尺度 QSP 模型构建与分析探索新靶点治疗潜力

基鲁亚克(Kirouac)等针对原癌基因 $BRAF^{V600E}$ 突变的结直肠癌(colorectal cancer, CRC)患者,通过整合临床前和临床数据,构建了机制性的跨尺度 QSP 模型,并运用该模型成功预测了该类 CRC 患者使用新的细胞外信号调节激酶(ERK)抑制剂单药治疗后的临床疗效。

(一)研究背景和模型结构

大量研究证实黑色素瘤和 CRC 患者中 BRAF 基因 V600E/K 点突变频率高,而该突变会导致 BRAF 激酶持续激活并往下游传导信号,进而导致丝裂原活化蛋白激酶激酶(MEK)磷酸化(phospho-MEK, pMEK)和 ERK 磷酸化(phospho-ERK, pERK)。而 ERK 作为主要效应激酶,可通过继续磷酸化一系列细胞核内和细胞质中底物,最终显著促进细胞增殖和存活。已有数据提示:在黑色素瘤治疗中,联合使用原癌基因 BRAF 抑制剂(BRAF inhibitors, BRAFi)[如维莫非尼(vemurafenib)或达拉非尼(dabrafenib)]和 MEK 抑制剂(MEK inhibitors, MEKi)[如考比替尼(cobimetinib)或曲美替尼(trametinib)],能有效提高总缓解率并延长患者无进展生存期和总生存期。但该治疗方案在 $BRAF^{V600E}$ 突变的 CRC 患者中的临床响应程度较低。即使在上述联用方案中加入表皮生长因子受体(EGFR)抑制剂(EGFR inhibitors, EGFRi)如西妥昔单抗(cetuximab)或帕尼单抗(panitumumab),CRC 患者的治疗响应仍远低于黑色素瘤患者。因此,针对 $BRAF^{V600E}$ 突变的 CRC 患者,仍需要寻找更有效的治疗方案,如新靶点或新的药物组合。

鉴于上述关键问题,Kirouac 等开发了一个关于丝裂原活化蛋白激酶(MAPK)信号通路及其对 $BRAF^{V600E}$ 突变的结直肠肿瘤生长调控的 QSP 模型(图 9-9)。该模型重点关注 EGFR、原癌基因 RAS、RAF(BRAF 和 CRAF)、MEK 和 ERK 的经典级联反应。对于经典 EGFR 外的受体,鉴于其同样可以接收信号并激活 MAPK 通路,研究人员将其在模型中统一归纳为 RTK2。模型共包含 3 条由 ERK 启动的负反馈通路(图 9-9 左部虚线)。模型中的 RTK3 为经典的磷脂酰肌醇 3-激酶(PI3K)通路。考虑到当前模型可能较难准确区分 PI3K 被激活的确切通路,故在模型中假设 RTK1 和 RTK2 主要驱动 MAPK 激活,而 RTK3 主要驱动 PI3K/AKT 激活。

(二)模型假设和模型参数

如图 9-9 所示,研究中应用蛋白 S6 表示增殖相关信号的整合。对于细胞内信号转导,采用简化的代数方程来描述,而非经典的质量作用微分方程。如二维码 9-5 表格中的 AKT 激活,其激活量等于 AKT 的最大激活程度($AKT_{max}-AKT_{min}$)乘以 PI3K 调控强度($Hill_{PI3K}$)再加上基础的 AKT 激活(AKT_{min})。对于药物的 PK,采用了经典的一房室或二房室模型进行描述;PK 参数的取值均来自公开资料。最终的 QSP 模型由 38 个变量和 103 个参数组成,以微分方程或代数方程的形式链接。

二维码 9-5

(三)模型分析与结论

1. 模型参数拟合

构建的 QSP 模型结合了体外细胞信号转导、药物干预下的细胞活性、体内异种移植瘤的肿瘤生长动力学,以及多项临床试验的肿瘤大小变化数据,用于定量预测包括 ERK 抑制剂(ERK inhibitor, ERKi)GDC-0994 在内的新治疗方案的临床潜力。模型构建流程见图 9-10。

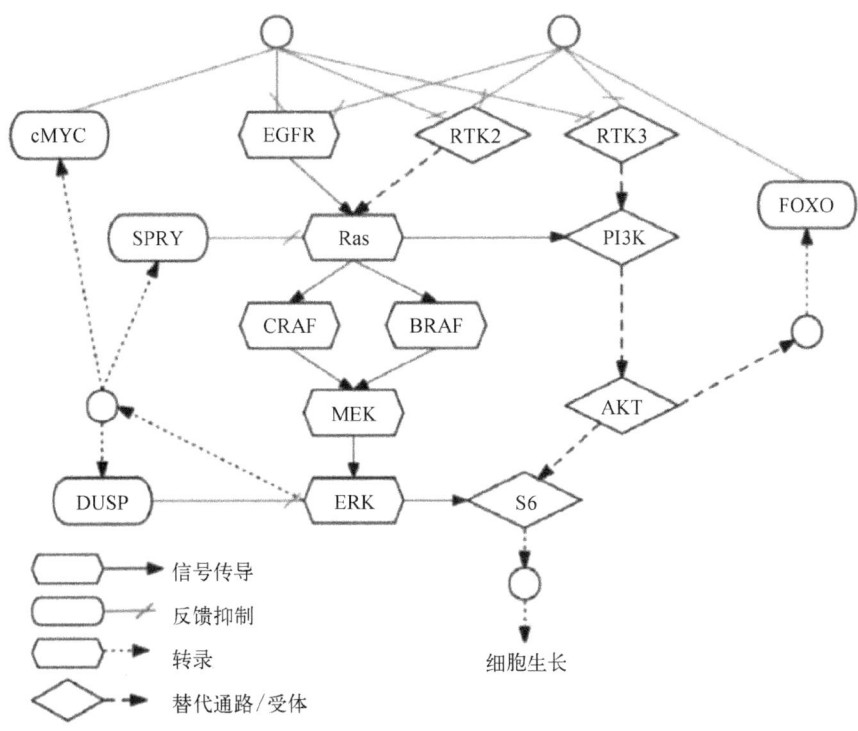

图 9-9 QSP 模型中 MAPK 通路的结构示意图

AKT：protein kinase B，蛋白激酶 B
BRAF：B-RAF proto-oncogene，B-RAF 原癌基因
CRAF：C-RAF proto-oncogene，C-RAF 原癌基因
cMYC：MYC proto-oncogene，C-MYC 原癌基因
DUSP：dual-specificity phosphatases，双特异性磷酸酶
EGFR：epidermal growth factor receptor，表皮生长因子受体
ERK：extracellular signal-regulated Kinase，细胞外信号调节激酶
FOXO：forkhead box O，叉头框 O 家族转录因子
MEK：mitogen-activated protein kinase kinase，丝裂原活化蛋白激酶激酶
PI3K：phosphoinositide 3-kinase，磷脂酰肌醇 3-激酶
RAS：rat sarcoma，大鼠肉瘤病毒癌基因
RTK2：receptor tyrosine kinase 2，受体酪氨酸激酶 2
RTK3：receptor tyrosine kinase 3，受体酪氨酸激酶 3
S6：ribosomal Protein S6，核糖体蛋白 S6
SPRY：sprouty family proteins，抑制细胞增殖与分化的蛋白质家族

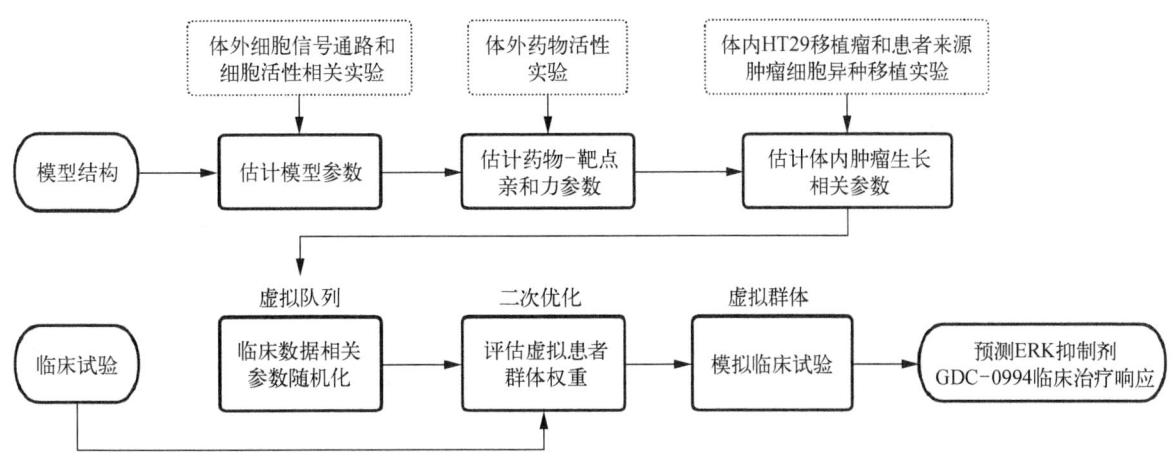

图 9-10 QSP 模型构建和拟合流程

研究人员首先分别通过使用 48 h 内细胞内 pERK 动态响应数据估计了信号通路相关参数、使用 72 h 内体外细胞生长的动态数据估计了细胞生长速率、使用体外细胞活性实验数据估计了药物和靶点亲和力的相关参数,并使用 HT29 移植瘤和患者来源肿瘤细胞异种移植(patient-derived xenograft, PDX)下的小鼠体内肿瘤生长数据估计了模型中的体内环境下肿瘤生长速率。该模型整体通过 MATLAB 软件和对应工具箱实现。

二维码 9-6

对于虚拟患者群体的建立,研究人员通过对部分生理参数的随机重新采样,并参照多个实际临床试验的肿瘤大小变化数据,设定了每个虚拟患者的权重,进而在虚拟患者群体中测试不同药物治疗方案下的患者肿瘤大小变化。其中,最终结局评价使用 RECIST v1.1 标准。应用 QSP 模型进行最终预测(即 ERKi 的临床响应)前,拟合了二维码 9-6 中所列的多项临床前细胞、临床前动物、临床药动学和临床药效学数据,调整和优化了参数和模型结构,为后续研究奠定了基础。

2. 临床治疗效果预测

研究人员进一步对 ERKi(即 GDC-0994)单药治疗进行了大量模拟,以探索治疗 8 周后的患者肿瘤大小变化,并在引入基础生物学和药理学机制个体间变异的基础上,估计了模拟结果的 90% 置信区间(90%CI)。为了验证模型所预测 GDC-0994 临床治疗结果的准确性,研究人员将模拟结果与 GDC-0994 单药治疗的 Ⅰ 期临床试验(NCT01875705,纳入 $BRAF^{V600E}$ 突变 CRC 患者)中 13 例可测量 CRC 患者的临床肿瘤缓解数据进行了直接比较。

瀑布图对比结果显示(图 9-11):临床试验测得的实际肿瘤大小变化数据与模型模拟预测的患者肿瘤大小变化数据基本一致,直接证明了模型预测 GDC-0994 单药治疗临床结果的准确性。

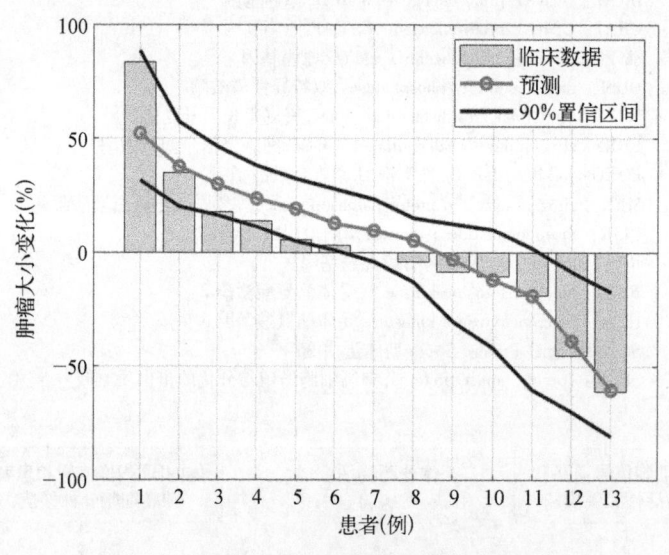

图 9-11 GDC-0994 单药治疗的模型预测结果与实际临床试验数据比对

二维码 9-7

研究人员通过对模型进行深入分析,发现影响肿瘤治疗响应最为关键的因素之一为虚拟患者中肿瘤增殖对 MAPK 信号通路的依赖性。因此,研究人员筛选出所有虚拟患者中 MAPK 通路依赖值处于前 50% 的患者群体,并在其中模拟了 GDC-0994 单药治疗的临床效果。相较于全体患者,模型预测结果表明该亚类患者的 *ORR* 更高,提示 MAPK 信号通路依赖性可能成为 ERKi 治疗患者分层的潜在指标(见二维码 9-7)。

另外,研究人员通过模型敏感性分析还发现最大细胞死亡速率也会显著影响肿瘤大小变化。为了探索该结果的临床意义,研究者使用 QSP 模型模拟了使用 GDC-0994 单药治疗对比单药基础上联用另外一种细胞毒药物的患者响应。假设该药物独立于 MAPK 信号传导且使细胞死亡率增加 10%,对应的临床试验模拟结果显示:GDC-0994 单药治疗的 *ORR* 明显低于上述联合用药治疗,提示合用细胞毒药物(如化疗)有望进一步提升 ERKi 的临床响应率(见二维码 9-8)。

二维码 9-8

(四) 小结

本研究建立了一个机制性的 QSP 模型,并通过高通量模型分析和临床试验模拟成功预测了 BRAF^{V600E} 突变 CRC 患者对不同药物治疗的反应,包括 EGFRi、BRAFi、MEKi 以及一种新的 ERKi(GDC-0994)的单药和联合治疗。

尽管已有大量临床前研究发现 MAPK 信号通路对促进肿瘤发生和发展发挥关键作用,然而该通路的药物研发仍大多局限于黑色素瘤。通过临床试验模拟分析,研究人员指出相较于使用 BRAFi 或 MEKi 单药,在此基础上联用 ERKi 可以更为有效地抑制 CRC 患者的肿瘤生长。这对 CRC 患者的药物治疗提供了新的药物联用策略和临床转化依据。另外,模型分析提示癌细胞对 MAPK 级联反应的依赖程度在肿瘤和个体间存在差异性,可显著影响治疗效果。该工作也存在一定局限性,如模型中尚未考虑多药物合用时的药物毒性等。

作为以上跨尺度建模方法的创新延伸,Zhou 等围绕 HER2 阳性晚期乳腺癌又开展了一项 QSP 模型研究,以探索该疾病的新治疗策略。人表皮生长因子受体 2(human epidermal growth factor receptor 2,HER2)阳性乳腺癌是一种高度侵袭性的乳腺癌亚型,患者易出现肿瘤复发和转移,晚期患者的药物治疗是临床重要难题。研究人员在构建 QSP 模型时同时纳入了 HER2 阳性晚期乳腺癌二线治疗的数类经典药物,包括酪氨酸激酶抑制剂(tyrosine kinase inhibitors,TKI)、抗体偶联药物(antibody-drug conjugate,ADC)、化疗药物和抗体等,以期通过模型模拟预测不同治疗靶点、用药方案和药物组合等干预的临床前-临床抗肿瘤疗效及多个安全性指标,为临床转化提出前瞻性的方向指导。

研究人员利用大量多尺度实验数据对模型进行了详细校准和验证。模型敏感性分析和耐药表型模拟为新药组合的设计提供了新思路,并围绕 HER2 阳性晚期乳腺癌治疗中的多种耐药场景提出了新的联用治疗策略。

基于临床前数据的模拟,模型预测 TKI 联合 ADC 的新药物组合可在显著降低剂量的情况下诱导持久的肿瘤消退(图 9-12A),并进一步基于剂量-效应分析推荐吡咯替尼联合恩美曲妥珠单抗(T-DMI)作为优选方案(图 9-12B)。模型还揭示了 ADC 与 TKI 联合卡培他滨的最佳治疗顺序,提示 ADC 后序贯使用 TKI 加卡培他滨将产生更好的疗效,延长反应持续时间(图 9-12C)。上述发现已在动物实验中得到了定量验证。

此外,模型分析了神经调节蛋白 1(neuregulin 1,NRG1)驱动 TKI 耐药的原因,并通过敏感性分析提示使用人表皮生长因子受体 3(human epidermal growth factor receptor 3,HER3)抗体可有效逆转该耐药特征,恢复 TKI 的抗肿瘤活性(图 9-12D),为 NRG1+/HER3+患者亚群的转化研究提供了新方向。通过进一步生成虚拟患者群体并运行高通量临床试验模拟,该模型显示:TKI 联合 ADC 的新组合方案即使在更低剂量下仍具有较好的临床疗效(尤其是吡咯替尼联合 T-DM1 的新组合)。模型预测吡咯替尼(320 mg,q.d.)联合 T-DM1(3.0 mg/kg,q3w.)的临床 ORR 可达到 50%(95%CI 41.7~58.3)(图 9-12E),显著高于 T-DM1 单药。同时该新给药方案可降低 T-DM1 的严重不良反应,可使 ≥三级血小板减少的发生率降至 15%(图 9-12F)。上述研究为 HER2 阳性晚期乳腺癌的治疗药物研发和抗肿瘤疗效评估提供了一个高通量预测筛选平台。

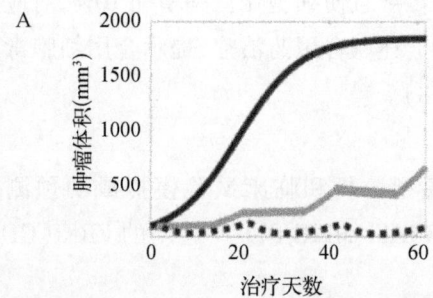
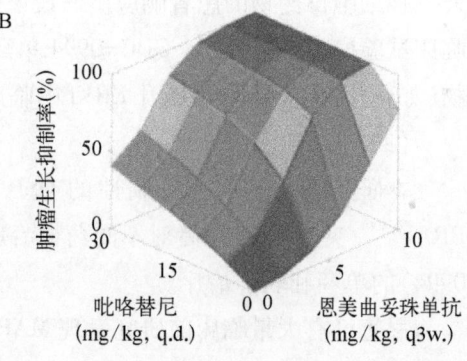
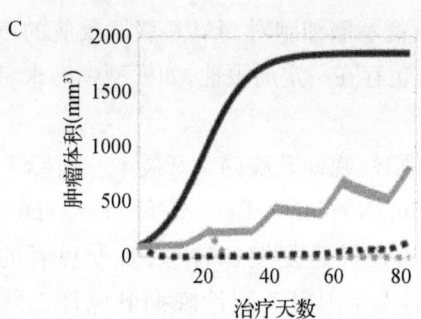
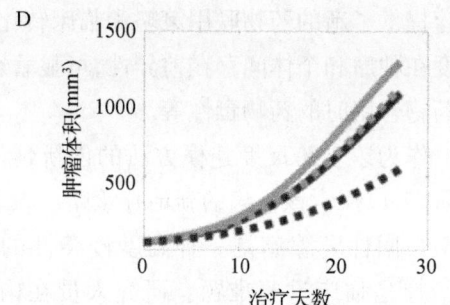
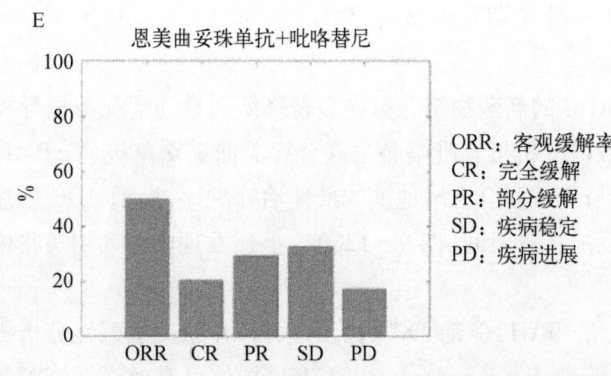
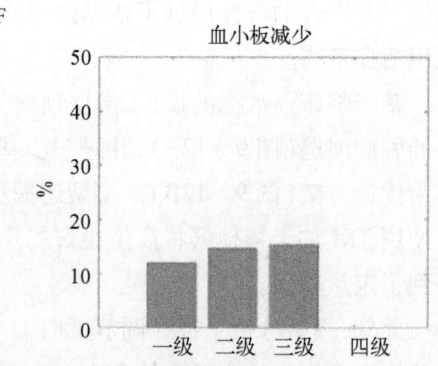

图 9-12 HER2 阳性乳腺癌新治疗策略的 QSP 模型模拟结果

思 考 题

1. QSP 模型在新药研发的临床前和临床阶段各具有哪些应用场景？
2. QSP 模型与器官芯片等新兴体外模拟技术具有哪些潜在融合应用？
3. QSP 模型与经典的药动学/药效学模型有哪些主要区别？

参 考 文 献

Sorger P K, Allerheiligen S R, Abernethy D R, et al. 2011. Quantitative and Systems Pharmacology in the Post-genomic Era: New Approaches to Discovering Drugs and Understanding Therapeutic Mechanisms. An NIH white paper by the QSP workshop group, NIH Bethesda, MD, 1-48.

Bai J P F, Schmidt B J, Gadkar K G, et al. 2021. FDA-Industry Scientific Exchange on assessing quantitative systems pharmacology models in clinical drug development: a meeting report, summary of challenges/gaps, and future perspective. The AAPS Journal, 23(3): 60.

Lemaire V, Bassen D, Reed M, et al. 2022. From cold to hot: changing perceptions and future opportunities for quantitative systems pharmacology (QSP) modeling in cancer immunotherapy. Clin Pharmacol Ther, 113(5): 963-972.

Sanchez C L. 2024. An industry perspective on current QSP trends in drug development. J Pharmacokinet Pharmacodyn, 1-10.

Bai J P F, Earp J C, Florian J, et al. 2021. Quantitative systems pharmacology: Landscape analysis of regulatory submissions to the US Food and Drug Administration[J]. CPT: Pharmacometrics & Systems Pharmacology, 10(12): 1479-1484.

Chan J R, Allen R, Boras B, et al. 2022. Current practices for QSP model assessment: an IQ consortium survey. J Pharmacokinet Pharmacodyn, 11: 1-13.

Sové R J, Jafarnejad M, Zhao C, et al. 2020. QSP-IO: A quantitative systems pharmacology toolbox for mechanistic multi-scale modeling for immuno-oncology applications. CPT: Pharmacometrics Syst Pharmacol, 9(9): 484-497.

Kumar R, Thiagarajan K, Jagannathan L, et al. 2021. Beyond the single average tumor: Understanding IO combinations using a clinical QSP model that incorporates heterogeneity in patient response. CPT: Pharmacometrics Syst Pharmacol, 10(7): 684-695.

Kirouac D C, Schaefer G, Chan J, et al. 2017. Clinical responses to ERK inhibition in BRAFV600E-mutant colorectal cancer predicted using a computational model. NPJ Syst Bio Appl, 3(14): 1-17.

Zhou Y T, Chu J H, Zhao S H, et al. 2024. Quantitative systems pharmacology modeling of HER2-positive metastatic breast cancer for translational efficacy evaluation and combination assessment across therapeutic modalities. Acta Pharmacologica Sinica, 45(6): 1287-1304.

Zhao C, Li G L, Wang Y N. 2023. Advances and applications of quantitative systems pharmacology modeling and virtual clinical trials in modern drug development. Acta Pharmaceutica Sinica, 58(11): 3296-3310.

(赵 宸)

第十章
基于模型的荟萃分析

基于模型的荟萃分析(model-based meta-analysis, MBMA)结合了传统荟萃分析(meta-analysis)、定量药理学建模与统计学原理,致力于通过模型化技术综合多重来源数据,构建有力的证据体系。自 MBMA 问世以来,它以强大的数据整合能力在新药研发领域获得了广泛关注。2020 年底国家药品监督管理局发布的《模型引导的药物研发技术指导原则》,明确将 MBMA 列为 MIDD 的关键技术之一。本章将全面阐述 MBMA 的基本概念、分析流程以及应用实例。

第一节 概 述

一、定义和特点

(一)定义

MBMA 是在传统 Meta 分析和定量药理学建模基础上衍生出的新的分析方法。随着定量药理学的快速发展,其重要性日益凸显。MBMA 能够综合利用来自不同阶段的研究数据,包括临床前研究、各期临床试验的结果,以及其他内部或外部来源的资料,通过构建数学模型,将疾病/适应证、人群特征、药物作用靶点/机制、给药方案、药动学/药效学特征、安全性评价、生物标志物以及临床终点等多维度信息进行有机整合和系统分析,从而建立全面的证据体系。作为一种创新的定量分析方法,MBMA 通过将药理学原理、Meta 分析和数学建模相结合,不仅能够深入挖掘和整合各类研究数据,还能有效降低分析中的潜在偏倚,对新药研发中的决策制订具有重要作用。

(二)特点

与传统的 Meta 分析方法相比,MBMA 具有以下优势。

(1) MBMA 通过构建剂量-效应模型,实现了对不同剂量组数据的综合分析,从而提高了效应预测的精确性。传统的 Meta 分析在处理多剂量数据时,往往忽视剂量变化对效应的影响,常简单地将不同剂量组数据合并处理,或作为独立的药物组分别分析,易造成剂量-效应关系的割裂,并且在数据有限的剂量组上无法准确评估药物效应。

(2) MBMA 通过构建时间-效应模型,能够整合分析不同访视点的数据,全面评估整个治疗过程的时间效应。而传统 Meta 分析,针对纵向数据的处理通常是将不同时间点的结果合并,忽略了时间因素对效应的影响。

(3) MBMA 通过构建协变量模型对研究间的异质性进行解释,能够减少由于患者特征和研究设计等异质性对结果的偏倚。虽然传统 Meta 分析也可通过 Meta 回归等方法对异质性进行分析,但通常是基于线性模型,而 MBMA 建立的协变量模型可以是非线性的,更符合生理学上的解释。

(4) 在剂量-效应、时间-效应及协变量模型的基础上,MBMA 可通过模拟技术预测以往研究未包含的剂量、访视时间点和协变量水平下的疗效或安全性终点,为临床试验优化设计提供关键信息。

(5) MBMA 还具有网状荟萃分析(network meta-analysis，NMA)的间接比较功能,能够全面比较试验药物与其他竞争药物,在安全性或有效性方面评价试验药物的相对优势。而传统 Meta 分析仅限于对已进行直接比较研究的药物进行分析。

二、研究内容和意义

目前,MBMA 的应用已贯穿整个新药研发的始终,在临床前开发、早期临床研究、确证性临床研究和上市后研究等各个阶段都有着广泛的应用。

(一) 临床前开发阶段

如何建立候选化合物体内外筛选标准,以及为早期临床试验设计提供依据是临床前开发阶段的重点任务。MBMA 在理解靶点和作用机制的基础上,建立从体外实验或动物实验结果外推至人体试验的模型,可为化合物在体外实验或动物实验的快速筛选提供可靠的靶值范围。另外,MBMA 可将某一疾病领域的体外实验或动物实验数据进行汇总分析,建立药物的暴露-反应模型,并结合 PBPK 模型,预测药物在人体的药动学和药效学特征,从而指导早期临床试验设计。

(二) 早期临床研究阶段

如何根据早期临床试验结果,对新药的开发价值进行判断,是提高新药研发效率、降低失败风险的关键。通过 MBMA 的方法,可将早期临床试验获得的试验药物的疗效和安全性结果与已上市竞争药物进行对比,以此对试验药物的开发价值进行判断。若试验药物的疗效和安全性相比上市药物无任何优势,可提前终止开发,减少损失。若发现试验药物与上市药物相比在某些指标上有一定优势,后期可重点围绕该指标进行临床验证,提高研发效率。另外,MBMA 可建立由生物标志物预测临床终点的模型,该模型可根据临床试验短期获得的生物标志物水平预测长期临床终点结局,从而为研究者和申办方对受试药物的临床结局进行提前预测。

(三) 确证性临床研究阶段

如何根据前期试验结果,为确证性临床试验的优化设计提供可靠依据,是确证性临床试验成败的关键。MBMA 通过建立安慰剂或各种阳性对照药的药效尺度模型,借助临床试验计算机模拟,可估算不同试验条件下受试药物显著优于对照药物的把握度,从而为确证性临床试验的剂量、疗程、受试人群、样本量以及对照药物等试验要素的选择提供依据。

(四) 上市后研究阶段

药物上市后,因缺少循证证据,在临床实践中难以制定特殊情况下的用药方案。通过广泛的数据收集,MBMA 可对药动学和药效学潜在影响因素,如种族、患者类型、体重、合并用药等进行定量分析,从而基于现有数据回答如东西方人群的种族差异、特殊人群(老年人、儿童等)的药动学和药效学特征、固定剂量或按体重给药、合并用药是否需要调整剂量等临床实践所关心的问题。

第二节 一般流程

MBMA 分析的基本流程主要涵盖分析计划、数据采集与处理、数据分析以及分析报告四个关键步骤。具体分析流程参见二维码 10-1。本文将着重对 MBMA 分析中的数据采集与处理和数据分析环节进行介绍,关于分析计划和分析报告的撰写要点见二维码 10-2。

二维码 10-1

二维码 10-2

一、数据采集与处理

MBMA 分析所需数据可以来源于个体患者数据(individual patient data,IPD),也可以来自文献报道的各组汇总数据,有时还会同时使用个体患者数据和各组汇总数据。一般,文献报道的各组汇总数据中,连续型协变量多以均值或中位数形式呈现,故文献中获取的协变量数值分布相对较窄,且能纳入分析的研究数量通常有限,导致 MBMA 分析对连续型协变量的检测效能较低。与各组汇总数据相比,个体患者数据能提供更广泛的协变量分布和更丰富的信息量,从而在构建协变量模型时展现出更大的优势。然而,鉴于个体患者数据获取通常较为困难,大多数 MBMA 研究依然是基于文献来源的各组汇总数据进行的。因此,本节将着重描述基于文献来源的各组汇总数据的采集方法。

（一）文献检索

为确保文献检索的系统性和全面性,应根据既定的研究目的,依据 PICOS 原则制订合理的文献检索策略。PICOS 原则指导研究者聚焦于五个核心要素：研究对象（patient/population）、干预措施（intervention）、对照组（comparison/control）、结局指标（outcome）以及研究设计（study design）,这些要素的英文首字母组合而成 PICOS,代表了文献检索的结构化标准。

制订检索策略的首要任务是明确检索的范围和来源。通常可对以下数据库进行检索,包括 PubMed/Medline、Embase、Cochrane 图书馆,以及中文数据库如万方数据、维普网、中国知网（CNKI）等。如需要还可扩展到其他文献资源,如会议论文集、学位论文数据库以及公共网站等。

检索策略旨在确保精确地反映研究需求,并力求达到可复制性,以便其他研究者能重复检索过程。在制订策略时,可不设定语种和时间的限制,以确保尽可能广泛地检索相关研究。运用主题词和自由词的检索方法,并合理地使用布尔逻辑算符（and、or、not）、位置算符（如 near、with）、截词符和限制符等高级检索技巧优化检索结果。一般情况下,可先制订较为宽松的检索策略,以保证检索全面,再根据初步检索结果进行调整,确定最终的检索策略。

（二）文献筛选

根据研究目标,制订合理的文献纳入与排除标准。在涉及多个分析指标的情况下,可为每个指标设定专门的纳排标准,以确保分析的针对性和有效性。对于同一研究结果在不同阶段被多次发表的情况,为防止数据重复,一般选择纳入同一研究发表最全的数据。针对交叉设计试验,考虑到前一治疗周期可能对后一治疗周期产生残留效应,特别是在无清洗期或清洗期过短的情况下,通常只纳入第一周期的数据,以减少不同周期之间潜在交互作用的干扰。可对纳入的试验设定最小样本量要求,这有助于减少由样本量小引起的抽样误差。此外,为了评估小样本试验是否对研究结果产生影响,在必要时可进行敏感性分析,即通过对比小样本试验的纳入与排除情况,检验其对研究结论的影响,以此来保证分析结果的稳健性。

（三）数据提取

围绕研究目的,确定提取的内容条目,构建相应的提取数据库并进行文献预提取。根据预提取结果可对提取数据库进行适当调整和完善。提取的内容通常包括文献信息、试验信息、受试者信息和研究结果等,具体条目参见表 10-1。若文献不能提供足够信息,如研究方法的重要细节、主要研究结果数据等,应尝试联系作者获取相关资料。特别是对于纵向数据,很多文献仅报道了终点的疗效及安全性结果,可以尝试联系作者获得中间访视时点的测量值,以减少模型估算的偏倚。

表 10-1 文献内容提取条目

类 别	信 息
文献信息	题目、作者、杂志名、发表年份、临床试验注册号等
试验信息	试验设计类型、样本量、试验分组、试验中心数、有无企业资助等

类　别	信　息
受试者信息	种族或地区、年龄、性别比例、体重、疾病类型、疾病严重程度、疗效指标基线值、合并用药、疾病史、治疗史等
研究结果	疗效指标、药动学指标、安全性指标、依从性指标等

构建数据库时,需设定数据纳入的优先级。面对不一致的统计量,应按照既定的优先序列进行数据录入。例如,若研究报告了同一指标的均值与中位数,可首选均值;若均值缺失,则以中位数替代。结局指标可能呈现为原始值、差值或变化率等多种形态,在录入这些数据时,必须明确区分,并确保单位一致性。对于以量表作为结局指标的研究,应特别注意各文献所用量表的类型与版本是否一致。如果专家认为不同版本之间没有可比性,应提前设定量表版本的选择标准。如果量表的不同版本间具有较好的同质性,可以通过标准化得分(例如,量表得分除以各版本量表的总分)进行合并分析。此外,针对文献中可能报告多个数据集结果的情况(如全分析集和符合方案分析集),需预设数据集的优先纳入顺序。建议记录文献中缺失数据的处理方法,并在必要时评估这些不同处理方法对研究结论的潜在影响。当数据以图形展示时,可以应用图像读取软件提取数据,并应制订严谨的提取规则与标准。

（四）文献质量评价

为避免偏倚,MBMA 纳入分析的文献通常为随机对照试验,可参照 Cochrane 偏倚风险评估工具,对文献质量进行评估。评估的条目包括随机序列产生、分配隐藏、实施者和参与者盲法、结局评估中的盲法、不全结局数据、选择性报告结局和其他偏倚。其中其他偏倚须事先规定,一般可定义为基线不可比或企业赞助等。每个条目可分为低偏倚风险、高偏倚风险和不明确偏倚风险三个等级。对于药动学指标为主要结局的文献,由于药动学数据是客观指标,受盲法等因素影响较小,故一般无须按照 Cochrane 偏倚风险评估工具对文献质量进行评价。

（五）质量控制

在文献检索、筛选、数据提取和质量评价的各阶段,需由两位专业人员各自独立进行。如果两者的意见出现分歧,应通过讨论达成共识或者交由第三方来进行裁决。

二、数据分析

MBMA 数据建模方法与 PPK 及 PPK-PD 存在高度的相似性。关于建模方法和模型评价的具体细节,可参阅本书的第四章和第五章。本章将重点概述与 MBMA 数据分析特点相关的要点。

（一）数据检视

首先应对纳入文献的数据特征进行详尽的检视,包含文献总数、数据点总量、各个随访时间点的数据量、干预措施的类别、不同干预措施/指标下的数据量、受试者的基本信息及基线特征,以及不同干预措施/指标下的疗效数据分布等,对分析数据的特征要有全面的了解。应特别关注数据中的离群值。如遇离群值,需回溯原始文献以确定其是否应被包含在分析中。在研究报告中,排除离群值的理由和过程应详细记录和解释。在无法排除离群值的情况下,应开展敏感性分析,通过对比包含与不包含离群值的分析结果评估研究结论的稳健性。

（二）结构模型

根据数据分布特征,选择合适的结构模型进行分析。以药动学为指标的 MBMA,可以参考 PPK 相关的结构模型,如各种房室模型等。以药效学为指标的 MBMA,若药效指标为连续型变量,可以考察线性模型、指数模型和 E_{max} 模型等[式(10-1)~式(10-4)]。由于 MBMA 研究中常建立随时间变化的效应模型,故时间为自变量。如需建立暴露-效应关系模型,自变量则可为 AUC、C_{max} 等暴露参数。

线性模型：
$$E = E_0 + \alpha \cdot t \tag{10-1}$$

指数模型：
$$E = E_0 + E_{\max} \times (1 - e^{-k \cdot t}) \tag{10-2}$$

$E_{\max}$ 模型：
$$E = E_0 + \frac{E_{\max} \cdot t}{ET_{50} + t} \tag{10-3}$$

Sigmoid $E_{\max}$ 模型：
$$E = E_0 + \frac{E_{\max} \cdot t^\gamma}{ET_{50}^\gamma + t^\gamma} \tag{10-4}$$

式（10-1）~式（10-4）为以连续型变量为药效指标的常见模型，自变量为时间（t），其中 E_0 为药效基线值。式（10-1）中 α 为药效随时间的变化率，式（10-2）中 k 为起效速率，式（10-2）~式（10-4）中 $E_{\max}$ 为理论最大药效值，式（10-3）和式（10-4）中 ET_{50} 为达最大效应一半所需时间，式（10-4）中 γ 为药效形状参数。式（10-1）~式（10-4）也可用于描述剂量效应关系，仅需要将公式中的时间改为剂量即可。

若药效指标为发生率（数值在 0~1 之间分布），可通过 Logit 变换[式（10-5）]，将药效值范围转换为 $-\infty$ 至 $+\infty$，使模型拟合不受数值限制。

Logit 变换：
$$\operatorname{logit}(P) = \log \frac{P}{1-P} \tag{10-5}$$

式（10-5）中，P 为发生率，经 Logit 变换后，$\operatorname{logit}(P)$ 在 $-\infty$ 至 $+\infty$ 之间分布。

若药效指标为生存数据，可以考察如指数型（exponential）、冈珀茨（Gompertz）、威布尔（Weibull）、对数正态（log-normal）等风险函数[式（10-6）~式（10-9）]。随后计算各自的累积风险[式（10-10）]，并将其转化为生存函数[式（10-11）]。

Exponential 风险模型：
$$h(t) = \lambda \tag{10-6}$$

Gompertz 风险模型：
$$h(t) = \lambda \cdot e^{\beta \cdot t} \tag{10-7}$$

Weibull 风险模型：
$$h(t) = \lambda \cdot e^{\beta \cdot \ln(t)} \tag{10-8}$$

Log-normal 风险模型：
$$h(t) = \frac{(\sigma t \sqrt{2\pi})^{-1} e^{\left(-\frac{1}{2}z^2\right)}}{1 - \varphi(z)}, \quad Z = \frac{\ln(t) - \mu}{\sigma} \tag{10-9}$$

累积风险：
$$CUMEVT = \int_t^0 h(t) \mathrm{d}t \tag{10-10}$$

生存函数：
$$S(t) = e^{-CUMEVT} \tag{10-11}$$

式（10-6）~式（10-8）为常见的风险函数模型，其中 λ 为基线时刻的死亡风险，β 为死亡风险随时间的变化系数。式（10-9）为 Log-normal 风险函数模型，符合对数正态分布，其中 μ 和 σ 分别是对数正态分布的中位数和标准差。式（10-10）是将式（10-6）~式（10-9）获得的瞬时风险 $h(t)$ 在 0~t 时间内进行积分，由此获得 0~t 时间下的累积风险。式（10-11）描述了 t 时刻下生存率 $S(t)$ 与累积风险（$CUMEVT$）的函数关系。

若某些药物的药效特征比较特殊，如后期出现药效反弹现象，常见的结构模型无法描述时，可对原有模型进行适当修正[式（10-12）]。

反弹模型：
$$E = E_0 + \frac{E_{\max} \cdot t}{ET_{50} + t} \times e^{-\tau \cdot t} \tag{10-12}$$

式（10-12）中，τ 为药效的反弹速率。以 $E_{\max}$ 模型为例，该模型描述的药效水平随剂量、血药浓度或时间发生变化，比较符合生物学意义。例如，随着剂量的增加或时间的延长，药效逐渐升高，当剂量或时间增加到一定程度时,药效达到平台并最终维持在平台水平。当在各个剂量或时间点下获取的数据比较丰富时,可以引入希尔系数(即 Sigmoid E_{max} 模型),对达到平台期前的药效变化特征进行更为精确的描述。当数据点较少时,可以在合理的假设前提下,固定某些参数,或使用先验参数等。

建议对所研究药物的相对效应进行分析。以安慰剂对照试验为例,药物的相对效应是指药物治疗组所观察到的绝对疗效与同一试验中安慰剂组疗效之间的差值。通过对相对效应进行数据分析,可以有效降低试验间异质性的影响,更好地体现随机对照试验的优势。在纳入试验中若存在非安慰剂对照的情形,缺失的安慰剂效应可以基于其他试验中安慰剂效应的分布进行估算。然而,这种估算可能会引入偏倚,因此,建议对此进行敏感性分析,即对比在分析中包含与排除非安慰剂对照试验时的分析结果,以评估结论的稳健性。

(三) 协变量模型

根据研究目的、数据特征,并结合生理、病理和药理等知识,选择合适的协变量进行考察。对于连续型变量,通常考察线性模型、幂函数模型和指数模型等。对于分类变量,通常考察加法模型和比例模型等。具体的协变量模型公式可参阅本书前文所述章节。协变量模型建立最常用的方法为逐步法。例如,正向引入和逆向剔除的检验水平分别设为 $\alpha = 0.05(df = 1)$ 和 $\alpha = 0.01(df = 1)$。

当协变量值出现缺失时,应事先确定缺失数据的填补规则,如中位数填补法或多重填补法等。当某一变量缺失率过高(如>30%)时,不建议将其纳入进行协变量分析。

(四) 随机效应模型

对于文献来源的各组汇总数据,随机效应一般分为试验间变异(inter-study variability, ISV)、组间变异(inter-arm variability, IAV)和残差变异(residual variability, RUV),可以参照 PPK 中的个体间变异(inter-individual variability, IIV)、场合间变异(inter-occasion variability, IOV)和 RUV 进行设定(表 10-2)。另外,由于汇总数据中每个试验组的不同时间点测量值来自同一患者群体,通常认为它们之间存在相关性,需要在残差变异中进行相关设定,在 NONMEM 软件中可以通过 L2 (level two)数据列进行相关性残差变异的设置。

表 10-2 汇总数据 MBMA 建模与群体药动学建模的随机效应模型对比

随机效应	群体 PK 建模	汇总数据 MBMA 建模
第一层级	个体(个体间变异,IIV)	研究(试验间变异,ISV)
第二层级	场合(场合间变异,IOV)	组间(组间变异,IAV)
残差	相互独立	有相关性

MBMA 模型中组间变异和残差变异与样本量和测量精度相关。一般认为,样本量大或测量精度高时,组间变异和残差变异较小。因此在进行 MBMA 建模时,需要对组间变异和残差变异进行校正。通常推荐以测量值的标准误 $(SE = SD/\sqrt{N})$ 进行校正。当部分测量值的标准误缺失时,可参照有关方法对缺失的标准误进行填补。若标准误的缺失率较高时,建议进行简化处理,即假设所有研究测量值的标准差(SD)相同。此时可以直接用样本量平方根的倒数($1/\sqrt{N}$)进行校正。若文献未报道所有检测时点测量值对应的样本量,需要事先定义样本量缺失的填补方法,如采用终点样本量填补,或按平均脱落率进行填补等。

试验间变异反映了不同研究因为试验设计或受试者的异质性导致的变异,该变异客观存在,不随样本量和测量精度而改变,因此无法校正。受数据所限,当无法对以上所有变异进行区分时,可以适当简化随机效应模型,如忽略组间变异或相关性残差变异等。以往研究显示:简化随机效应模型对结构模型和协变量模型参数的典型值影响有限,但可能对随机效应模型参数估算产生影响,可致临床试验模拟结果产生一定程度的偏倚。MBMA 的随机效应模型在 NONMEM 软件中的设置方法详见二维码 10-3。

二维码 10-3

(五) 模型评价

MBMA 模型的评价方法与 PPK-PD 的评价方法相似,包括采用拟合优度(goodness-of-fit,GOF)图评估模型的拟合效果,采用可视化预测检验(visual predictive check,VPC)比较模型预测值与观测值的符合程度,采用 Bootstrap 方法评估模型的稳健性等。

当 MBMA 纳入的文献数量和观测点较少时,Bootstrap 法估计的参数分布可能不够准确。此时,可以使用重要性重抽样(sampling importance resampling,SIR)方法计算参数的中位数和 95%CI。SIR 方法通过对参数分布的重要性进行加权,使得参数估计更符合实际情况。此外,当纳入的试验数量较少(少于 20 项)时,模型参数受到个别研究的影响可能较大,建议使用弃一交叉验证法(leave-one-out cross validation),逐个排除每项研究,以评估它们对模型参数的影响程度。

当纳入研究较多时,可采用数据分割的方法(如 80% 数据建模、20% 数据验证)对模型进行外部评价,然而这一方法会损失大量信息。比较常见的情形是,在模型构建期间若有新的文献发表,可将新文献作为外部数据进行评价。另外,当某些研究在剂量、疗程或受试者特征与其他研究差异较大时,可将其作为外部数据,以验证模型的外推能力。

(六) 模型模拟

当 MBMA 模型构建并完成评价后,可根据研究目的制订模拟方案。例如,在需要对不同药物的疗效进行比较时,可根据结构模型参数及其标准误模拟每种药物的疗效典型值及其 95%CI。如果两种药物的疗效典型值的 95%CI 不重叠,表明它们在疗效上存在显著差异。需要注意的是,如果模型参数显著受到某个协变量的影响,在进行药效比较时,应将协变量水平校正至同一水平。此外,当结构模型参数存在相关性时,模拟时也应考虑这些参数的相关性,否则会导致模拟出的疗效 95%CI 过宽,影响结果的精确性。

为了评估协变量对药效值的影响,可以在所收集文献中协变量数值分布的范围内,模拟药效典型值的变化情况。若需要预测某药物在后续临床试验中的药效均值分布,模拟时除需要用到结构模型参数及其标准误外,还需要引入随机效应参数以及协变量的分布范围。当模型中有多个协变量时,应考虑协变量之间的相关性,避免出现不可能发生的协变量组合。

第三节 案 例

本节将通过两个案例展示 MBMA 的具体分析过程。第一个案例构建了抗失眠药临床试验的安慰剂效应模型,过程相对简单;第二个案例针对曲坦类药物治疗急性偏头痛的临床疗效作定量比较,需同时处理多个药物组,并建立时间-效应和剂量-效应模型,相对复杂。通过两个由浅入深的案例展示,详细阐述 MBMA 的分析过程,包括收集和整合数据、构建模型、结果呈现和解释等。

一、抗失眠药物临床试验安慰剂效应模型构建及其应用

(一) 研究背景

安慰剂随机对照试验是评估药物临床有效性的金标准。已有研究表明,在抗失眠药物的临床试验中,安慰剂效应可能占药物总疗效的一半或更多,过高的安慰剂效应可能导致试验结果的失败。因此,深入理解安慰剂效应在抗失眠药物临床试验中的分布特征及其影响因素非常重要。本研究旨在应用 MBMA 方法构建抗失眠药物临床试验的安慰剂效应模型,以便对安慰剂效应在不同情况下的分布进行精确估计。这不仅能为临床试验设计和临床安慰剂效应异常结果判断提供参考,也能为后续的单臂临

床试验提供可靠的外部对照。

(二)研究方法

1. 检索策略

在 PubMed、Embase 和 Cochrane 图书馆中检索药物治疗失眠症的安慰剂随机对照临床试验,语言限定为英语。检索词包括适应证、安慰剂和失眠的结局指标。此外,从相关综述研究的参考文献中进行手动检索,补充可能遗漏的文献。具体检索策略见二维码 10-4。

二维码 10-4

2. 纳入与排除标准

纳入标准包括:① 评估药物治疗失眠的安慰剂随机对照试验;② 受试者为失眠症成年患者;③ 报道了入眠时间(SL)、入睡后觉醒时间(WASO)和总睡眠时间(TST)三种睡眠参数中的至少一种;④ 对于交叉设计的临床试验只提取第一周期数据进行分析。

排除标准包括:① 无法获得治疗后睡眠参数较基线变化值的临床试验;② 受试者为躯体或精神疾病、使用药物或其他物质导致的失眠症患者。

3. 数据提取与文献质量评价

应用 Microsoft Excel 软件从文献中提取以下信息:① 文献特征(作者、发表年份、临床试验注册号);② 试验特征(样本量、治疗周期、评估方式);③ 受试者特征(年龄、性别、体重、体重指数、失眠史、睡眠参数基线值);④ 结局指标(SL、WASO 和 TST 在每个访视点较基线的变化值)。

如果文献中数据以图形形式呈现,采用 Engauge Digitizer 软件提取图中的数据。根据 Cochrane 偏倚风险评估工具,对纳入文献的质量进行评价。

4. 模型建立

(1)结构模型:首先对安慰剂效应在 SL、WASO 和 TST 指标上的数据特征进行探索性分析,发现安慰剂组睡眠参数较基线变化值随时间的变化呈现非线性特征。在治疗前 4 周变化迅速,随后趋于平稳。该数据特征符合典型的 $E_{\max}$ 模型[式(10-13)]。

$$E_i(t) = \frac{E_{\max, i} \times t}{ET_{50, i} + t} \tag{10-13}$$

式(10-13)中,$E_i(t)$ 代表 t(周)时间点下安慰剂效应,$E_{\max, i}$ 代表第 i 个研究的安慰剂理论最大效应值;$ET_{50, i}$ 代表安慰剂效应达 $E_{\max, i}$ 值一半所需的时间,反映了安慰剂的起效速度。

(2)随机效应模型:不同研究间安慰剂效应的差异可通过试验间变异(η)表示。本研究以加法模型对试验间变异进行描述[式(10-14)和式(10-15)]:

$$E_{\max, i} = E_{\max\_pop} + \eta_{\text{inter\_study\_1}} \tag{10-14}$$

$$ET_{50, i} = ET_{50\_pop} + \eta_{\text{inter\_study\_2}} \tag{10-15}$$

式(10-14)和式(10-15)中,$E_{\max\_pop}$ 和 ET_{50_pop} 代表模型参数的群体典型值;$\eta_{\text{inter\_study\_1}}$ 和 $\eta_{\text{inter\_study\_2}}$ 代表模型参数 $E_{\max\_pop}$ 和 ET_{50_pop} 的试验间变异,符合均值为 0、方差为 ω_1^2 和 ω_2^2 的正态分布。

无法解释的变异均归为剩余残差(ε),本研究以加法模型解释残差变异:

$$Y_{\text{observe}, i, j} = Y_{\text{predict}, i, j} + \frac{\varepsilon_{i, j}}{\sqrt{N/100}} \tag{10-16}$$

式(10-16)中,$Y_{\text{observe}, i, j}$ 代表第 i 个研究第 j 个时间点的安慰剂效应观测值,$Y_{\text{predict}, i, j}$ 代表第 i 个研究第 j 个时间点的安慰剂效应预测值,$\varepsilon_{i, j}$ 代表第 i 个研究第 j 个时间点的残差,需要经过用标准化后的样本量($N=100$)予以校正。一般,样本量越大,残差就越小。$\varepsilon_{i, j}$ 符合均值为 0、方差为 σ^2 的正态分布。

(3)协变量模型:通过协变量模型考察对安慰剂效应有影响的因素,包括年龄、性别、体重指数、试验药物类型、发表年份和睡眠参数基线等。协变量引入模型的方式取决于该变量的数据类型，其中二分类变量引入方式见式(10-17)，连续性变量引入方式见式(10-18)和式(10-19)。

$$P_i = P_{pop} + COV_i \times \theta_{cov} \quad (10-17)$$

$$P_i = P_{pop} + (COV_i - COV_{median}) \times \theta_{cov} \quad (10-18)$$

$$P_i = P_{pop} \times (COV_i/COV_{median})^{\theta_{cov}} \quad (10-19)$$

式(10-17)~式(10-19)中，P_i代表第i个试验模型参数个体值，COV_i代表第i个试验的协变量值，COV_{median}为分析数据集中协变量的中位数。P_{pop}代表当分类协变量等于0或连续协变量等于COV_{median}时，模型参数P的群体典型值。θ_{cov}是协变量对模型参数的校正系数。

协变量筛选时，首先逐个考察各协变量对药效参数的影响，若模型的目标函数值(OFV)下降超过3.84(自由度为1，$P=0.05$的卡方分布界值)，即认为协变量对参数有显著影响。将所有通过逐个筛选发现有显著影响因素的协变量，以前向引入法和后向剔除法进行协变量再次筛选，确认最终进入模型的协变量。前向引入的OFV界值定为3.84($P<0.05$)，后向剔除的界值定为6.63($P<0.01$)。

5. 模型评价

首先通过拟合优度图对模型的拟合优度进行评价。其次，采用VPC比较模型预测值与观测值的相符程度，评价模型的预测性能。最后，采用Bootstrap法对模型的稳健性进行评估。

6. 模拟应用

应用场景一：基于最终的安慰剂效应模型对失眠药物临床试验中安慰剂效应进行评估，从而对试验结论的可靠性进行判断。在某草药治疗失眠的临床试验中，安慰剂组样本量为17，SL、WASO和TST的基线值分别为33.9 min、44.6 min和348.0 min。基于最终模型参数，模拟与该试验相同样本量和基线水平下，安慰剂效应随时间变化的95%CI。如果该试验安慰剂效应实测值落在模型预测的95%CI内，则判断该试验中的安慰剂效应正常，否则，判断为异常。

应用场景二：基于最终的安慰剂效应模型为单臂研究中抗失眠药物的有效性进行判断。在一项艾司唑仑治疗失眠的单臂研究中，报道了11名受试者在第1天及第1、2、3、4周时的疗效。SL、WASO和TST的基线值分别为51.8 min、60.9 min和349.9 min。基于安慰剂效应模型，模拟与该试验相同样本量和基线水平下，安慰剂效应的95%CI。如果该试验药效实测值数据落在安慰剂反应的95%CI之外，表明试验药物的疗效和安慰剂效应存在显著差异，否则与安慰剂效应相当。为了准确反映安慰效应模型的预测性能，上述案例所涉及的安慰剂数据将不用于安慰剂效应模型的构建。

7. 软件

建模和模拟过程由NONMEM 7.3执行，采用一阶条件估算法(FOCE)对模型参数进行估算。统计分析及绘图采用R软件。文献质量评估由RevMan完成。分析数据与NONMEM代码的解释详见二维码10-5，分析数据和代码下载见二维码10-6。

(三) 研究结果

1. 纳入研究特征

在PubMed、Embase和Cochrane图书馆数据库共检索出1 338篇文献，其中276篇文献进入全文筛选，最终有54篇文献(包含6 416名受试者)纳入分析。纳入研究的文献发表年份在1971~2017年，安慰剂组样本量为4~492例(中位数为84例)，试验周期为2天至48周(中位数为4周)，受试者平均年龄为21~72.5岁(中位数为48.8岁)，男性占比为14.3%~100%(中位数为37.0%)，体重指数为22.1~30.1 kg/m²(中位数为26.6 kg/m²)，平均SL基线值为15.3~131.9 min(中位数为61.2 min)，平均WASO基线值为23.6~123.3 min(中位数为81.1 min)，平均TST基线值为222.9~456.0 min(中位数为325.5 min)。总体上，纳入的54篇文献具有较低的偏倚风险。

2. 模型建立

共有49个安慰剂组($N=6024$)报道了SL值,有32个安慰剂组($N=3891$)报道了WASO值,有46个安慰剂组($N=5176$)报道了TST值。协变量考察时仅发现睡眠参数基线值对E_{max}值有显著影响,未发现年龄、性别、体重指数、试验药物类型、睡眠参数的测量方法(主观或客观)、发表年份等对安慰剂效应有显著影响。最终模型参数估算值见二维码10-7。

最终模型表达详见式(10-20)~式(10-22):

$$E_{max\_SL} = 21.2 + (Baseline_{SL} - 61.2) \times 0.409 \quad (10-20)$$

$$E_{max\_WASO} = 21.0 + (Baseline_{WASO} - 81.1) \times 0.314 \quad (10-21)$$

$$E_{max\_TST} = 47.6 - (Baseline_{TST} - 325.5) \times 0.375 \quad (10-22)$$

结果显示,当睡眠参数值为中位数时,即SL、WASO和TST的基线值(Baseline)分别为61.2 min、81.1 min和325.5 min时,SL、WASO和TST安慰剂效应最大值(E_{max})分别为21.2 min、21.0 min和47.6 min。SL基线值每增加10 min,其E_{max_SL}值增加4.09 min;WASO基线值每增加10 min,其E_{max_WASO}值增加3.14 min;TST基线值每降低10 min,其E_{max_TST}值增加3.75 min。

3. 模型评价

模型拟合优度图显示模型对实测值的拟合优度较好,无明显偏倚(二维码10-8)。SL、WASO和TST安慰剂效应模型的1 000次Bootstrap重采样成功率较高,分别为94.7%、93.7%和97.3%。此外,Bootstrap法获得的模型参数分布与原始数据集获得的模型参数估计值接近(二维码10-7),表明模型参数估算较为稳健,受个别研究影响较小。VPC结果显示,绝大部分实测数据均落在模型预测的区间之内,表明模型具有较好的预测性能(图10-1)。

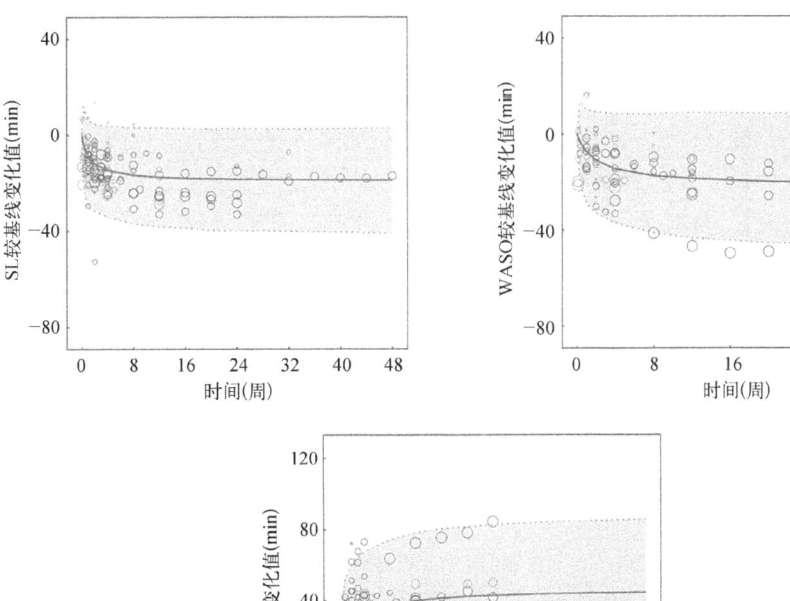

图10-1 可视化预测检验图

灰色区块代表安慰剂效应预测值的95%CI,实线代表安慰剂效应预测值的中位数,空心圆的面积与样本量大小相关

4. 安慰剂效应典型值分析

基于最终模型，本研究预测了不同睡眠参数基线值下，第4、8、12和24周时安慰剂效应典型值分布（图10-2）。结果显示，8周后安慰剂效应接近药效平台，SL、WASO和TST安慰剂效应分别可达理论最大效应值的85.3%、78.9%和80.7%。

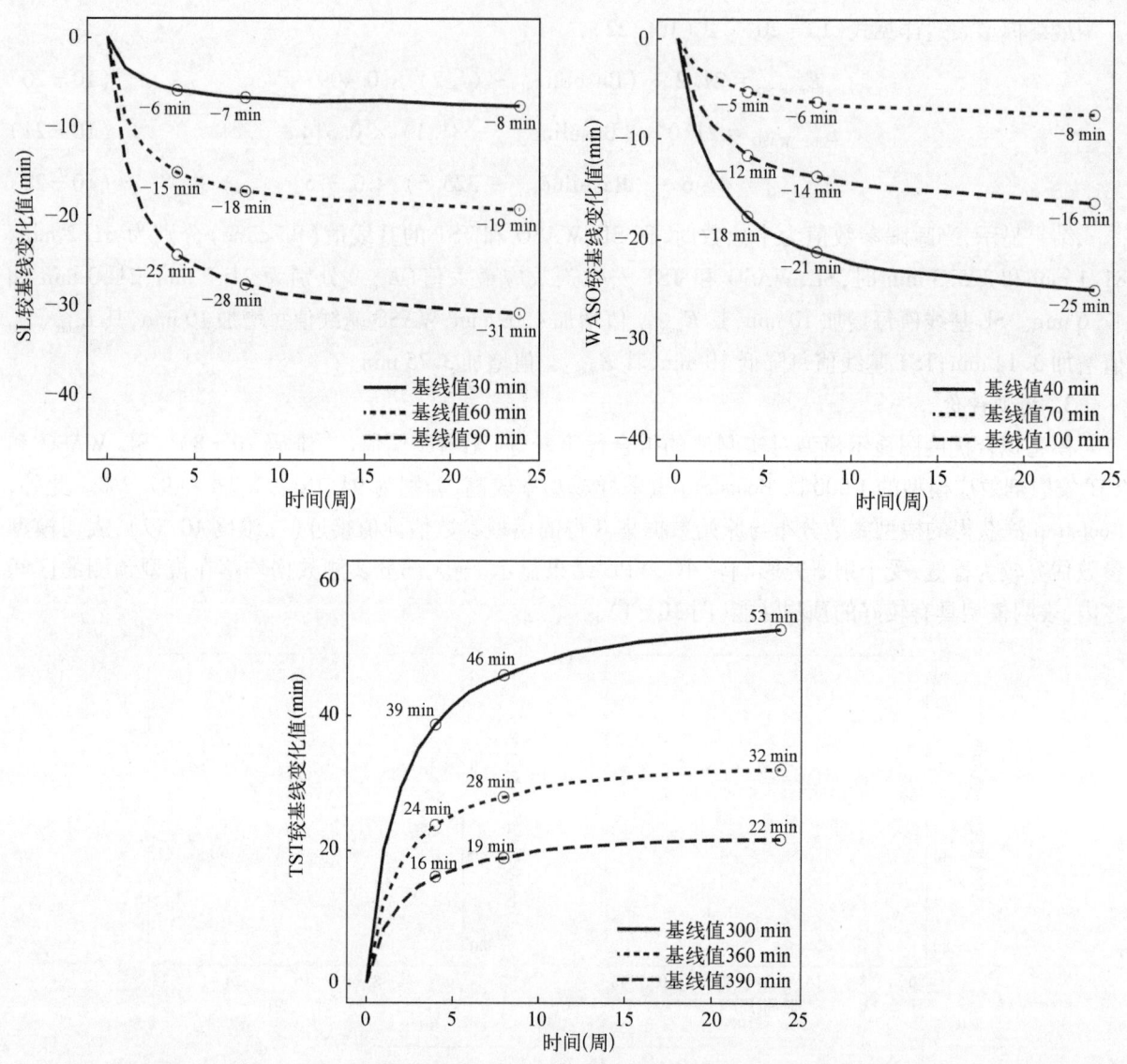

图10-2　不同基线水平下典型安慰剂效应-时间曲线

5. 模型应用

应用场景一：文献报道安慰剂组4周时SL和WASO分别较基线值下降1 min和18.7 min，TST较基线值增加42 min。基于该文献安慰剂组的睡眠参数基线值，模拟了与之对应的历史安慰剂效应分布。结果显示该文献中安慰剂效应实测值均落在了模型预测的95%CI之内，表明该研究中安慰剂效应与历史安慰剂效应一致，属正常范围（图10-3A）。

应用场景二：基于该文献药物组的睡眠参数基线值，模拟了与之对应的安慰剂效应分布。结果显示艾司唑仑给药后第1天和第1周SL、WASO和TST的药效实测值落在模型预测的安慰剂效应的95%CI之外，而在给药后第2、3和4周的药效实测值则完全落在模型预测的安慰剂效应的95%CI之内，表明艾司唑仑1周内的疗效优于安慰剂,而1周后的疗效与安慰剂相当,提示该药短期使用才可获益(图10-3B)。

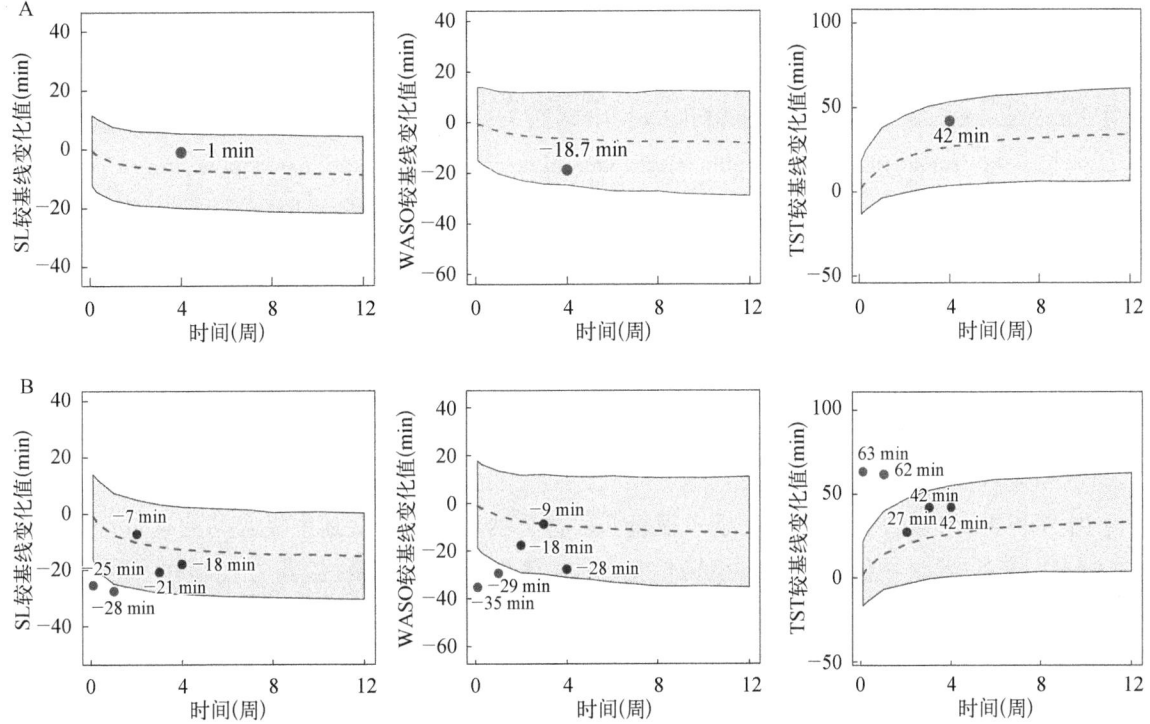

图10-3 安慰剂效应模型应用场景一:判断安慰剂效应是否异常(A);应用场景二:判断单臂试验的药物是否有效(B)。图中实线框代表安慰剂效应预测值的95%CI,虚线代表安慰剂效应预测值的中位数,点代表药效实测数据

(四) 小结

本研究基于抗失眠药物临床试验中的安慰剂数据,通过建立时间-效应模型成功地描述了安慰剂组SL、WASO和TST较基线变化值随时间的变化规律。该模型既可用于对抗失眠药物试验中的异常安慰剂效应进行判断,从而准确地解释临床试验结果,也可对单臂试验中药物的有效性进行判断,从而对试验药物的开发价值进行判断。

二、七种曲坦类药物治疗急性偏头痛的临床疗效定量比较

(一) 研究背景

偏头痛是一种常见的慢性神经血管性疾病,临床以发作性中重度、搏动样头痛为主要表现,头痛多为偏侧,女性多见。严重的偏头痛被世界卫生组织列为最致残的慢性病之一,偏头痛往往长期反复发作,严重影响患者生活质量。因此,偏头痛的诊断和治疗仍是医学领域一个迫切需要解决的问题。

偏头痛急性期治疗旨在发作期快速缓解疼痛,相关的治疗药物包括非特异性药物如非甾体抗炎药、组合镇痛药或阿片类,和特异性药物如曲坦类药物和麦角类制剂等。其中曲坦类药物因疗效显著、安全性好,是目前偏头痛急性期治疗的一线药物。目前上市的曲坦类药物有7种,包括舒马曲坦(sumatriptan)、佐米曲坦(zolmitriptan)、利扎曲坦(rizatriptan)、阿莫曲坦(almotriptan)、依来曲坦(eletriptan)、那拉曲坦(naratriptan)和夫罗曲坦(frovatriptan)。另外,临床上通常根据患者的不同需求选择用药,除口服给药外,还可将曲坦类药物制成了其他剂型,如皮下注射剂、鼻用喷雾剂和贴剂等。然而,不同曲坦类药物和不同剂型之间的疗效特征尚缺乏全面定量的比较,无法充分指导临床

实践的用药选择。

本研究将通过 MBMA 的方法,对 7 种曲坦类药物(包括不同剂型)的剂量效应和时间效应特征进行定量比较,为偏头痛的相关药物指南提供必要的定量化信息。

(二) 研究方法

1. 检索策略

在 PubMed、Embase、Cochrane 图书馆和 PsycINFO 四个公共数据库中检索相关文献。检索关键词包括:① 药物名称:sumatriptan、zolmitriptan、rizatriptan、almotriptan、eletriptan、naratriptan、frovatriptan;② 疾病名称:migraine disorders、migraine、migraine headache。同一类别词条之间用"or"连接,不同类别词条之间用"and"连接。文献类型为临床试验,语言限制为英语。

2. 纳入排除标准

纳入文献需符合以下条件:① 研究为安慰剂随机对照试验;② 受试者为急性偏头痛患者;③ 文献至少报道了无痛率和缓解率两个疗效指标中的一种。文献排除标准包括:① 研究为偏头痛预防期治疗(非急性期治疗);② 受试者为经期偏头痛、儿童偏头痛等特殊人群。

3. 数据提取和文献质量评价

采用 WPS Excel 软件作为数据库录入模板。从符合纳入标准的文献中提取的信息包括:试验特征(文献 ID、作者、发表年份和国家),组别信息(试验序号、组别、剂量、给药方式和样本量),受试者特征(年龄、体重、男性比、偏头痛历史、有先兆症状人数比例等)和试验结果(不同时间点下的无痛率和缓解率)等。主要疗效指标无痛率定义为疼痛评分从 2,3 降低至 0 分的人数百分比,而缓解率定义为疼痛评分从 2,3 降低至 0,1 分的人数百分比。若文献中疗效数据以图形式呈现,将采用读图软件 Engauge Digitizer 读取文献统计图中的数值。采用 Cochrane 偏倚风险评估工具对文献质量进行评价。

4. 模型构建方法

本研究将采用以下模型对所有曲坦类药物的药效数据(无痛率和缓解率)进行拟合,通过药效学参数反映各药物的疗效特征差异。

$$E_{i,j,k} = E_{\text{placebo},i,k} + E_{\text{drug},i,j,k} \tag{10-23}$$

$$E_{\text{placebo},i,k} = PL_0 + (PL_m - PL_0) \times (1 - e^{-K_{pl} \times t}) \tag{10-24}$$

$$E_{\text{drug},i,j,k} = \frac{E_{\max,j} \times Dose}{ED_{50,j} + Dose} \times (1 - e^{-Kem_j \times t}) \tag{10-25}$$

假设药物组观测到的效应由安慰剂效应和药物的纯效应构成。式(10-23)中,$E_{i,j,k}$ 代表第 i 个试验第 j 个药物组第 k 个时间点下的药效,$E_{\text{placebo},i,k}$ 代表第 i 个试验安慰剂组第 k 个时间点下的药效,$E_{\text{drug},i,j,k}$ 代表第 i 个试验第 j 个药物组第 k 个时间点下的纯药效(药物组药效-安慰剂组药效)。式(10-24)中,PL_0 为 0 时间点时的安慰剂效应,PL_m 为安慰剂的理论最大效应,当时间为无穷大时,安慰剂的效应值即等于 PL_m,K_{pl} 为安慰剂效应随时间的变化速率,K_{pl} 值越大,安慰剂效应随时间增加越快。式(10-25)中,$E_{\max,j}$ 为第 j 个药物的理论最大效应,$ED_{50,j}$ 为达最大药效 50% 所需剂量,即起效剂量,K_{emj} 为药物效应随时间的变化速率。同样地,K_{emj} 值越大,药物效应随时间增加越快,若不同药物的 K_{emj} 值相近,为了简化模型,则使用同一个 K_{emj}。

由于试验间变异的存在,同一种药物在不同试验中的药效参数也会有所差异。

$$P_i = P_{\text{pop}} \cdot \exp(\eta_i) \tag{10-26}$$

式(10-26)中，P_i 为第 i 个试验中某药物的药效学参数，P_{pop} 为某药物药效学参数的群体值，η_i 为该药效学参数的试验间变异，符合均数为 0、方差为 ω^2 的正态分布。需指出的是，不是所有的药效学参数都能够引入试验间变异，此过程需根据数据特征和模型的稳定性来判断。

由于主要疗效指标为无痛率和缓解率，故需要通过 Logit 转换式(10-27)，将药效值限定在 0~1 之间。

$$proportion_{i,j,k} = \frac{\exp(E_{i,j,k})}{1 + \exp(E_{i,j,k})} + W \cdot \varepsilon_{i,j,k} \qquad (10-27)$$

$$W = \sqrt{\frac{proportion_{i,j,k} \times (1 - proportion_{i,j,k})}{N_{i,j,k}}} \qquad (10-28)$$

式(10-27)中，$proportion_{i,j,k}$ 为第 i 个试验第 j 个药物组第 k 个时间点下的无痛率或缓解率，$\varepsilon_{i,j,k}$ 为 $proportion_{i,j,k}$ 的残差变异，W 为残差的校正因子，该值为 $proportion_{i,j,k}$ 值的标准误，即认为标准误越小，残差值越小。$\varepsilon_{i,j,k}$ 符合以 0 为中心、方差为 σ^2 的正态分布。式(10-28)中，$N_{i,j,k}$ 为第 i 个试验第 j 个药物组第 k 个时间点下的样本量。

药效模型建立后，可考察对药效参数有影响的协变量，包括受试者年龄、体重、性别比、有先兆症状人数比例等。协变量模型构建方法及模型评价与前面案例相同，此处不再赘述。

5. 分析软件

建模和模拟过程由 NONMEM 7.3 执行，采用 FOCE 算法对模型参数进行估算。统计分析及绘图采用 R 软件。分析数据与 NONMEM 代码的解释详见二维码 10-9，具体的分析数据和代码下载见二维码 10-10。

二维码 10-9

二维码 10-10

（三）研究结果

1. 数据特征

最终有 92 篇文献纳入分析，共包含 99 个试验和 47 376 名受试者，其中药物组受试者 34 412 名，安慰剂组受试者 12 964 名。受试者平均年龄为 29.2~48 岁（中位数为 40.3 岁）；男性比例为 5.1%~56%（中位数为 15%）；有先兆症状的比例为 2.5%~71%（中位数为 13%）。纳入的文献总体没有偏倚风险。

2. 模型建立与评价

共有 79 个试验报道了偏头痛无痛率，涉及 7 种药物，共 38 619 名受试者。共有 85 个试验报道了偏头痛缓解率，涉及 7 种药物，共 41 951 名受试者。在协变量筛选过程中，未发现年龄、男性比、有无先兆症状等因素对偏头痛无痛率和缓解率有显著影响。最终模型参数详见二维码 10-11。

二维码 10-11

3. 典型效应模拟

基于最终模型，模拟扣除安慰剂效应后，各药物在 FDA 最高批准剂量下的 2 h 无痛率和缓解率的典型值（二维码 10-12）。结果显示，在口服剂型中，依来曲坦(40 mg)的疗效最优，2 h 无痛率和缓解率分别为 30.9% 和 37.9%。那拉曲坦(2.5 mg)的疗效最低，2 h 无痛率和缓解率分别为 10.3% 和 21.6%。

二维码 10-12

皮下给药与口服给药相比，药效显著增加。例如，舒马曲坦(6 mg)皮下给药后 2 h 无痛率和缓解率分别为 48.0% 和 50.5%，较舒马曲坦(100 mg)口服给药分别高 22.4% 和 20.6%。

鼻喷给药与口服给药的药效相当。例如，舒马曲坦(20 mg)鼻喷给药后 2 h 无痛率和缓解率分别为 23.6% 和 31.5%，而舒马曲坦(100 mg)口服给药后 2 h 无痛率和缓解率分别为 25.6% 和 29.9%。

4. 剂量效应关系

图 10-4 显示各药物在试验剂量范围内均呈现明显的剂量效应关系。在 FDA 批准剂量范围内，从最小剂量增加到最高剂量后，口服制剂舒马曲坦、佐米曲坦、利扎曲坦、阿莫曲坦、依来曲坦和鼻喷制剂舒马曲坦的 2 h 无痛率分别增加了 13%、7.6%、12.5%、7.5%、9.3% 和 16.8%，2 h 缓解率分别增加了

13.6%、4.4%、9.8%、6.4%、8.5%和18.3%。当批准剂量从最小增加到最大时,口服制剂那拉曲坦和鼻喷制剂佐米曲坦的2h缓解率分别增加了8.1%和5.7%。

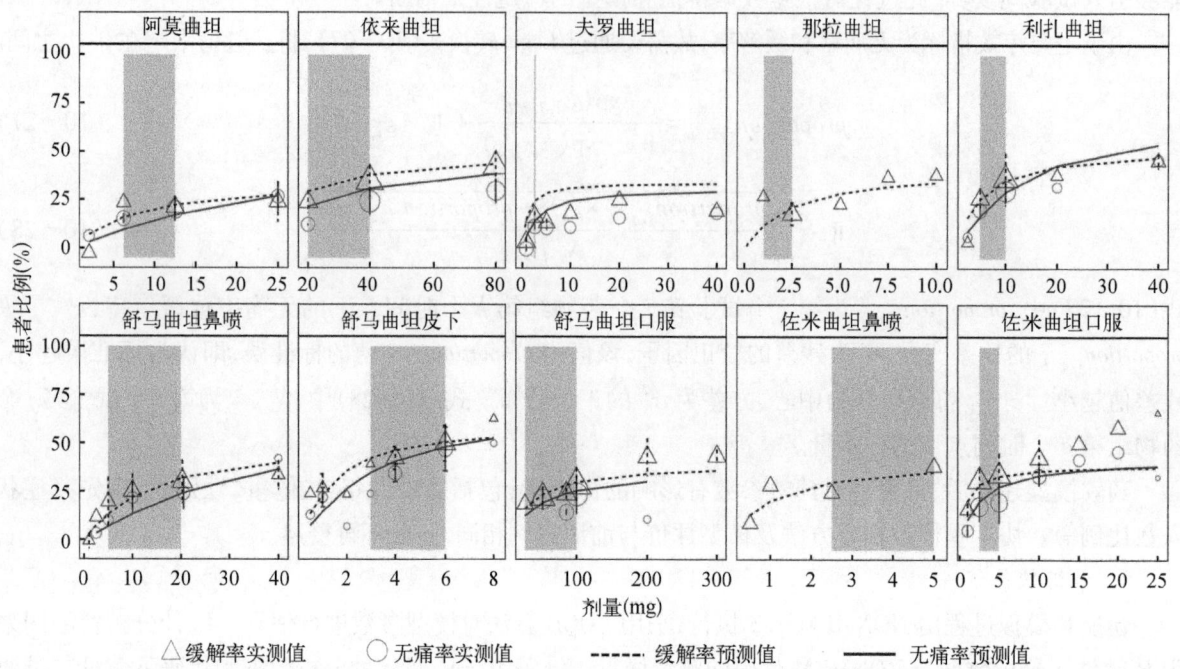

图10-4 各药物2h无痛率和缓解率的剂量效应关系(扣除安慰剂后的纯效应)

数据点和误差棒代表偏头痛2h无痛率和缓解率扣除安慰剂效应后的差值和95%CI,空心圆和三角形的面积反映样本量的大小;灰色区块为FDA批准的药物剂量范围

5. 时间效应关系

本研究预测了各药物在FDA批准的最大剂量下的时间效应关系(图10-5)。结果显示,对于2h

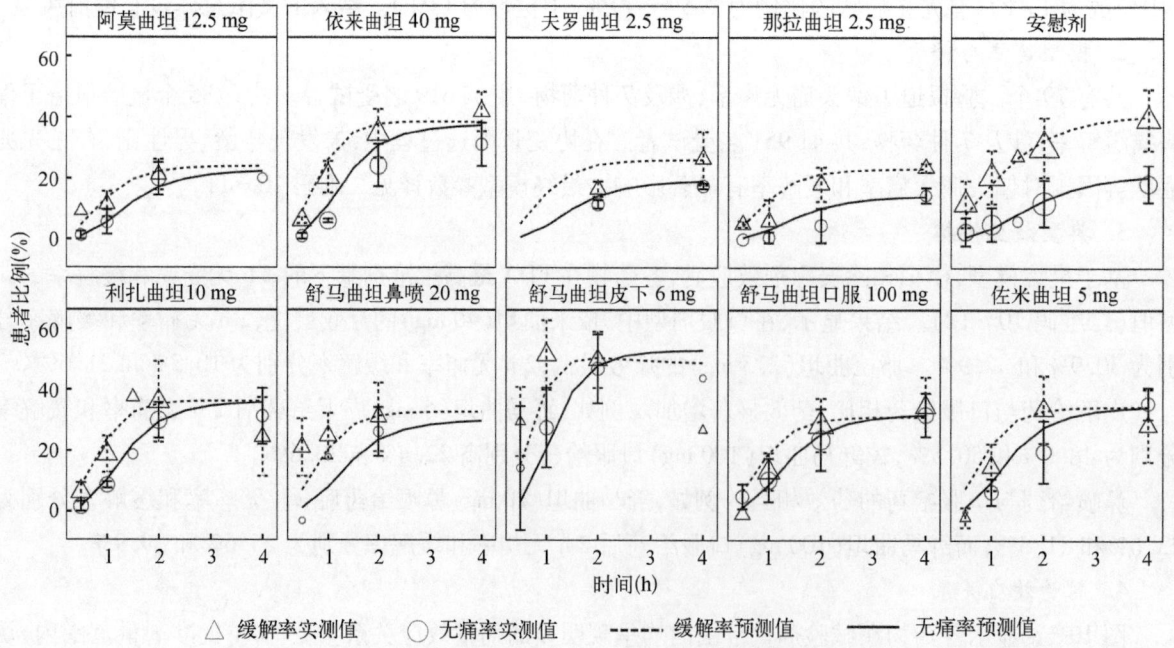

图10-5 各药物无痛率和缓解率的纯效应随时间变化规律

数据点和误差棒代表偏头痛无痛率和缓解率扣除安慰剂效应后的差值和95%CI,空心圆和三角形的面积反映样本量的大小

无痛率占 4 h 无痛率的百分比,口服制剂舒马曲坦(100 mg)、佐米曲坦(5 mg)、利扎曲坦(10 mg)、阿莫曲坦(12.5 mg)、依来曲坦(40 mg)、那拉曲坦(2.5 mg)、夫罗曲坦(2.5 mg)分别为 80.2%、81.2%、81.9%、76.2%、82.6%、73.1%、74.9%;皮下注射舒马曲坦(6 mg)2 h 无痛率占 4 h 无痛率的百分比为 90.6%。

2 h 缓解率占 4 h 缓解率的百分比,口服制剂舒马曲坦(100 mg)、佐米曲坦(5 mg)、利扎曲坦(10 mg)、阿莫曲坦(40 mg)、那拉曲坦(2.5 mg)、夫罗曲坦(2.5 mg)分别为 95.5%、96.7%、97.4%、98.3%、92.7%、93.7%;皮下注射舒马曲坦(6 mg)2 h 缓解率占 4 h 缓解率的百分比为 103.2%。

(四)小结

本研究对七种曲坦类药物及其不同剂型治疗急性偏头痛的疗效进行了定量分析,为曲坦类药物的临床用药选择和后续新药开发提供了重要的定量信息。

思 考 题

1. MBMA 相比于传统的 Meta 分析有哪些优势?
2. 请阅读一篇关于 MBMA 的研究论文,并对其进行简要介绍。同时,思考该论文采用 MBMA 分析的合理性和必要性。
3. 请列出开展 MBMA 研究的主要步骤。

参 考 文 献

李禄金,丁俊杰,刘东阳,等. 2020. 基于模型的荟萃分析一般考虑. 中国临床药理学与治疗学, 25(11): 1250-1267.

Mandema J W, Cox E, Alderman J. 2005. Therapeutic benefit of eletriptan compared to sumatriptan for the acute relief of migraine pain: results of a model-based meta-analysis that accounts for encapsulation. Cephalalgia, 25(9): 715-725.

Ahn J E, French J L. 2010. Longitudinal aggregate data model-based meta-analysis with NONMEM: approaches to handling within treatment arm correlation. J Pharmacokinet Pharmacodyn, 37(2): 179-201.

Boucher M, Bennetts M. 2016. The many flavors of model-based meta-analysis: Part I — introduction and landmark data. CPT Pharmacometrics Syst Pharmacol, 5(2): 54-64.

Boucher M, Bennetts M. 2018. Many flavors of Model-based meta-analysis: Part II — modeling summary level longitudinal responses. CPT Pharmacometrics Syst Pharmacol, 7(5): 288-297.

Hou M, Liu H, Li Y, et al. 2019. Efficacy of triptans for the treatment of acute migraines: a quantitative comparison based on the dose-effect and time-course characteristics. Eur J Clin Pharmacol, 75(10): 1369-1378.

马广立,许羚,陈锐等. 2019. 新药研发中群体药动学/药效学研究的一般考虑. 中国临床药理学与治疗学, 24(11): 1201-1220.

刘东阳,王鲲,马广立,等. 2018. 新药研发中定量药理学研究的价值及其一般考虑. 中国临床药理学与治疗学. 2018(9): 961-973.

焦正. 2022. 群体药动学和药效学分析进阶. 北京: 科学出版社.

Zheng X J, He Y C, Xu L, et al. 2020. Quantitative analysis of the placebo response in pharmacotherapy of insomnia and its application in clinical trials. Sleep, 43(5): zsz286.

(李禄金)

应用篇

第十一章 模型引导的药物研发
第十二章 模型引导的精准用药

献辞

第十一章
模型引导的药物研发

第一节 概 述

一、药物研发的一般过程

药物研发(drug development)是确定先导化合物后将新药推向市场的过程,一般大致可以分为5个阶段:药物发现,临床前开发,临床(早期和晚期)开发、新药申请递交和药物批准上市后的全生命周期管理。药物研发的各个阶段中面临了不同的科学问题,均须逐步开展相关的研究和试验、累积科学证据,确保药物研发进入下一个阶段的科学证据充分可靠。药物研发中各阶段主要研究的内容如下。

药物发现:开展先导化合物筛选,以期获得对疾病治疗有效的化合物。在此阶段,仅有少量的候选化合物进入临床前阶段的进一步评估。

临床前开发:开展体外和体内实验,评估候选化合物的成药性。体外实验包括药物体外药理活性评估,检测药物的理化性质以及体外药物分布代谢等;体内实验包括在不同种属动物进行的药动学(PK)、药效学(PD)和毒理学实验。通过上述研究,最大程度上保证新药在临床Ⅰ期人体试验中的安全性,以及在目标适应证患者中是有效的。

早期临床开发:开展临床Ⅰ期和Ⅱ期试验,为制订Ⅲ期临床研究的用药方案提供依据。Ⅰ期试验一般在健康受试者中开展;有时为了加速研发,在安全性风险较小情况下,部分Ⅰb期试验也可在患者人群中开展,同时满足概念性验证的目的,但对于某些毒性较大的药物(如抗肿瘤药物),可以直接在患者中开展试验。Ⅰ期临床试验可进一步分为单剂量递增和多剂量递增试验,评估新药在人体的安全性和耐受性,以及药物在人体的PK特征。Ⅱ期临床试验是在获得初步的安全性数据后,在小样本患者人群中开展的临床试验。Ⅱ期临床试验又可以进一步分为Ⅱa期,也称为概念验证性(proof of concept, POC)试验,验证药物与其靶点的作用,以及对疾病转归的影响。Ⅱb期试验一般为剂量选择试验,评估多个剂量的有效性和安全性,以及剂量-暴露量-效应关系,并选择合适的给药方案用于Ⅲ临床研究。

晚期临床开发:开展临床Ⅲ期试验(也称为确证性试验),在更大样本的患者人群中确认候选化合物的有效性和安全性。Ⅲ期试验通常采用随机、双盲、安慰剂对照的研究设计。Ⅲ期临床试验为药物上市获批提供了关键性的数据支持证据。

新药申请递交:申办方向药物审评机构递交药物上市申请的相关材料(主要包括临床前和临床试验结果,药学相关信息),药物审评机构进行审评后,作出药物是否获批上市的决定。

全生命周期管理:药品批准上市后,需进行药品的安全性风险监测、评估和管理,并及时与监管机构沟通,按法规要求递交相关报告,确保患者用药的安全和有效。在此阶段,也可对用药方案作进一步的调整和优化。

二、模型引导的药物研发的实施策略

模型引导的药物研发(MIDD)在现代药物开发中发挥了不可替代的作用,贯穿于整个药物研发的

全过程。2015年,欧洲制药工业协会联合会MID3工作组撰文,总结和凝练了MIDD的实施策略。主要可以归纳为以三个水平为基础,在七个主题层面提出科学问题,以五种模型化技术回答科学问题。该三个维度的有机结合,极大丰富了MIDD的内涵和应用场景。

三个水平:疾病、化合物和机制。① 疾病水平描述药物开发前需要回答的相关问题(如疾病的病理机制、疾病近期和远期结局的相关性);② 化合物水平描述候选药物需要回答的相关问题(如化合物的PK特征、PK-PD关系);③ 机制水平描述候选药物或疾病聚焦于药物作用机制的问题(如非线性PK的预测),以及从其他类似作用机制的化合物所获得的知识。

七个主题:未满足的临床需求、药动学、有效性、安全性、获益/风险比、临床可行性和研究设计。

五种模型化技术:经验性剂量/时间分析、经验性PK-PD分析、基于模型的荟萃分析(MBMA)、半机制PK-PD模型、生理药动学和定量系统药理学。除上述五种模型化技术外,人工智能、机器学习等新方法在药物的研发中也有应用。同时,多种模型化方法的联合使用也越来越普遍,可以互为补充,以解决药物研发中所面临的复杂问题。

三、MIDD的应用场景

MIDD作为药物研发的重要方法之一,可为确证新药的有效性、安全性等提供关键性科学证据,引导药物的开发过程。MIDD主要的应用场景简述如下。

(一)非临床与临床数据的转化

非临床与临床数据的桥接和转化是早期新药临床开发的重要内容,旨在确定早期临床研究的剂量。基于临床前体外和体内的PK数据,MIDD可预测人体PK特征,为Ⅰ期临床研究的剂量选择提供依据。一般,可基于多个种属的PK及体型大小,通过异速放大法外推人体的PK特征。例如,安普霉素(apramycin)的临床开发中,基于小鼠、大鼠、豚鼠和犬的PK数据,应用异速放大公式,外推计算了人体的清除率和分布容积,成功预测了人体的PK参数和PK曲线。

此外,在临床前药物开发中,开展PK-PD研究可更早地确定临床早期(Ⅰ期和Ⅱ期)的合理剂量,加速药物开发的进程。例如,抗结核药物的转化PK-PD研究中,通过定量考察结核分枝杆菌感染小鼠获得的PK与组织结核分枝杆菌载量(CFU)关系,预测Ⅱa期临床试验中结核病患者的CFU应答,为剂量选择提供依据。案例的具体情况参见第二节。文献报道,在10种已上市的抗结核药物的事后分析中,以临床前PK-PD数据进行预测,均与实际临床试验结果较为相符。

(二)优化研究设计

优化研究设计可提高药物开发的效率,降低试验成本。试验设计包括但不限于给药方案、样本量、观测时间点等。在临床开发过程中,可基于短期临床结局预测长期临床结局,以缩短研究时间,加速研发。MIDD可为优化研究设计提供支持,并已获得广泛应用。

如一项汇总了多项关节炎药物临床研究的基于模型的荟萃分析结果显示:第12周的临床结局——症状达到50%缓解(ACR50)与第24周ACR50有良好的相关性,故支持12周的临床结局作为研究主要结局指标。因此在一项Ⅱ期新药临床研究中选择12周作为观察终点,显著提高了研发效率和缩短了研发时间。

(三)预测临床研究结果

通过模型化方法来定量预测临床研究结果,在试验早期即可获得指导决策的重要信息。例如,在接受度伐利尤单抗免疫治疗的肿瘤患者中建立了群体肿瘤生长模型,获得肿瘤生长和缩小的参数,并结合机器学习的技术,以12周的肿瘤大小数据,可以准确预测24周(6个月)的最佳总体反应率(best overall response,BOR)和总体生存率(overall survival,OS)。对于肿瘤患者疗效的早期预测可以指导临床开发决策,并优化个体患者的治疗。

(四)优化药物的用药方案

确定用药方案是临床研究的关键问题。MIDD 可以准确估算药物的 PK 暴露,定量描述 PK-PD 的关系,从而帮助确认和优化Ⅲ期的给药方案(剂量和频次等),提高Ⅲ期临床试验的成功率。基于建模和模拟优化的Ⅲ期用药方案可以是Ⅱ期临床试验中没有评估或测试的,前提是基于模型分析的结果在科学上是可接受的,在某些情况下还可以豁免Ⅱ期临床试验的确认,加速临床开发。

例如,基于Ⅰ期和Ⅱ期临床研究的数据(5 mg/kg q4w.,30 mg/kg q4w.,60 mg/kg q2w. 或 60 mg/kg 单次给药)开展的建模和模拟分析,制订了治疗全身型重症肌无力新药 Nipocalimab 的Ⅲ期用药方案:30 mg/kg 负荷剂量,随后 15 mg/kg q2w. 维持剂量,可获得期望的药效反应。因此,Ⅲ期临床试验应用此方案作进一步验证。

除优化Ⅲ期临床用药方案以外,MIDD 在上市后药物生命周期管理中也同样发挥了重要的作用,可进一步优化用药方案。例如,基于暴露量和靶点占有率匹配的原则,针对抗 PD-1/PD-L1 抗体药物,应用群体 PK 建模和模拟可设计新的用药方案,如延长给药间隔,提升单次用药的剂量等,方便患者用药。

(五)评估影响药物 PK-PD 的内在和外在因素

辨识影响药物 PK-PD 的内在和外在因素(如体重、年龄、种族、药物代谢酶基因型等)是临床开发中关注的重要问题之一,可据此调整或优化用药方案。例如,在帕博利珠单抗的临床开发中,基于Ⅲ期临床数据的群体 PK 分析共发现了 10 个影响 PK 参数的协变量,如白蛋白水平、肾功能、肿瘤类型等。通过进一步的协变量-效应分析,显示上述具统计学意义的协变量对 PK 参数的改变(几何均值比)在 0.72~1.25,不具有临床意义,无须据此调整给药方案。

又例如,治疗特发性血小板减少性紫癜(idiopathic thrombocytopenic purpura, ITP)药物艾曲泊帕的临床开发中,基于健康受试者和 ITP 患者(Ⅱ期和Ⅲ期临床试验)的群体 PK 分析发现,东亚裔种族是影响 PK 暴露的显著协变量,东亚裔患者的清除率 CL/F 较非东亚裔患者低 33%,因此在该患者人群中推荐的初始剂量减半。此外,PBPK 模型预测药物相互作用和指导用药也有大量成功案例。

(六)特殊人群和亚群体患者的剂量选择和桥接

特殊人群/亚群体患者的扩展是新药研发的重要部分,需要有充分证据来表明药物在这一人群是有效和安全的。但是,在特殊人群中开展临床试验有时比较困难。近年来,MIDD 方法越来越多地应用于特殊人群(如肝/肾损伤患者、儿童、老年人等)的药动学、有效性和安全性的桥接和预测,并据此制订给药方案。应用模型可以模拟和预测特殊人群的 PK-PD 数据。满足相关要求时,可以用来替代临床试验的真实数据。

MIDD 已有较多的应用场景和成功案例,如应用了 PBPK 和 PPK 模型化方法,实施了成人利伐沙班 PK 至不同年龄儿童的外推,以 PK 暴露量匹配方法优化了儿童利伐沙班的用药方案,获得美国 FDA 批准,具体参见第七节。又例如,应用 PBPK 模型,对艾司奥美拉唑治疗胃食管反流症,进行跨种族外推(高加索、日本和中国人群)和跨年龄外推(成人至儿童),以暴露量匹配的方法确认了中国青少年人群的用药方案,桥接成人疗效数据,获得我国药品监督管理局的批准上市。

此外,MIDD 用于肝/肾损伤患者的 PK 预测和剂量优化亦有成功的案例,如 PBPK 模型预测普拉克索在轻度、中度和重度肾损害帕金森病患者的 PK 暴露,可分别增加 1.16、1.76 和 3.26 倍。因此,确认了在轻度和中度肾功能损害患者中的剂量,并推荐了重度肾功能损害患者的剂量。

(七)获益和风险比的评估

药物的疗效和安全性一直是临床开发关注的重要内容,具有良好获益风险比是药物上市的必备要素。基于临床疗效和安全性数据,建模和模拟可评估药物的获益风险比,提供降低风险的用药方案或研发策略。

如女性月经周期的定量系统药理学和体内稳态钙水平模型显示：以促性腺激素释放激素途径为目标，对骨矿物质密度影响最小的血清雌激素水平难以实现。风险远大于获益。因此，相关的药物研发计划被终止。

（八）其他

常用的模型化技术方法中，PBPK 在生物药剂学领域的应用逐渐增多，如制剂的体外体内外推，可以基于体外实验溶出等数据，使用 PBPK 预测人体内 PK 特征，作为制剂优化的重要工具，显著提高了制剂开发的效率。PBPK 还可以预测食物对口服药物 PK 的影响，在临床开发的早期获得相关信息，为临床开展食物效应试验提供重要的参考。此外，近年来 PBPK 模型在生物等效性方面也有拓展和应用，在开展临床生物等效性试验前，获得相关的预测结果，可以显著提高临床试验的成功率。

总之，MIDD 在新药研发中取得的巨大成功也进一步推动了其技术的发展和应用。本章将围绕 MIDD 的主要应用场景，详细介绍相关案例，旨在深入理解 MIDD 在新药研发中的应用。

第二节　基于临床前数据优化Ⅱa期临床试验的给药方案

一、研究背景

结核病是由结核分枝杆菌感染导致的传染病。结核分枝杆菌可侵害人体的多种器官，且以肺结核多见。Ⅰ期临床研究确认抗结核药物安全性和 PK 特征后，通常会在结核病患者中开展临床Ⅱa期以早期杀菌活性（early bactericidal activity, EBA）为目的的临床试验。该试验也是新型抗结核病药物在患者中的首次临床疗效评估，旨在探索抗结核病药物的量效关系。该试验也是单药和联合治疗方案临床评价的关键试验，属于早期探索性疗效研究。美国 FDA 肺结核药物开发的行业指南（Pulmonary Tuberculosis: Developing Drugs for Treatment Guidance for Industry）中指出：科学合理的动物模型可作为药物体内抗结核分枝杆菌作用和临床试验之间的重要桥梁。

药物 A 是一种新型抗结核药物，在 BALB/c 小鼠中开展了 PK-PD 试验，PD 指标为结核分枝杆菌的菌落形成单位（colony forming units, CFU），基于小鼠试验的 PK-PD 分析，为临床Ⅱa期的 EBA 试验提供剂量选择依据。

二、关键问题

在 BALB/c 小鼠中，考察了药物 A 的 3 个剂量水平的 PK 和 CFU 水平，并假设小鼠 PK-PD 特征与人体相似，应用 PK-PD 建模和模拟方法，回答以下问题：

(1) 药物 A 在小鼠的 PK 特征，以及 PK-CFU 关系。
(2) 预测药物 A 在人体的 PK 特征。
(3) 人体 EBA 试验的有效剂量。

三、数据

在正常 BALB/c 小鼠中开展了药物 A 的 PK 实验，包括静脉单次给药（12.5 mg/kg）和口服单次给药（12.5 mg/kg、25 mg/kg 和 50 mg/kg）。在给药后的设定时间点采集 PK 样本，测定药物 A 的血药浓度。每个剂量组各 10 只小鼠。

药物 A 的 PD 实验在结核分枝杆菌感染的 BALB/c 小鼠中进行，采用气溶胶感染的模型，共分为 4

组(1个基质组和3个药物治疗组)。在第0天给予接种量3.5 log10 CFU/mL 结核分枝杆菌。潜伏期为接种后14天。基质组于接种后不同时间点处死小鼠(每个时间点8只),采集肺组织标本,测量CFU水平。药物治疗组(3个剂量组)于第14天开始治疗,连续治疗56天,治疗后于拟定时间点处死小鼠(每个时间点6只),采集肺组织标本,测量CFU水平。PK和PD实验设计见二维码11-1。

二维码 11-1

正常小鼠静脉和口服的药时曲线见二维码11-2,药物浓度随给药剂量的增加而升高。半对数图提示药物呈两相消除的特征。结核分枝杆菌感染的BALB/c小鼠肺组织CFU经时变化如二维码11-2所示,基质组CFU在接种后快速升高,在14天左右达到平台期,CFU趋于稳定。在药物治疗组,CFU的降低呈现明显的剂量相关性。随剂量增加,CFU下降更为显著,在治疗后35天,基本达到药效的平台期。

二维码 11-2

四、建模过程和结果

药物A的EBA试验有效剂量选择的建模和模拟策略见图11-1。首先,建立正常小鼠PK模型,获得PK参数;其次,采用序贯法进行PK-PD建模,获得关键PD参数(如最大抑制效应I_{max}、半数抑制浓度IC_{50}等);再次,建立并验证小鼠药物A的PBPK模型,外推至人体,获得药物A在人体的PK特征;最后,基于第2步获得的PD参数,进行人体PBPK-PD模拟,预测和优化用药方案。

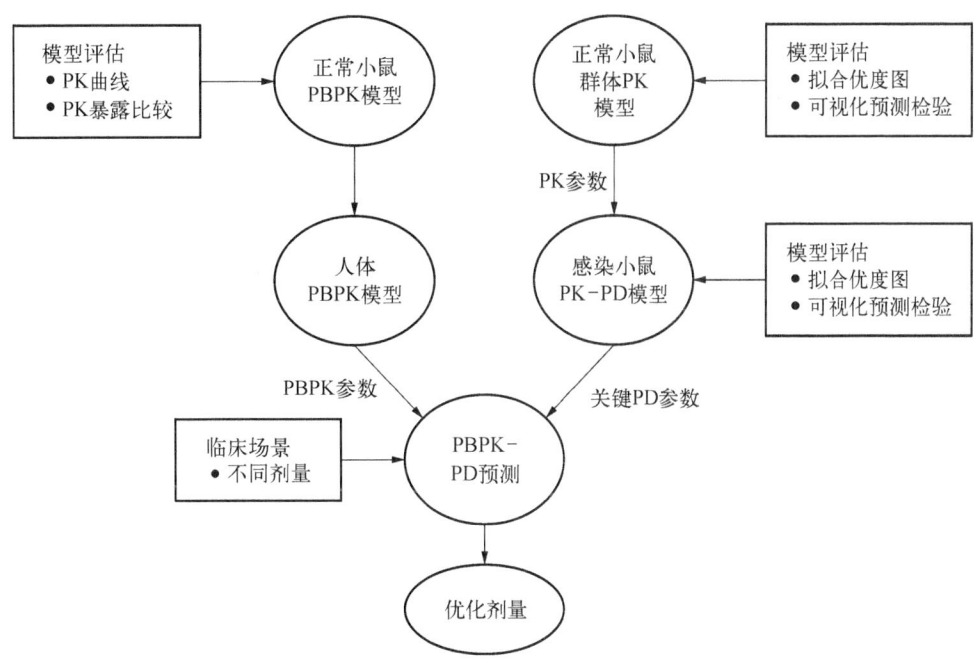

图11-1 早期杀菌活性试验剂量选择的建模和模拟策略

(一) 小鼠群体PK模型

建模目的是表征药物A在正常小鼠中的PK特征,以获得准确的群体PK参数,以链接感染小鼠的PD模型。

1. 结构模型

PK结构模型选择常规的房室模型,分别考察了一房室和二房室模型。相较于一房室模型,二房室模型可进一步改善拟合效果,且具有显著统计学意义($P<0.01$)。因此,采用二房室模型作为结构模型(图11-2),药物A可从中央室分布到周边室。此外,药物A的口服吸收采用一级动力学描述,吸收速率常数为K_a。药物A从中央室消除符合一级动力学过程。

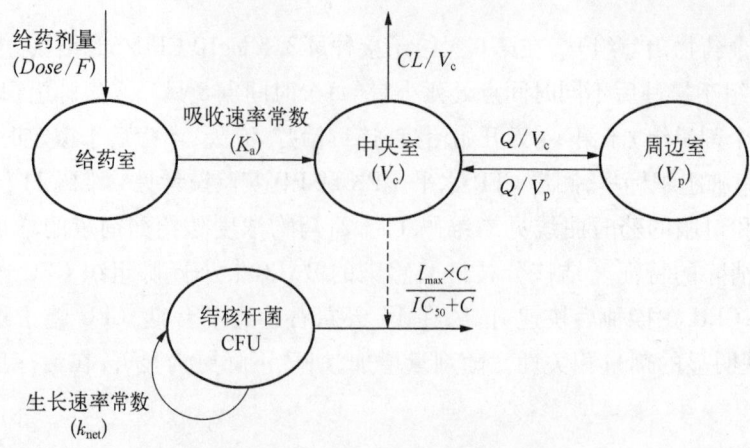

图 11-2 PK-PD 模型的结构示意图

I_{max} 为最大抑制效应;IC_{50} 为药效达到 50% 时抑制浓度

2. 随机效应模型

个体间变异和残差变异均使用指数模型。

3. 协变量模型

鉴于实验小鼠的体重差异,故采用异速放大公式,对体重(weight,WT)进行协变量模型的构建[式(11-1)和式(11-2)]。考察体重对 PK 参数 CL、Q 和 V_2、V_3 的影响。

$$CL_i = CL_p \cdot \left(\frac{WT}{70}\right)^{0.75} \tag{11-1}$$

$$V_i = V_p \cdot \left(\frac{WT}{70}\right)^{1} \tag{11-2}$$

式中,CL_p 和 V_p 为清除率和分布容积的群体典型值,CL_i 和 V_i 为个体清除率和分布容积。

采用固定的指数 0.75 和 1.0,纳入体重后有显著统计学意义。目标函数值(objective function value,OFV)下降 20.07($P<0.001$)。鉴于研究对象是正常小鼠,故仅考察体重协变量的影响。

4. 模型评估

拟合优度图提示结构模型选择合理,模型误设的可能性小(二维码 11-3)。可视化预测检验显示观测值和预测值的中位数,以及 95% 区间的总体吻合度较好,各剂量组的预测效果均较好,提示了模型具有较好的预测效果(图 11-3)。由于样本量较少,故采用抽样重要性重抽样法(sampling importance resampling,SIR)估算参数的不确定性,结果显示模型稳定,模型参数估算结果见二维码 11-4。

最终 PK 模型的 NONMEM 代码和数据文件见二维码 11-5。

(二)小鼠群体 PK-PD 模型

由于药物 A 在小鼠和人体的血浆蛋白结合率相近,故以药物血浆总浓度进行 PK-PD 分析。

1. 结构模型

药物 A 对结核分枝杆菌的杀灭作用采用经典的直接效应模型,PK-PD 的模型结构示意图见图 11-2。

采用微分方程描述 PK-PD 过程,如式(11-3)~式(11-6)所示。

$$\frac{dA_1}{dt} = -K_a \cdot A_1 \tag{11-3}$$

$$\frac{dA_2}{dt} = K_a \cdot A_1 - \frac{CL}{V_2} \cdot A_2 - \frac{Q}{V_2} \cdot A_2 + \frac{Q}{V_3} \cdot A_3 \tag{11-4}$$

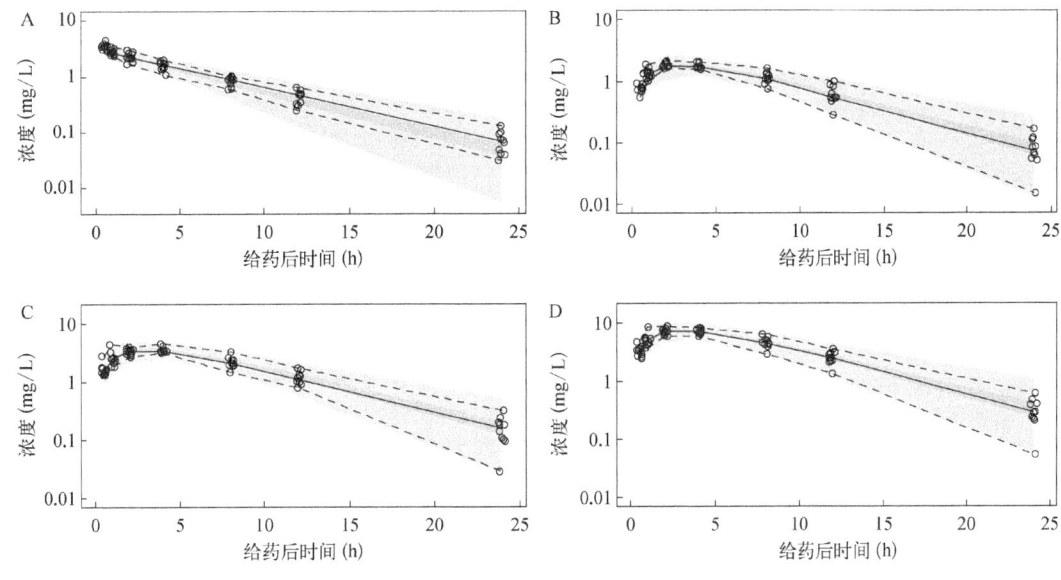

图 11-3 群体药动学最终模型的可视化预测检验

A. 静脉 12.5 mg/kg；B. 口服 12.5 mg/kg；C. 口服 25 mg/kg；D. 口服 50 mg/kg。原点为观测数据，黑色实线和虚线分别为观测值的中位数、2.5 和 97.5 百分位数，深灰和浅灰色的色带分别为模型相应分位数的 90% 预测区间

$$\frac{\mathrm{d}A_3}{\mathrm{d}t} = \frac{Q}{V_2} \cdot A_2 - \frac{Q}{V_3} \cdot A_3 \tag{11-5}$$

$$\frac{\mathrm{d}A_4}{\mathrm{d}t} = k_{\mathrm{net}} \cdot A_4 \cdot \left(1 - \frac{A_4}{B_{\mathrm{max}}}\right) - \left(\frac{I_{\mathrm{max}} \cdot C_2}{C_2 + IC_{50}}\right) \cdot A_4 \tag{11-6}$$

式(11-3)~式(11-5)为药物 A 的 PK 模型，分别表示给药室、中央室和周边室内药量的变化。细菌室以 A4 表示，其初始值为结核分枝杆菌接种量 $3.5\log_{10}\mathrm{CFU}$，k_{net} 为结核分枝杆菌净生长速率常数，B_{max} 为结核分枝杆菌生长可达到的最大载量。结核分枝杆菌的死亡由药物在中央室的浓度（C_2）触发，并以最大效应公式表示。A_1 是吸收室药物的量，A_2 是中央室药物的量，CL 为清除率，V_2 是中央室的表观分布容积。需要说明的是，感染小鼠 PK-PD 模型中 PK 参数采用正常小鼠的 PK 分析结果，并考虑了体重因素的影响。

2. 随机效应模型和协变量模型

由于小鼠需取肺组织进行 CFU 定量，因此每个小鼠仅可获得一个时间点的 CFU 数据，不能同时估算个体间变异和残差变异，仅可估算模型的残差变异。

3. 模型拟合和评估

首先拟合基质组的 CFU 数据，获得参数 k_{net} 和 B_{max} 估算值；然后拟合给药组的 CFU 数据，将上述获得的两个参数在模型中予以固定，估算 PD 参数 I_{max} 和 IC_{50}。PK-PD 模型拟合成功，拟合优度图提示结构模型的选择合理，模型误设的可能性小（二维码 11-6）。可视化预测检验显示观测值和预测值的中位数，以及 95% 区间的总体吻合度较好，提示模型具有较好的预测效果（图 11-4）。最终模型参数的估算精度较好，SIR 结果显示模型稳定，模型参数估算值见二维码 11-7。最终模型的数据文件和 NONMEM 代码见二维码 11-8。

（三）小鼠 PBPK 模型和人体外推

1. 模型参数

临床前开展了系列体外实验，获得的参数用于构建小鼠 PBPK 模型，主要包括药物的理化性质参数（如透膜性、脂溶性、解离常数、溶解度等），代谢参数（小鼠肝微粒体酶清除率计算获得的肝清除率）。小鼠的生理学参数来源于 PK-Sim 软件数据库。由于小鼠物质平衡实验显示药物肾脏和胆汁消除比例非常小，因此假设药物的肾脏和胆汁清除率为零。PBPK 模型参数见二维码 11-9。

二维码 11-6

二维码 11-7

二维码 11-8

二维码 11-9

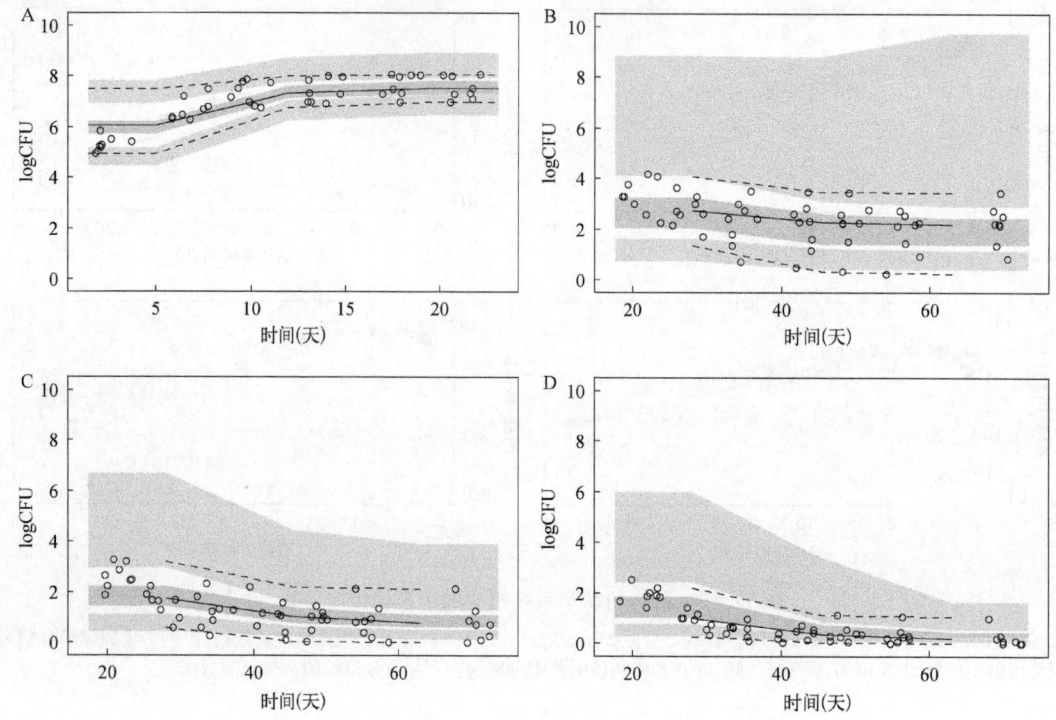

图 11-4 群体 PK-PD 最终模型 CFU 的可视化预测检验

A. 基质组；B. 口服 12.5 mg/kg；C. 口服 25 mg/kg；D. 口服 50 mg/kg。原点为观测数据，黑色实线和虚线分别为观测值的中位数、2.5 和 97.5 百分位数，深灰和浅灰色的色带分别为模型相应分位数的 90% 预测区间

2. 模型预测性能的评估

基于上述 PBPK 参数，使用 PK-Sim 软件对小鼠的 PK 进行预测。模拟的给药方案与在正常小鼠进行的 PK 实验一致，即 12.5 mg/kg 静脉注射，12.5 mg/kg、25 mg/kg 和 50 mg/kg 口服，单次给药。模拟给药后 0~24 h 的药时曲线（二维码 11-10）。PBPK 模型较好地预测了小鼠静脉 12.5 mg/kg 和口服 3 个剂量组的 PK 曲线。血药浓度-时间曲线图的吸收、分布和消除相与观测浓度的吻合度均较好，未见明显偏离。然后，进一步比较了主要的 PK 暴露参数（C_{max} 和 AUC）的差别，显示 PBPK 模型预测值与观察值的折叠误差均<1.5（二维码 11-11）。提示小鼠 PBPK 模型具有良好的预测效能，可以用于人体 PK 的预测。最终 PBPK 模型 PK-Sim 文件见二维码 11-12。

3. 人体 PK 的预测

基于建立的小鼠 PBPK 模型，改变部分 PBPK 参数，即人肝微粒体酶实验获得的肝清除率、剂型相关的溶出参数以及人体生理参数（二维码 11-13），预测人体 PK。需要说明的是，根据单种属的人体 PK 预测具有一定不确定性。人体 PBPK 模型可进一步根据人体 Ⅰ 期临床 PK 结果进行优化。

设定的给药方案为 200 mg 单次口服给药，模拟 100 次。预测的药物在人体的 PK 特征，如图 11-5

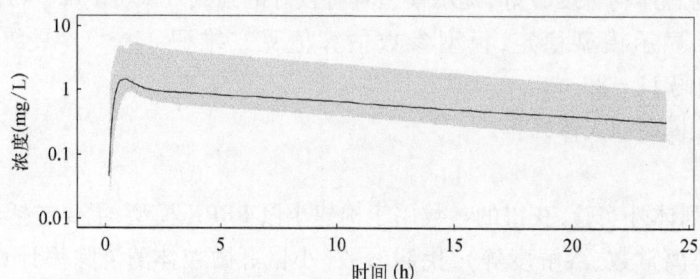

图 11-5 PBPK 模型预测人体血浆浓度（200 mg 单次口服）

阴影为模型 95% 预测区间，实线为模型预测中位数

所示。主要 PK 参数结果见二维码 11-14。预测药物 A 的平均消除半衰期为 13 h。最终 PBPK 模型 PK-Sim 文件见二维码 11-12。

二维码 11-14

五、用药方案模拟

基于上述构建的 PBPK 模型,模拟和预测不同剂量下多次给药的 PK 药时曲线。假设结核分枝杆菌临床前 PK-PD 关系与人体具有较好的一致性,因此在模拟人体内 CFU 变化过程时,采用本案例在小鼠中建立 PK-PD 模型所获得的参数(即最大抑制效应、半数抑制浓度、生长速率常数、最大细菌载量),并采用相同的直接效应模型描述人体的 PK-PD 关系。同时,将痰液结核分枝杆菌 CFU 代替肺部组织的 CFU。采用 MoBi 软件实现 PBPK-PD 模拟和预测(文件见二维码 11-15)。

二维码 11-15

模拟的临床场景如下:

剂量:200 mg,400 mg,600 mg,800 mg;给药频次:每日 1 次,共 14 天。

基线痰液结核分枝杆菌水平:7.0 logCFU;观察终点:治疗 14 天后 logCFU。

如图 11-6 所示,PK 曲线随剂量的增高而升高,且 CFU 的下降呈现剂量依赖性。4 个剂量组均可使 CFU 显著下降,200 mg 剂量组治疗 14 天可使 CFU 下降至 2log 的水平,400 mg 剂量组可使 CFU 进一步降至 1.5log 的水平。600 mg 剂量组的 CFU 略优于 400 mg 剂量组,800 mg 剂量组的 CFU 下降与 600 mg 剂量组接近。提示 600 mg 剂量组达到药效平台。

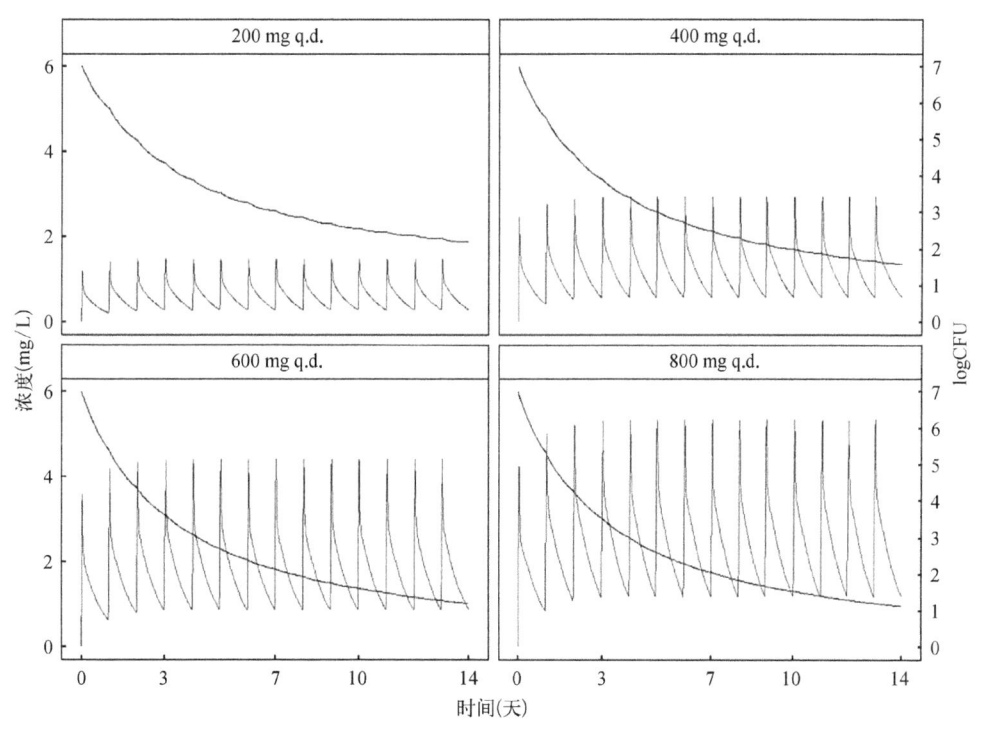

图 11-6 各剂量组 PK 和 CFU 变化

六、小结

PK-PD 模型结果显示药物 A 在小鼠内具有显著的量-效关系。PBPK-PD 模拟结果提示,600 mg 每日 1 次的给药方案可以显著降低结核分枝杆菌 CFU 水平,增加剂量不会进一步增加疗效。上述结果支持 600 mg 每日 1 次给药作为 Ⅱa 期 EBA 试验的可能有效剂量方案,该方案可根据人体 Ⅰ 期临床试验 PK 结果进一步验证和优化。

第三节 优化临床试验设计

一、研究背景

潮热是更年期女性常见的症状。潮热的确切机制尚未完全明确，可能与更年期女性雌激素水平下降有关。激素替代疗法是更年期潮热的标准治疗方案。但有研究显示这类治疗与更高的心血管事件和乳腺癌风险相关。对于已知或可疑患有乳腺癌的女性，激素替代疗法是治疗禁忌。因此非激素替代疗法，如改变生活方式、饮食预防和非激素药物治疗等，也常用来改善更年期潮热症状。然而，非激素类药物对于更年期潮热的疗效有限。例如，帕罗西汀是 FDA 批准的首个用于潮热治疗的非激素类药物，在 24 周的治疗过程中仅减少潮热发生率 10%。

安慰剂效应在更年期潮热的临床试验中往往非常明显。以潮热次数相对于基线值减少的百分比作为评价标准时，安慰剂可导致潮热发生率下降 20%~60%。由于更年期潮热的安慰剂效应显著，且试验间变异大，对于药效较弱的非激素类药物可能由于安慰剂效应显示阴性结果。本节详细介绍了基于模型的荟萃分析（MBMA），考察更年期潮热安慰剂效应的影响，为后续的试验设计提供依据。

二、关键问题

较高的安慰剂效应和较大的个体间变异对于试验设计的要求更高，因为这些因素可能导致根据临床试验的结果无法区分药物和安慰剂效应，以致于出现阴性结果。本试验希望通过 MBMA 建模和模拟，解决如下问题。

（1）定量更年期潮热安慰剂效应的时间进程以及效应强度。

（2）明确安慰剂效应影响因素，提高试验成功率。

（3）构建安慰剂的药效尺度和分析临床试验把握度。

三、数据

（一）文献检索

在 PubMed 和 Cochrane 数据库检索与治疗更年期潮热相关的随机对照试验研究，检索时限截至 2015 年 12 月 31 日。检索关键词包括：① 疾病名称："hot flashes"或"hot flushes"；② 研究设计："placebo"，语言限制为英语，文献类型均为临床试验。文献纳入标准：① 受试者为健康绝经前或绝经后女性；② 随机、双盲、安慰剂对照试验；③ 试验结果包括潮热的次数或者潮热次数的下降率。文献排除标准：① 患有乳腺癌的女性；② 研究样本量小于 30；③ 基线时潮热次数低于每天 5 次。最终在数据库中检索出 937 篇文献，通过对全文进行分析，78 篇文献符合纳入排除标准用于最终分析。

（二）数据提取

从最终纳入的 78 篇文献中提取信息，包括组别、时间、潮热发生次数较基线的下降百分比、阳性对照组药物类别（激素/非激素）、给药方式、样本量、疗程、年龄、基线时的潮热发生次数、BMI、绝经后时长等。使用 Engauge Digitizer 11.1 软件读取文献统计图中的数值。以上所有信息均由两位研究者独立提取，不一致处由第三位资深研究者协商确定。最终，共纳入 85 个试验中安慰剂组的效应值用于建模分析，建模数据见二维码 11-16。

二维码 11-16

纳入试验样本量的范围为 34~589 例，中位数为 53 例；研究周期范围为 4~52 周，中位数为 12 周；大部分研究采取口服给药方式（74.1%），仅部分研究（20.0%）采取经皮给药；绝大部分研究对象为非亚洲人（94.1%）。

在试验的前几周,安慰剂效应随时间推移而增加,直至第 5 周起安慰剂效应逐渐趋于稳定,但在少数实验中,安慰剂效应在达到高峰后又有所下降。

四、建模过程和结果

影响安慰剂效应协变量因素选择的建模和模拟策略见图 11-7。

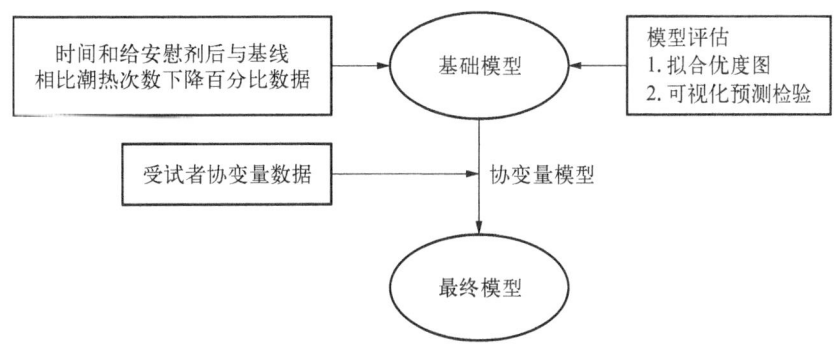

图 11-7 影响安慰剂效应协变量因素选择的建模和模拟策略

（一）结构模型

受试者各时间点潮热发生次数较基线下降率的安慰剂效应数据分布符合 E_{max} 模型。E_{max} 模型中主要包括 E_{max} 和 ET_{50} 两个参数,其中 E_{max} 为最大效应值,反映了安慰剂所能达到的最大效应,ET_{50} 为达到最大效应一半所需的时间,反映了安慰剂的起效速度,见式(11-7)。

$$E = -\frac{E_{max} \times t}{ET_{50} + t} \tag{11-7}$$

式中,E 为安慰剂效应,t 为观察时间。

（二）随机效应模型

在安慰剂效应的分析中个体间变异采用指数型模型,残差变异使用加和型模型,试验中各组的效应值由安慰剂效应、试验间变异和残差构成,见式(11-8)。

$$E_{ij} = \frac{E_{max} \times \exp(\eta_1) \times t}{ET_{50} \times \exp(\eta_2) + t} + \frac{\varepsilon_{ij}}{\sqrt{No_{ij}/100}} \tag{11-8}$$

式中,E_{ij} 为第 i 个研究在第 j 个观察点的潮热频率相对于基线的平均变化率;E_{max} 为最大安慰剂效应;t 为观察时间(周);ET_{50} 为达到最大效应 50% 所需的时间,代表安慰剂效应的起效速度;η_1 和 η_2 分别为 E_{max} 和 ET_{50} 的研究间变异性;No_{ij} 为第 i 次试验第 j 次时间的试验人数,ε_{ij} 为第 i 次试验第 j 次时间中反应数据的残差。通过样本量平方根的倒数对 ε_{ij} 值进行加权,标准化为 100 名女性。假设参数 η_1 和 η_2 的值符合平均值为 0、方差为 ω_1^2 和 ω_2^2 的正态分布。参数 ε_{ij} 的值符合平均值为 0、方差为 $100 \times \sigma^2/No_{ij}$ 的正态分布。

（三）协变量模型

基础模型建立后,以年龄、潮热基线值、绝经后时间、BMI、给药方式、给药种类作为协变量考察其对安慰剂效应参数 E_{max} 和 ET_{50} 的影响。对于分类协变量采用分类分析,对于连续协变量分别尝试线性和指数模型进行分析。目标函数值(objective function value,OFV)改变 6.63(x^2,$a=0.01$,df=1)以上被认为具有统计学意义。将以上协变量引入基础模型后,年龄、潮热基线值、绝经后时间、BMI 和给药方式的加入均不能显著降低模型 $OFV(P>0.05)$，但试验组用药种类可显著降低基础模型 $OFV(P<0.01)$，向后筛选的最终结果见二维码 11-17。因此，本研究最终选择将试验组用药种类（Group）作为协变量加入基础模型。最终模型的 NONMEM 代码见二维码 11-18。

（四）模型评价

最终模型的拟合优度提示结构模型的选择合理，模型误设的可能性小。图 11-8 显示了最终模型模拟的安慰剂效应的 95% 置信区间，结果显示，无论试验组用药为激素类还是非激素类药物，其预测的 95% 置信区间覆盖几乎所有的观测值，进一步表明模型预测与观测值的一致性。绘制模型诊断图的 R 代码和 GOF 诊断图结果见二维码 11-19。

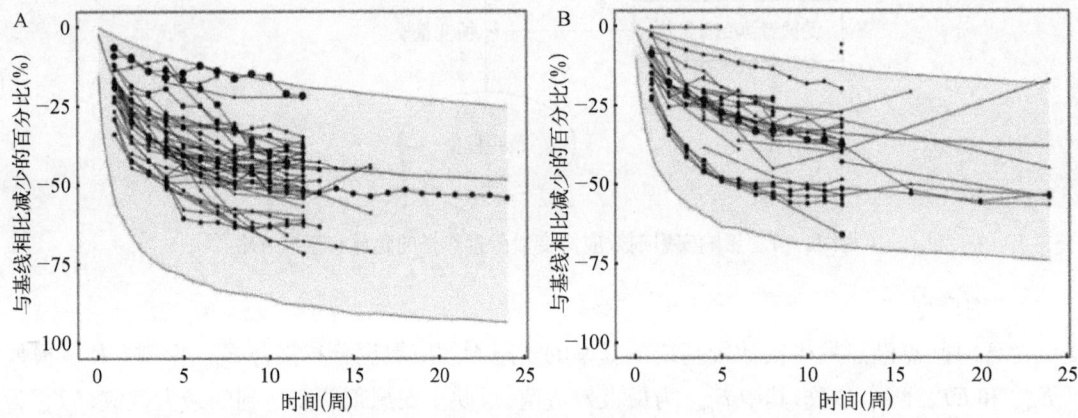

图 11-8　试验组用药为激素类（A）和非激素类（B）的安慰剂效应 VPC 图

散点为观测值，同一条线连接的数据来自同组，圆点大小与样本量成正比。图中阴影部分分别为 5% 分位数、中位数和 95% 分位数

最终模型参数的估算精度较好，自举法结果显示模型稳定。

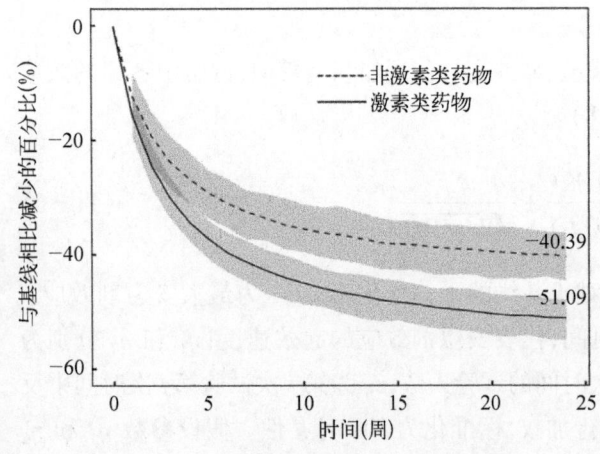

图 11-9　激素类药物和非激素类药物的潮热临床试验安慰剂效应比较

阴影区域为 95% 置信区间，中间线为效应中位数

五、临床试验模拟

（一）安慰剂效应随时间变化

应用建立的最终模型进行 1 000 次模拟，比较激素类药物试验组和非激素类药物试验组的安慰剂效应的典型值及 95% 置信区间。用于模拟的 NONMEM 数据集和代码见二维码 11-20。

如图 11-9 所示，随着疗程的延长，安慰剂效应逐渐增加。激素类药物临床试验的安慰剂效应在第 24 周显著高于非激素类药物临床试验的安慰剂效应，其中位值及 95% 置信区间分别为 -51.09%（-54.98%，-47.30%）和 -40.39%（-44.66%，-36.22%）。绘制模拟结果的 R 代码见二维码 11-21。

（二）构建药效尺度与分析把握度

基于最终模型进行模拟，获得激素类药物和非激素类药物临床试验安慰剂的药效分布区间，从而为单臂研究的疗效评价提供精准的药效尺度，并计算 12 周时效应（潮热与基线相比下降百分比）与试验药优于安慰剂的把握度。药物组的临床模拟场景如下。

场景1：药物组样本量为200例，药效标准差为30%，模拟12周不同药效均值下把握度的变化。

场景2：药物组给药12周潮热下降率的均数为50%，标准差为30%，模拟不同样本量下（$N=10\sim500$）的把握度。

场景3：药物组的样本量为200例，药效标准差为30%，药物组给药12周后潮热下降率的均数为50%，模拟不同疗程（4~24周）时的把握度。

场景4：药物组的样本量为200例，给药12周的潮热下降率的均数为50%，模拟不同药效标准差（10%~50%）下把握度的变化。

假设安慰剂组的样本量、试验疗程和药效标准差均与药物组相同，采用蒙特卡罗法模拟10 000次，统计药物组疗效显著优于（$P<0.05$）安慰剂的次数，获得把握度（具有统计学意义的次数/10 000次）。用于模拟激素类药物和非激素类药物把握度的R代码分别见二维码11-22和二维码11-23。

二维码 11-22

二维码 11-23

对于激素类药物，结果显示药效均值（图11-10A）对试验药优于安慰剂的把握度有较大的影响，药效均值越大，把握度越高。随着样本量增加，把握度增高，但样本量超过300例时，把握度达坪台（图11-10B）。此外，疗程和药效值标准差（图11-10C和图11-10D）对判定药物的把握度亦有影响，在药效均值与样本量固定的条件下，疗程越长，药效标准差越大，把握度越低。

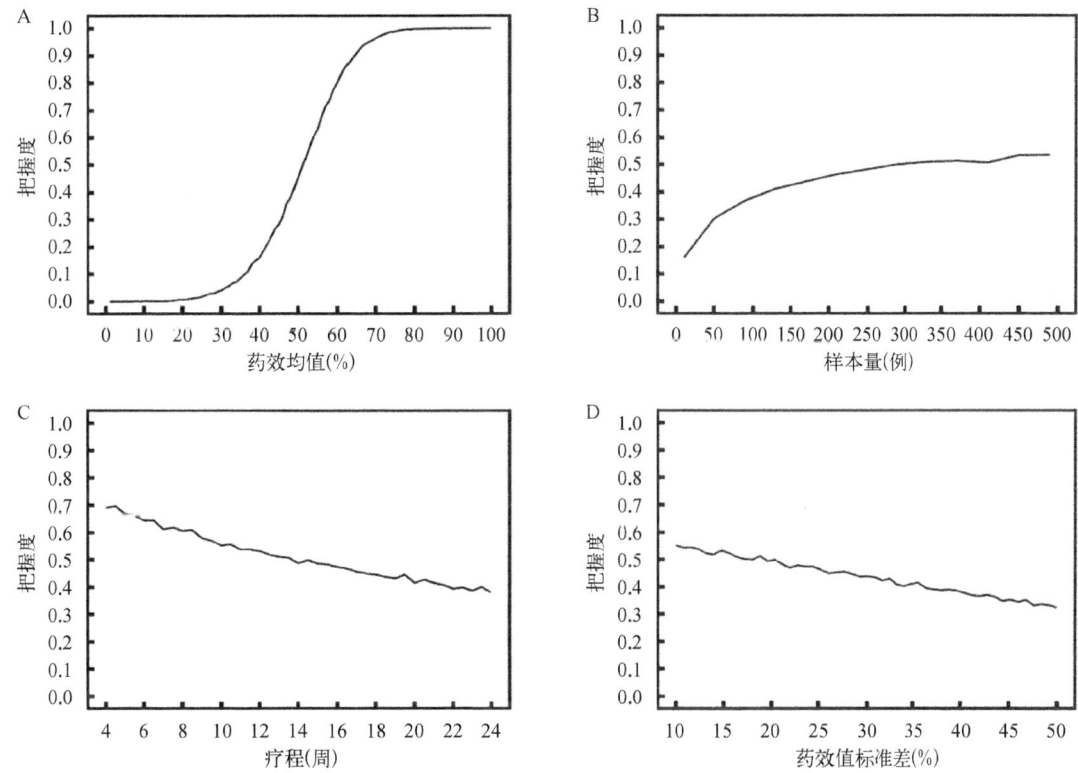

图11-10 不同影响因素下激素类药物疗效显著优于安慰剂的把握度分布
A. 药效均值；B. 样本量；C. 疗程；D. 药效标准差

六、小结

本研究结果显示更年期潮热的安慰剂效应随试验时长的延长逐渐增强，且在治疗12周后逐渐达到相对稳定的水平。试验药物类型是当前研究中发现的唯一影响安慰剂效应的协变量。药效强度、疗程、样本量和药效标准差均会影响临床试验的把握度。

第四节　优化Ⅲ期临床试验的给药方案

一、研究背景

特应性皮炎是一种慢性皮肤病,其特征是炎症和瘙痒,影响约 20% 的儿童和 10% 的成人。药物 A 是一种单克隆抗体,可以特异性阻断白细胞介素 4(IL-4)Rα 受体,降低炎症反应,从而改善特异性皮炎患者的症状。该药的开发策略遵循药物临床开发的一般原则,即临床Ⅰa 期在健康受试者中获得安全性和 PK 数据,在临床Ⅰb 期小样本特应性皮炎患者中探索安全性、PK 和初步疗效指标;临床Ⅱ期试验探索 3 个剂量的临床疗效和安全性,为Ⅲ期临床试验提供剂量依据。

特应性皮炎治疗的随机对照研究主要通过重复测量特定疗效指标、评定特应性皮炎药物使用情况以及疾病复发次数等方法来评估治疗的长期效果。其主要终点评价指标之一是湿疹面积及严重度指数(eczema area and severity index,EASI)。EASI 将躯体分为头颈、躯干、上肢和下肢四个部分,每个部分受累面积百分比以 0～6 分打分。随后评估这些部位临床特征,包括红斑、渗出/丘疹、表皮剥脱和苔藓样变,根据严重程度以 0~3 分打分。各部位分值相加即为总分,EASI 得分范围 0～72 分。EASI 一般作为连续性变量进行分析。

二、关键问题

目前Ⅱ期临床试验评估了安慰剂和 3 个剂量水平(每 2 周给药 1 次(q2w.))的药物疗效 EASI。高剂量组显示了最显著的 EASI 改善。临床的治疗目标是平均 EASI 降低 75%,临床开发团队希望以 PK-PD 建模和模拟方法,回答以下问题。

(1) 量效关系。
(2) 确认高剂量可否作为Ⅲ期临床试验的研究剂量。
(3) 为了提高患者的依从性,可否提高剂量、延长给药频次,如 4 周 1 次(q4w.)获得预期临床疗效。

三、数据

二维码 11-24

药物 A 的数据,包括 1 项Ⅰa 期健康受试者单剂量爬坡试验数据(皮下给药和静脉输注给药),以了解药物的安全性和 PK 特征;1 项Ⅰb 期特异性皮炎患者多剂量试验数据(皮下给药),初步探索疗效、安全性和药物 PK 特征;1 项Ⅱ期特异性皮炎患者临床疗效(即 EASI)和安全性数据。具体见二维码 11-24。

二维码 11-25

纳入受试者一般情况见二维码 11-25。受试者的肝肾功能正常。临床Ⅰb 期和Ⅱ期患者人群的各指标间相近,基线 EASI 分别为 32.5 和 29.8 分。

二维码 11-26

临床Ⅰ期健康受试者静脉或皮下单次给药后的血药浓度-时间曲线见二维码 11-26,药物暴露量随给药剂量的增高而升高,半对数图显示药物呈双相消除的特征。多次给药后的药时曲线见二维码 11-27,药物暴露量呈现剂量依赖性,随给药剂量增加而增高,且多次给药后可见蓄积现象。给药 6 次后基本达稳态,药物消除相与单次给药较为一致,也呈现出双相消除的现象。

二维码 11-27

特应性皮炎患者的 EASI-时间变化曲线如二维码 11-28 所示。安慰剂组可以观察到明显的 EASI 下降效应。药物干预组中,给药后 ESAI 评分快速下降。在每 2 周一次给药,多次给药至 10～12 周时,ESAI 下降逐渐平缓,趋向药效的平台。同时,EASI 的评分呈现剂量依赖性,300 mg 剂量组的 EASI 下降大于 200 mg 和 100 mg 剂量组。结束治疗后(Ⅰb 试验 4 周,Ⅱ期试验 16 周),EASI 逐渐缓慢升高,至观察终点 30 周时,仍可观察到部分效应。安慰剂组也观察到类似的 EASI 上升趋势。

二维码 11-28

四、建模过程和结果

总体建模和模拟策略见图 11-11。采用序贯方法进行 PK-PD 建模：汇总临床 Ⅰ 期单剂量爬坡的 PK 数据，Ⅰ 期患者的 PK-PD 数据和 Ⅱ 期患者的 PK-PD 数据。首先，拟合 PK 数据，筛选协变量，获得最终群体 PK 模型以及个体 PK 参数。其次，将个体 PK 参数作为 PD 模型的输入，采用间接效应模型拟合 PD 数据，探索 PK 和 PD 的量效关系，获得关键 PD 参数。最后，将构建的模型用于临床场景的模拟。

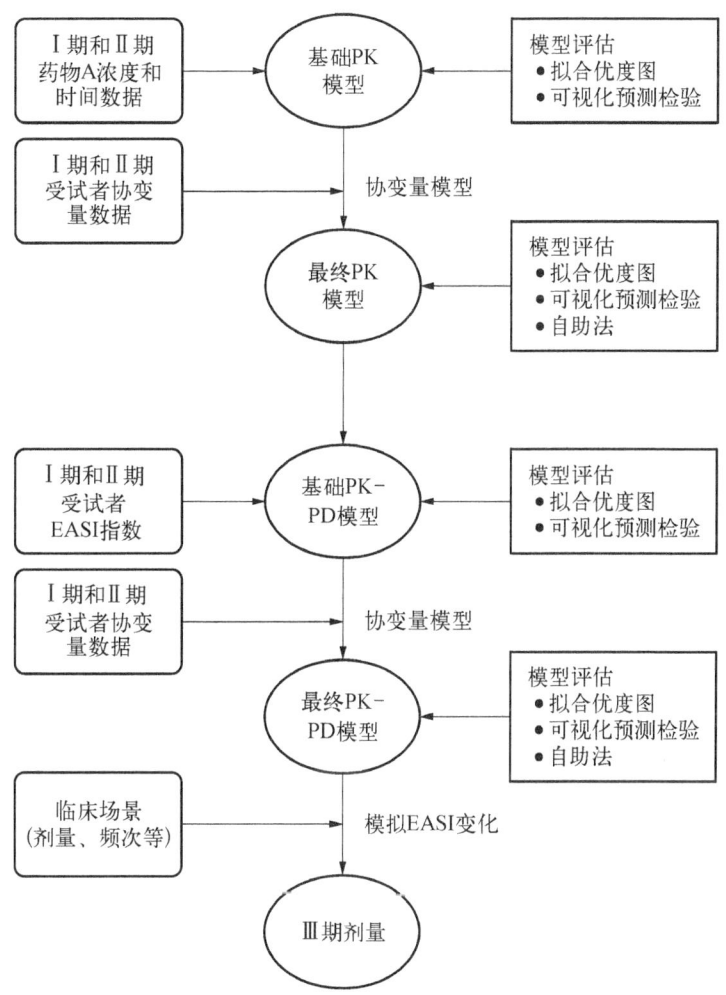

图 11-11　Ⅲ期剂量选择的建模和模拟策略

（一）群体药动学模型

鉴于药物 A 是大分子药物与体内 IL-4 受体特异性结合，选择结构模型时，除了常规的一房室和二房室以外，还考察了药物的非线性消除，即经验性米氏方程的消除。低于定量下限（limit of quantification，LOQ）数据的比例为 721/3 604（20%），且多在低剂量组。此处作了简化处理，直接舍去所有低于 LOQ 浓度的数据进行分析。

1. 结构模型

基础模型结构如图 11-12 所示，药物 A 皮下给药至中央室的吸收为一级动力学过程，吸收速率常数为 K_a；同时，药物 A 从中央室的消除为平行的线性和非线性消除。

药物 A 的体内过程如式（11-9）和式（11-10）所示。

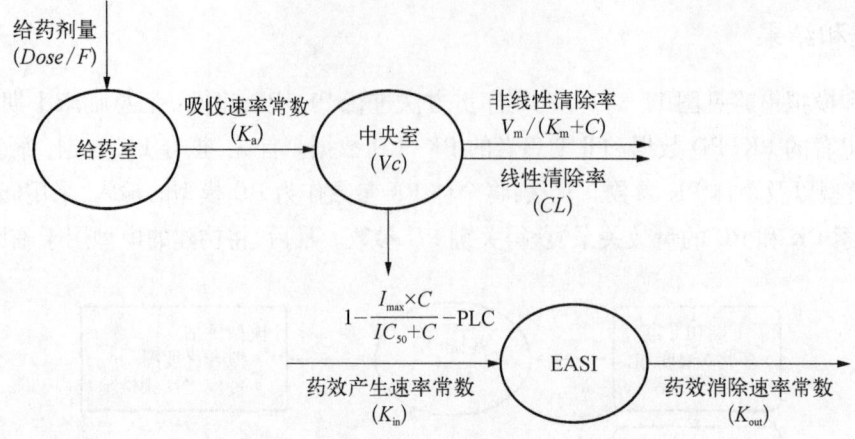

图 11-12 PK-PD 模型的结构示意图

$$\frac{dA_1}{dt} = -K_a \cdot A_1 \tag{11-9}$$

$$\frac{dA_2}{dt} = K_a \cdot A_1 - \frac{CL}{V_2} \cdot A_2 - \frac{V_m}{K_m + C_2} \cdot C_2 \tag{11-10}$$

式中,A_1 是吸收室药物的量,A_2 是中央室药物的量,CL 为清除率,V_2 是中央室的表观分布容积,V_m 是最大非线性消除速率,K_m 是米氏常数,C_2 是药物在中央室的浓度。一房室模型拟合结果较优,采用二房室模型没有进一步显著改善拟合效果。

2. 随机效应模型

个体间变异和残差变异均使用指数模型。

3. 协变量模型

采用异速放大公式对体重进行协变量分析[式(11-11)和式(11-12)]。考察体重对 CL 和 V_2 的影响。首先,采用固定的指数 0.75 和 1.0 进行分析。纳入体重后有显著统计学意义($P<0.001$)。对体重指数进行进一步估算,OFV 下降较固定指数模型无统计学意义。因此采用上述固定指数的异速放大模型进行后续分析。

$$CL_i = CL_p \cdot \left(\frac{WT}{70}\right)^{\theta 1} \tag{11-11}$$

$$V_i = V_p \cdot \left(\frac{WT}{70}\right)^{\theta 2} \tag{11-12}$$

此外,还进一步考察了其他协变量(如年龄、性别、肝肾功能)对 PK 参数(CL、V、K_a、V_m 和 K_m)的影响。分类协变量采用线性模型,连续协变量分别尝试了线性和指数模型进行分析,结果未发现有统计学意义的协变量。

4. 模型评估

群体 PK 模型的拟合优度图提示,结构模型的选择合理,模型误设的可能性小(二维码 11-29)。

可视化预测检验显示观测值和预测值的中位数,以及 95% 区间的总体吻合度较好,在 Ⅰ 期和 Ⅱ 期亚组人群的预测效果均较好,提示模型具有较好的预测效果(图 11-13)。

最终模型参数见二维码 11-30,参数的估算精度较好,1 000 次自举法成功 800 次,自举法中位数与 NONMEM 估算值接近,提示模型稳定。最终 PK 模型的 NONMEM 代码和数据文件见二维码 11-31。

二维码 11-29

二维码 11-30

二维码 11-31

第十一章 模型引导的药物研发 163

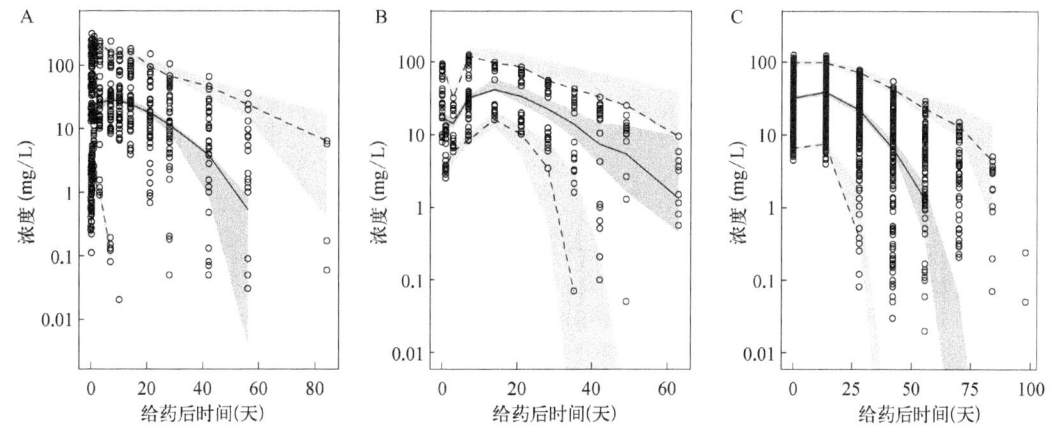

图 11-13 群体 PK 最终模型的可视化预测检验

A. 健康受试者 Ⅰa 期数据；B. 特应性皮炎患者 Ⅰb 期数据；C. 特应性皮炎患者 Ⅱ 期数据。原点为观测数据，黑色实线和虚线分别为观测值的中位数、2.5 和 97.5 百分位数，深灰和浅灰色的色带分别为模型相应分位数的 90% 预测区间

(二) 群体 PK-PD 模型

1. 结构模型

采用经典的间接效应模型分析，疗效指标是 EASI，PK-PD 的模型结构示意图见图 11-12。微分方程见式(11-13)和式(11-14)。

$$\frac{dA_3}{dt} = k_{in} \cdot \left[\left(1 - \frac{I_{max} \cdot C}{IC_{50} + C}\right) - PLC \right] - A_3 \cdot k_{out} \quad (11-13)$$

$$PLC = P_{max} \cdot (1 - e^{-kt}) \quad (11-14)$$

式中，A_3 为 EASI 房室，I_{max} 为最大抑制效应，k_{in} 为药效产生的零级速率常数，k_{out} 为药效消除的一级速率常数，IC_{50} 为半数抑制浓度，C 为药物 A 的浓度。药物 A 对 EASI 的降低以最大效应公式作用于 k_{in}，表示其抑制作用呈浓度依赖性。

由于特应性皮炎临床试验中，安慰剂效应显著，因此在 PK-PD 模型中考虑了安慰剂效应(PLC)，即 EASI 的总效应是药物效应与安慰剂效应之和。P_{max} 为安慰剂最大效应，k 为安慰剂效应速率常数。

2. 随机效应模型和协变量模型

方法同群体 PK 模型。未发现影响 PD 模型的显著协变量。

3. 模型评估

拟合优度图提示结构模型的选择合理，模型误设的可能性小(二维码 11-32)。可视化预测检验显示药效指标 EASI 观测值和预测值的中位数，以及 95% 区间的总体吻合度较好，总体提示了模型具有较好的预测效果(图 11-14)。

二维码 11-32

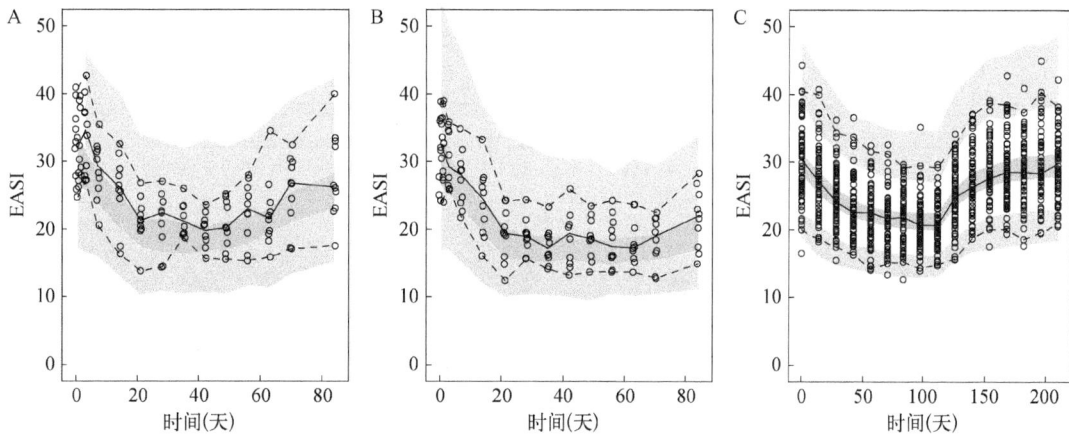

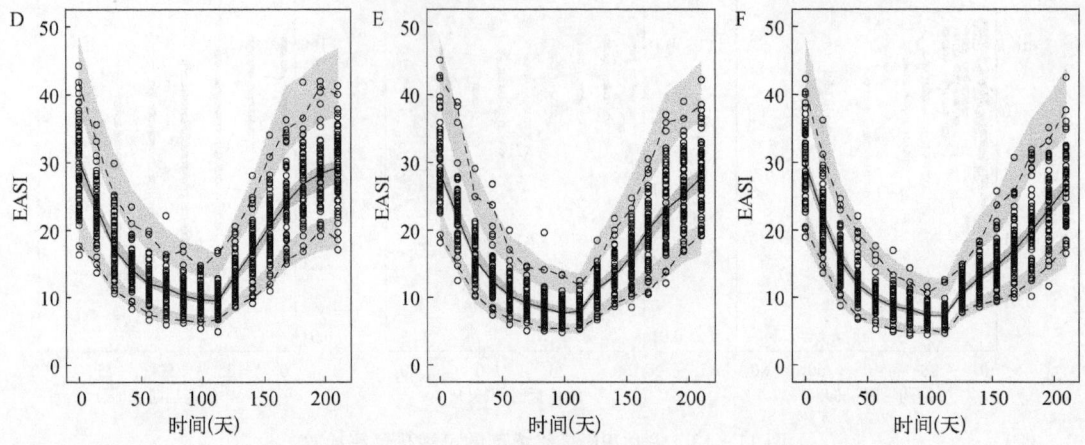

图11-14 群体PK-PD最终模型EASI的可视化预测检验

A. Ⅰb期患者100 mg皮下注射;B. Ⅰb期患者300 mg皮下注射;C. Ⅱ期患者安慰剂;D. Ⅱ期患者100 mg皮下注射;E. Ⅱ期患者200 mg皮下注射;F. Ⅱ期患者300 mg皮下注射。原点为观测数据,黑色实线和虚线分别为观测值的中位数、2.5和97.5百分位数,深灰和浅灰色的色带分别为模型相应分位数的90%预测区间

最终模型参数见二维码11-33,参数的估算精度较好,1 000次自举法成功772次,自举法中位数与NONMEM估算值非常接近,提示模型稳定。最终PK-PD模型NONMEM代码和数据文件见二维码11-34。

二维码 11-33

二维码 11-34

五、用药方案模拟

根据研究目的,考察了以下临床场景。

剂量:100 mg,200 mg,300 mg,400 mg,500 mg。

给药频次:每周1次,每2周1次,每4周1次,至16周。

观察终点:① 治疗后至16周PK曲线;② 治疗后至16周时EASI评分变化。

如图11-15所示,每4周给药1次的方案,PK的峰谷比(peak to through ratio)较大。EASI评分经时变化显示,在该方案下300 mg无法达到治疗目标(即平均ESAI下降75%),若要达到治疗目标,剂量需在500 mg以上。

图11-16显示,每2周给药1次的方案,PK的峰谷比较小,300 mg剂量组可达到平均EASI降低75%的目标,400 mg和500 mg组的EASI下降与300 mg组接近。提示300 mg达到药效反应的平台。

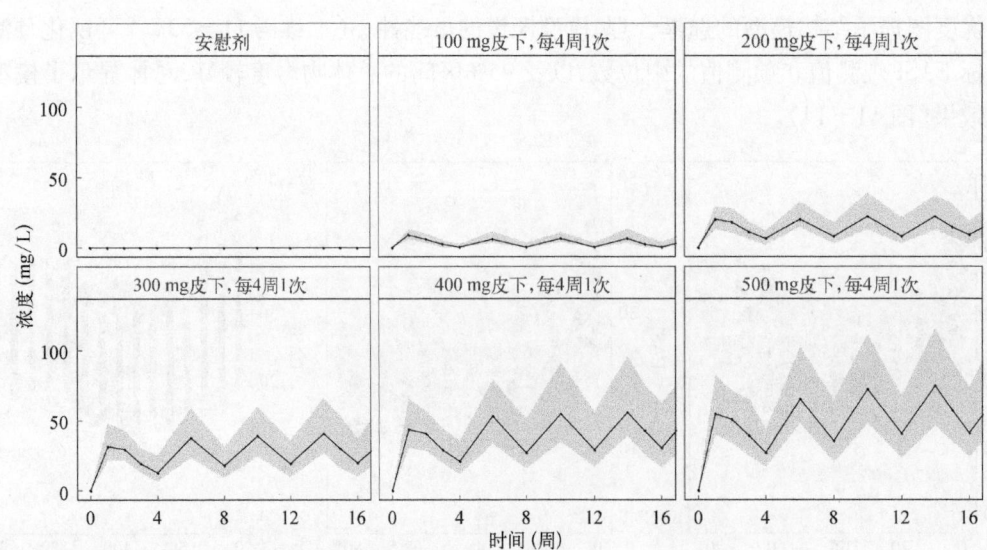

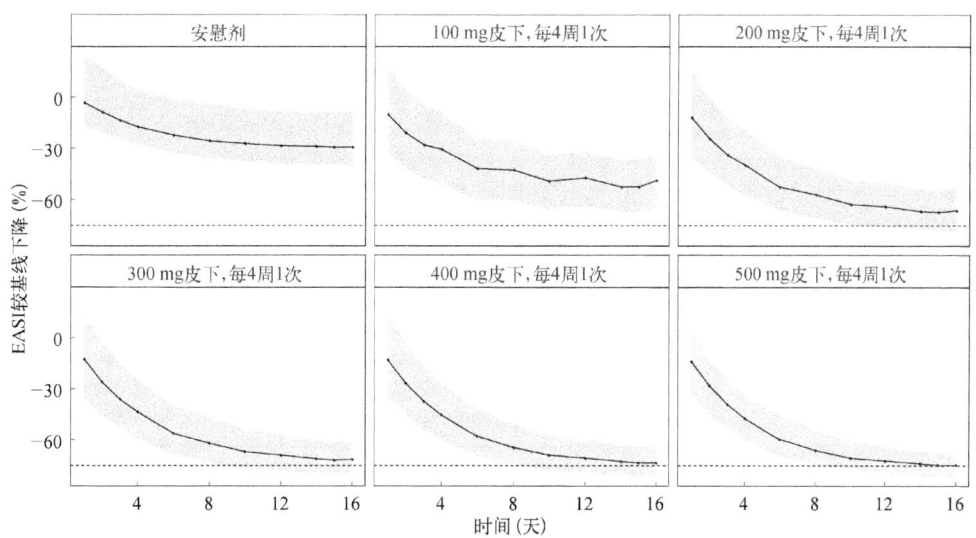

图 11-15 每 4 周 1 次给药的 PK 曲线 EASI 经时变化

虚线为 EASI 较基线降低 75% 的目标,阴影为模型 95% 预测区间,实线为模型预测中位数

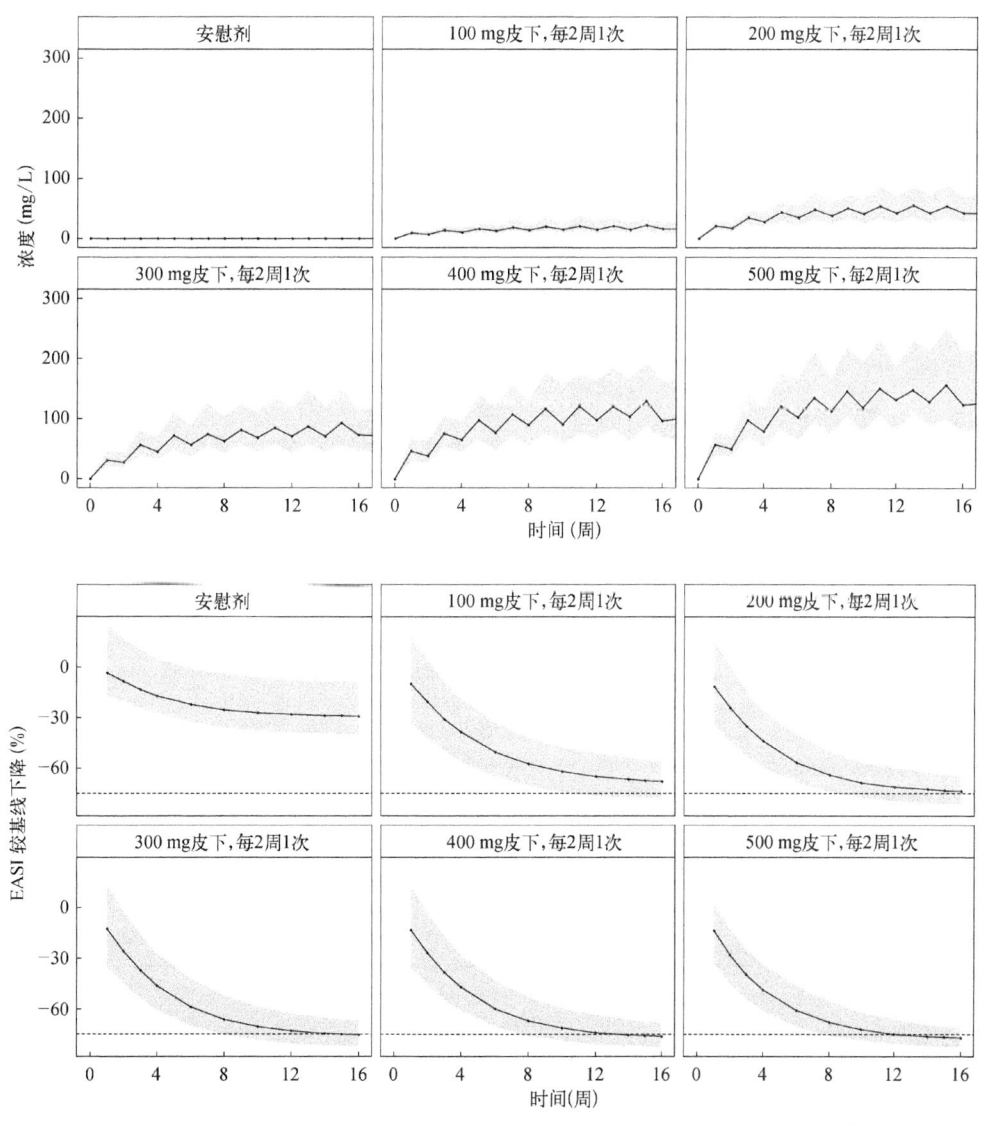

图 11-16 每 2 周 1 次给药的 PK 曲线 EASI 经时变化

虚线为 EASI 较基线降低 75% 的目标,灰色块为模型 95% 预测区间,实线为模型预测中位数

图 11-17 显示,每周 1 次给药方案的 PK 曲线波动较小,300 mg 剂量组 EASI 下降与每 2 周 1 次给药方案接近,提示增加给药频次不能显著增加疗效。表 11-1 列举了各模拟场景 16 周时的 EASI 评分和较基线下降的百分比。

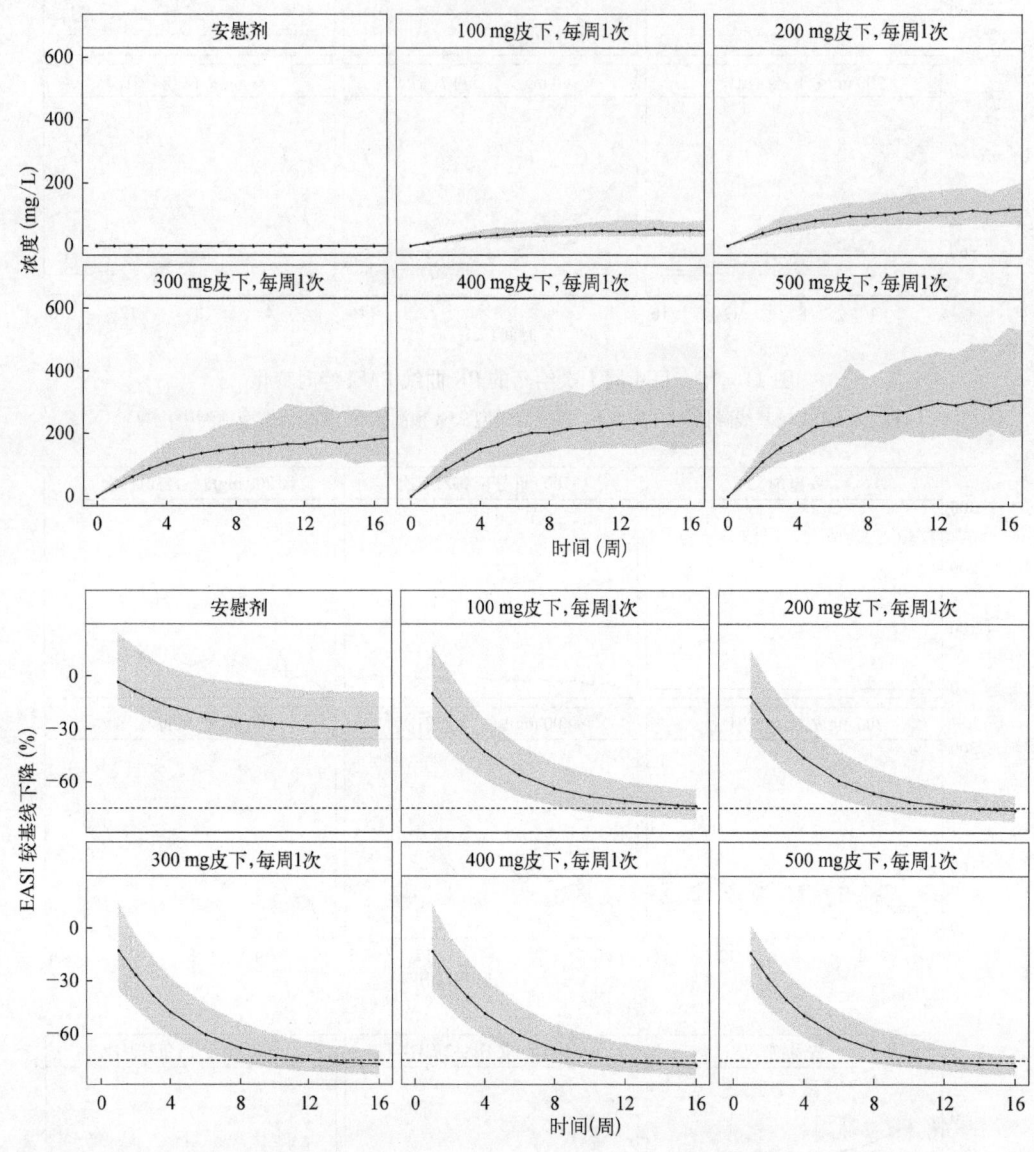

图 11-17 每周 1 次给药的 PK 曲线 EASI 经时变化

虚线为 EASI 较基线降低 75%的目标,灰色块为模型 95%预测区间,实线为模型预测中位数

表 11-1 各剂量组第 16 周的 EASI 的评分

给药方案	第 16 周 EASI 评分 中位数(95%置信区间)	第 16 周 EASI 评分下降百分比 中位数(95%置信区间)
每周 1 次给药		
100 mg	8.2[5.9, 10.1]	74[64, 84]
200 mg	7.4[5.3, 9.0]	76[68, 83]
300 mg	7.1[5.2, 8.7]	77[69, 83]
400 mg	7.0[5.1, 8.6]	78[70, 83]
500 mg	7.0[5.0, 8.5]	78[72, 83]

续表

给药方案	第16周EASI评分 中位数(95%置信区间)	第16周EASI评分下降百分比 中位数(95%置信区间)
每2周1次给药		
100 mg	10.0[6.9, 13.0]	68[59, 72]
200 mg	8.2[5.8, 9.9]	74[69, 76]
300 mg	7.7[5.5, 9.1]	76[71, 77]
400 mg	7.4[5.3, 8.9]	76[72, 78]
500 mg	7.2[5.2, 8.8]	77[73, 78]
每4周1次给药		
100 mg	15.1[10.2, 19.4]	49[33, 66]
200 mg	10.3[7.0, 13.7]	67[52, 78]
300 mg	8.9[6.2, 11.2]	72[61, 70]
400 mg	8.3[5.8, 10.3]	73[64, 81]
500 mg	7.9[5.5, 9.5]	75[68, 82]

六、小结

研究结果表明：① 300 mg 每2周1次的给药方案下，EASI 基本达到平台，增加剂量不显著增加药效；② 300 mg 每周1次给药方案，不显著增加药效；③ 300 mg 每4周1次给药，未达治疗目标。若要达到治疗目标，需 500 mg 以上。从安全性角度以及皮下药物注射容量考虑，支持 300 mg 每2周1次的给药作为Ⅲ期给药方案。

第五节 预测药物不同给药方案的临床有效性

一、研究背景

甲状旁腺功能减退症是一种罕见的内分泌疾病，由甲状旁腺激素（PTH）水平缺失或过低所引起，可导致患者出现低钙血症、高磷血症以及慢性高钙尿症。低钙血症可能导致麻木和感觉异常，严重时可导致手足搐搦、抽搐或心律失常。慢性高钙尿症可能导致肾钙化，进行性肾功能损害或泌尿系统结石。高钙尿与钙结石形成风险之间存在定量关系，随着尿钙排泄量 >300 mg/d，钙结石风险呈指数增加。重组人 PTH（A 药）于 2015 年获批，成为甲状旁腺功能减退症患者在钙和维生素 D 治疗之外的辅助用药，以控制低钙血症。A 药的起始剂量为 50 μg q.d.，皮下注射，可逐步增加剂量 25 μg，至最高 100 μg q.d.，或降低至 25 μg q.d.，以维持正常血钙水平。本节将详细阐述应用定量系统药理学（QSP）模型预测 A 药对高钙尿症的影响。

二、关键问题

A 药的临床疗效试验结果显示，每日一次的滴定给药方案可减少患者钙和维生素 D 的治疗剂量，同时保持总血钙在正常范围内。然而，A 药治疗组患者高钙尿症（定义为 24 h 尿钙，男性 >300 mg/d，女性 > 250 mg/d）的发生率仍然较高，表明每日一次的给药方案在降低尿钙方面的疗效有限，可能需要更频繁的给药方案以改善患者的高钙尿症。当前仅有每日一次用药方案的临床数据，无法评估频繁给药的结果。因此，拟采用建模和模拟的策略评估不同用药方案对血钙和尿钙的影响，并据此设计给药方案，以维持血钙水平，并控制高钙尿症。

三、数据

对已开展临床研究中的药动学和药效学数据进行分析,包括采集不同时间段(0~4 h、4~8 h、8~12 h、12~16 h 和 16~24 h)内的尿量和尿钙含量,并计算尿中钙的排泄速率。

研究数据显示:A 药单次 100 μg 给药后 24 h 内血浆 PTH 浓度随时间下降(图 11-18A),尿钙排泄速率随时间降低再恢复至正常水平(图 11-18B);A 药单次皮下 50 μg 或 100 μg 注射给药后血钙随时间上升,约 12 h 达峰值,随后下降(图 11-19A)以及 A 药多次皮下 100 μg q.d. 注射给药后血钙水平随时间缓慢上升至 12 周达峰,随后缓慢下降(图 11-19B)。

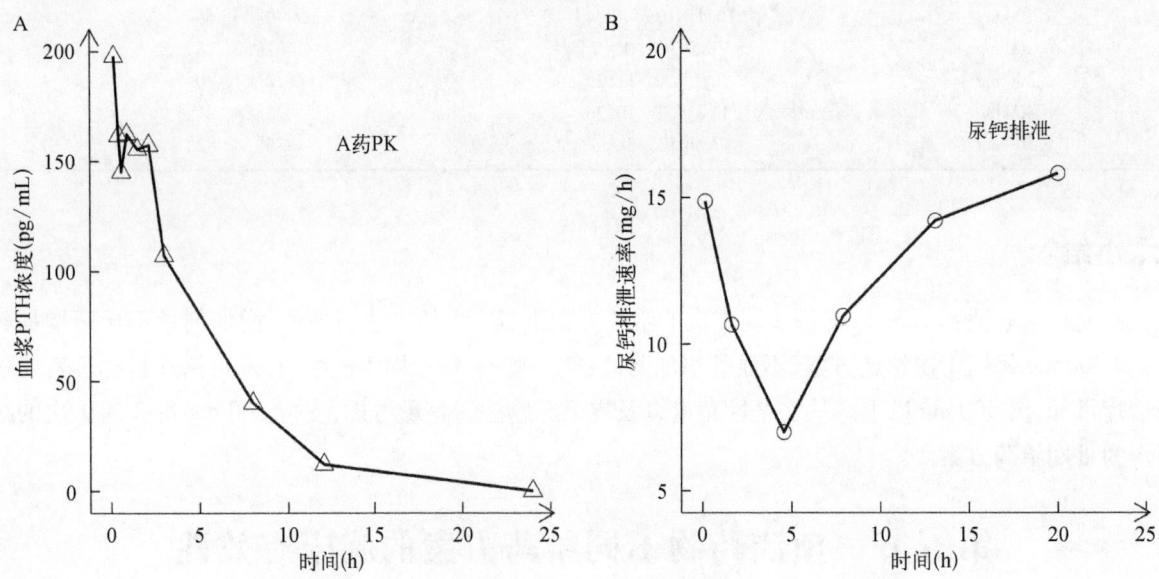

图 11-18 A 药单次给药对血浆 PTH 浓度和尿钙排泄速率的影响
A. A 药单次 100 μg 给药后血浆 PTH 浓度-时间图;B. 尿钙排泄速率-时间图

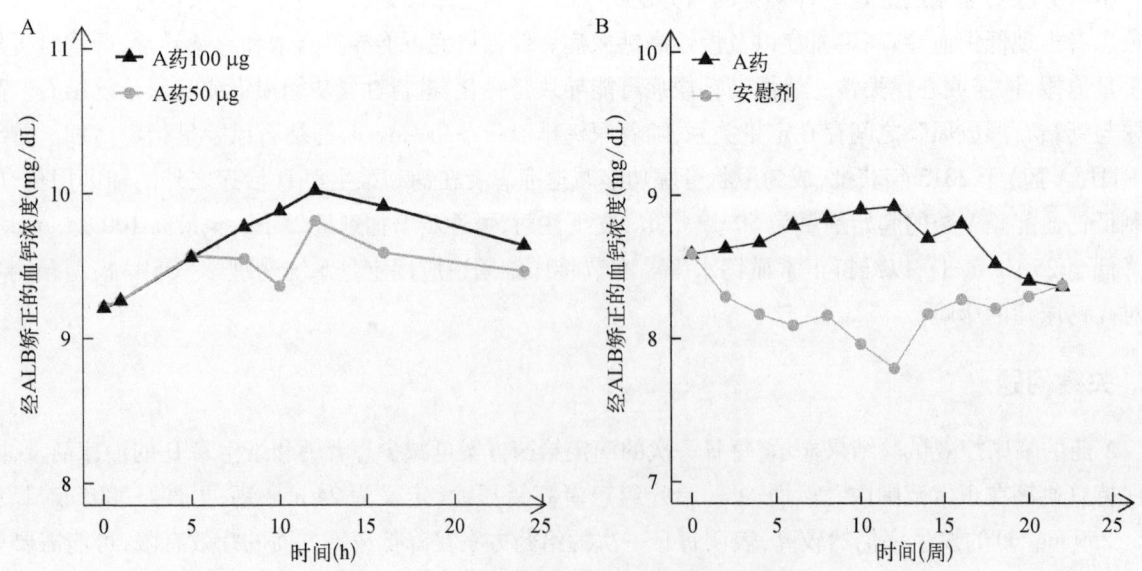

图 11-19 A 药单次或多次给药对血钙的影响
A. 单次给药(50 μg 或 100 μg)后 24 h 内血钙水平随时间的变化;B. 100 μg A 药或安慰剂每日一次连续 6 个月给药的血钙浓度随时间变化

四、建模过程和结果

鉴于体内钙的吸收、分布、排泄过程涉及多条通路和体内分子的复杂生理学过程,常规的经验性模型难以描述此复杂过程。因此,应用基于机制的 QSP 模型定量描述此生理过程,以及 A 药对体内钙水平和钙排泄的影响。该模型的核心是骨 QSP 模型,并以此为基础进行模型结构优化,用于 PTH 模拟。

(一) 经典骨 QSP 模型

1. 概述

Peterson 和 Riggs 结合了既往已发表的模型构建了骨 QSP 模型,包括 3 个部分。

(1) 钙稳态:模型结构与既往文献报道的模型类似。

(2) 由 PTH、NF-κB 受体激活因子/NF-κB 受体激活因子配体/骨保护素(RANK-RANKL-OPG)通路和 TGF-β 介导的骨代谢平衡。

(3) 成骨细胞内信号传导。

其中,(1) 钙稳态描述了钙、磷酸盐、PTH、骨化三醇、1α-羟化酶和甲状旁腺功能的动态变化过程,第(2) 和第(3) 部分共同描述了响应性成骨细胞、活化成骨细胞和破骨细胞的产生、分化和消除过程,最终建立的骨模型结构如图 11-20 所示。

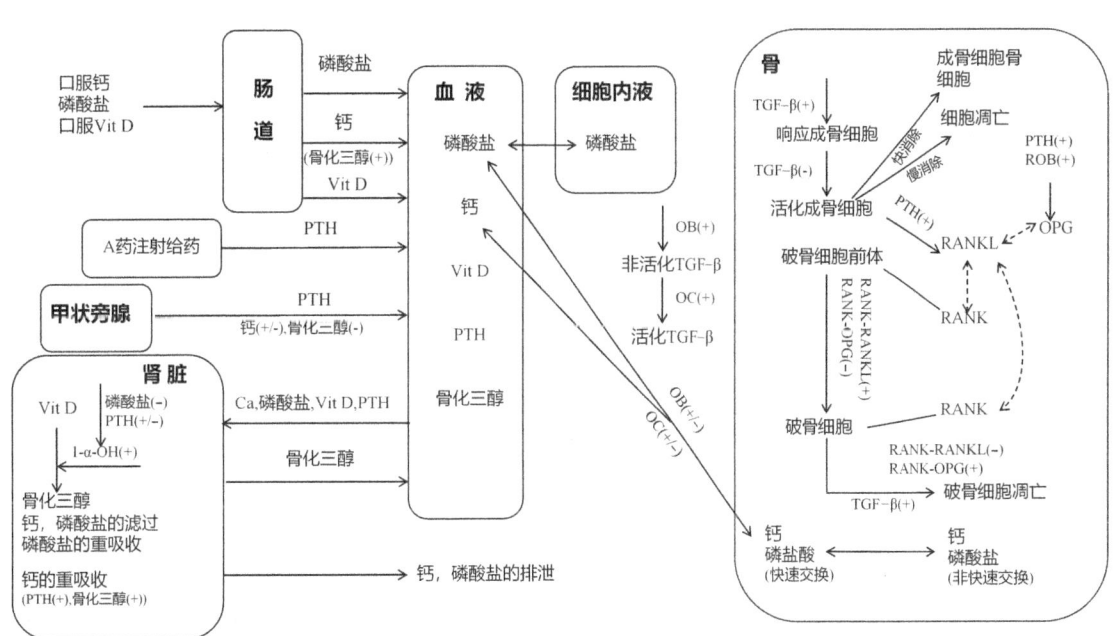

图 11-20 描述钙稳态和骨重塑的定量系统药理学模型结构示意图

研究人员采用翻转(turnover)模型[式(11-15)],描述模型中相关元素/物质的质量 M 变化。

$$\frac{dM}{dt} = k_{in} - k_{out} \times M \tag{11-15}$$

式中,k_{in} 为物质生成的零级速率常数,k_{out} 为物质消除的一级速率常数。为了减少参数估算的难度,假设机体在起始时刻处于稳态,即模型中所研究元素的生成速率和消除速率是相同的。因此,模型元素的生成速率可通过消除速率与元素的初始水平[$M(0)$]进行计算[式(11-16)]。

$$k_{in} = k_{out} \times M(0) \tag{11-16}$$

模型中元素之间的相互作用主要通过三种模型进行描述,包括经典的 Hill 最大效应(E_{max})模型[式(11-17)]、效应抑制 E_{max} 模型[式(11-18)]以及效应激动 E_{max} 模型[式(11-19)]。其中 α 为可能达到的最大效应强度,ρ 为可能达到的最小效应强度,δ 为达到最大效应一半时所需要物质的量,γ 为描述效应曲线陡度的 Hill 常数。受限于本书篇幅,本节仅以钙离子在体内的动态变化展示相关数学方程,后续部分主要以文字描述为主。其他元素在体内的动态变化过程以及相互之间的影响见二维码 11-35 骨模型示例 Berkeley 代码。

二维码 11-35

$$\frac{dM}{dt} = k_{in} - k_{out} \times M \quad k_{in} = k_{out} \times M(0) \quad H_X = \frac{\alpha \times X^\gamma}{(\delta^\gamma + X^\gamma)} \tag{11-17}$$

$$H_X^- = \alpha - \frac{(\alpha - \rho) \times X^\gamma}{(\delta^\gamma + X^\gamma)} \tag{11-18}$$

$$H_X^+ = \rho + \frac{(\alpha - \rho) \times X^\gamma}{(\delta^\gamma + X^\gamma)} \tag{11-19}$$

2. 钙动态变化

体内钙离子的动态变化主要通过血钙浓度进行描述。如式(11-20)所示,血钙水平[以 $A(4)$ 表示]受到肠道钙吸收、血液与骨骼钙交换以及肾脏钙排泄等多个环节的共同作用。

$$\underbrace{\frac{dA(4)}{dt}}_{\text{血钙量变化}} = \underbrace{v_{1-4}}_{\text{肠道吸收钙速率}} + \underbrace{v_{12-4}}_{\text{骨钙释放入血速率}} - \underbrace{v_{4-12}}_{\text{血钙入骨速率}} - \underbrace{v_{4-u}}_{\text{肾脏排泄钙速率}} \tag{11-20}$$

其中,肠道钙吸收包括肠道主动吸收和被动吸收两种形式;血浆与骨骼钙交换包括骨钙释放入血速率和血钙入骨速率两部分,骨钙释放入血速率描述骨骼中的钙释放进入血液循环的过程,血钙入骨速率描述血浆中钙进入骨的过程;肾排泄包括肾小球滤过和肾小管重吸收过程。体内钙、PTH、骨化三醇等多个因素通过影响上述环节最终改变机体的钙平衡。式(11-20)中的4个钙动态变化相关的速率将在后文中进行阐述。

(1) 肠道钙吸收:食物或钙补充剂中提供的钙是机体体内钙的主要来源,肠道内可吸收钙量的变化反映了肠道在骨化三醇作用下吸收所服用钙量的速率和程度。如式(11-21)所示,肠道内钙量的变化由三部分决定:每日口服可吸收钙量,肠道转运蛋白介导的主动吸收钙量以及肠道被动吸收钙量。

$$\underbrace{\frac{dA(1)}{dt}}_{\text{肠道可吸收钙量变化}} = \underbrace{D(1) \times H_{2,1}}_{\text{每日口服可吸收钙量}} - \underbrace{H_{1-4} \times \frac{\frac{A(2)}{0.5} \times A(1)}{[A(1) + \delta_{2,1}]}}_{\text{肠道主动吸收钙量}} - \underbrace{k_{1-4} \times A(1)}_{\text{肠道被动吸收钙量}} \tag{11-21}$$

式中,$\frac{A(2)}{0.5}$ 代表肠道钙转运蛋白依赖的钙最大吸收速率常数。

每日口服可吸收钙量由每日口服钙量[$D(1)$]与生物利用度($H_{2,1}$)进行计算,其中生物利用度受到骨化三醇对肠道转运蛋白调节作用的影响,可经式(11-17)所示的 Hill 模型变形进行描述[式(11-22)]。

$$H_{2,1} = \frac{\alpha_{2,1} \times A(2)^{\gamma_{2,1}}}{[\delta_{2,1}^{\gamma_{2,1}} + A(2)^{\gamma_{2,1}}]} \tag{11-22}$$

式中，$\alpha_{2,1}$ 为骨化三醇作用下肠道吸收钙的最大生物利用度，$\delta_{2,1}$ 为达到最大生物利用度一半时所需骨化三醇的量，$\gamma_{2,1}$ 为 Hill 系数。

肠道转运蛋白介导的钙吸收是一个非线性过程，其吸收速率受到肠道内钙量以及钙转运蛋白表达水平两个因素的影响。吸收速率与肠道内钙量的关系由 H_{1-4} 所代表的 $E_{\max}$ 模型进行描述[式(11-23)]，这一模型也是由式(11-17)所示的 Hill 模型变形所得。

$$H_{1-4} = \frac{\alpha_{1-4} \times A(1)}{[\delta_{1-4} + A(1)]} \tag{11-23}$$

式中，α_{1-4} 为经转运体主动吸收的最大速率，δ_{1-4} 为达到最大吸收速率一半时的肠道可吸收钙量。

骨化三醇对肠道钙转运蛋白表达水平的影响由式(11-24)~式(11-26)进行描述。肠道内被动吸收钙量采用一级吸收速率(k_{1-4})与肠道内可吸收钙量的乘积进行描述，在初始条件下被动吸收钙量约占钙总吸收量的 16%。

$$\underbrace{\frac{\mathrm{d}A(2)}{\mathrm{d}t}}_{\text{肠道钙转运蛋白变化}} = \underbrace{H^+_{6,2} \times [1-A(2)]}_{\text{骨化三醇促进肠道钙转运蛋白的增加}} - \underbrace{H^-_{6,2} \times A(2)}_{\text{骨化三醇抑制肠道钙转运蛋白的减少}} \tag{11-24}$$

$$H^+_{6,2} = \rho_{6,2} + \frac{(\alpha_{6,2} - \rho_{6,2}) \times C_{\text{Calcitriol}}}{(\delta_{6,2} + C_{\text{Calcitriol}})} \tag{11-25}$$

$$H^-_{6,2} = \alpha_{6,2} - \frac{(\alpha_{6,2} - \rho_{6,2}) \times C_{\text{Calcitriol}}}{(\delta_{6,2} + C_{\text{Calcitriol}})} \tag{11-26}$$

式中，$\alpha_{6,2}$ 为骨化三醇效应可达到的最大值，$\rho_{6,2}$ 为骨化三醇效应可达到的最小值，$(\alpha_{6,2} - \rho_{6,2})$ 为骨化三醇可以产生的最大效应，$\delta_{6,2}$ 为骨化三醇产生最大效应一半时所需的血浆骨化三醇浓度，$C_{\text{Calcitriol}}$ 为血浆骨化三醇浓度。

最终，肠道内钙的被动吸收和主动吸收速率可由式(11-27)进行描述。目前，该模型没有考虑通过粪便、汗液或脱屑导致的钙流失，也没有包含临床观察到的约 1 mmol/d 的骨骼钙缓慢流失。如需研究上述过程可以在模型中进一步纳入上述因素。

$$v_{1-4} = H_{1-4} \times \frac{\frac{A(2)}{0.5} \times A(1)}{[A(1) + \delta_{2,1}]} + k_{1-4} \times A(1) \tag{11-27}$$

(2) 骨钙量变化：人体约有 99% 的总钙量(25 000~30 000 mmol)储存于骨骼中，其中约 100 mmol 的钙被认为可以立即与血钙交换，剩余部分则被认为是非快速交换骨钙。因此，本模型将骨钙分为快速交换骨钙和非快速交换骨钙两部分。

如式(11-28)所示，快速交换骨钙部分既能与血钙进行交换，也能与非快速交换骨钙部分进行转化。血钙与骨钙之间的交换速率约为 88 mmol/d，涉及被动扩散和主动转运过程。在初始稳态条件下大约 90% 的钙交换是基于被动扩散发生的，主动转运约占每日钙交换的 10%，由成骨细胞和破骨细胞控制，这两类细胞分别影响钙在骨的积聚和释放。模型中骨钙的主动释放受到 RANK-RANKL 相互作用的调节。

$$\underbrace{\frac{\mathrm{d}A(12)}{\mathrm{d}t}}_{\text{骨快速交换钙量变化}} = \underbrace{v_{4-12}}_{\text{血钙入骨速率}} - \underbrace{v_{12-4}}_{\text{骨钙释放入血速率}} + \underbrace{k_{13-12} \times A(13)}_{\text{非快速交换骨钙转化为快速交换骨钙}} - \underbrace{k_{12-13} \times A(12)}_{\text{快速交换骨钙转化为非快速交换骨钙}}$$

$$\tag{11-28}$$

式中，k_{13-12} 和 k_{12-13} 分别为骨快速交换骨钙与非快速交换骨钙之间的转化速率常数。

如式(11-29)所示,非快速交换骨钙仅能与快速交换骨钙进行转化。

$$\underbrace{\frac{dA(13)}{dt}}_{骨非快速交换钙量变化} = \underbrace{k_{12-13} \times A(12)}_{快速交换骨钙转化为非快速交换骨钙} - \underbrace{k_{13-12} \times A(13)}_{非快速交换骨钙转化为快速交换骨钙} \quad (11-29)$$

骨钙释放入血速率以及血钙入骨速率分别如式(11-30)和式(11-31)所示。

$$v_{12-4} = k_{4-12} \times (1 - \varphi_{12-4}) + k_{4-12} \times \varphi_{12-4} \times H_{18,12-4} \times \left[\frac{A(24) \times A(18)_0}{A(24)_0 \times A(18)}\right]^{\gamma_{24,12-4}} \quad (11-30)$$

式中,k_{4-12} 为骨释放入血的速率常数,φ_{12-4} 为受影响的比例常数,$A(24)$ 和 $A(24)_0$ 分别为 RANK-RANKL 复合物的水平及其初值,$A(18)$ 和 $A(18)_0$ 分别为破骨细胞水平及其初值,$\gamma_{24,12-4}$ 为 Hill 指数。

$$v_{4-12} = k_{4-12} \times \left[\frac{A(4)}{A(4)_0}\right] \times \left\{(1 - \varphi_{4-12}) + \varphi_{4-12} \times \left[\frac{A(17)}{A(17)_0}\right]\right\} \quad (11-31)$$

式中,$A(4)$ 与 $A(4)_0$ 比值表示任意时刻血钙水平相对于初始值的比例,$A(17)$ 和 $A(17)_0$ 分别为成骨细胞水平及其初值,φ_{4-12} 为受影响的比例常数。

破骨细胞对骨钙释放入血的影响函数($H_{18,12-4}$)如式(11-32)所示。

$$H_{18,12-4} = \frac{\alpha_{18,12-4} \times A(18)^{\gamma_{18,12-4}}}{[\delta_{18,12-4}^{\gamma_{18,12-4}} + A(18)^{\gamma_{18,12-4}}]} \quad (11-32)$$

式中,$\alpha_{18,12-4}$ 为破骨细胞产生的最大效应,$\delta_{18,12-4}$ 为达到最大效应一半时的破骨细胞水平,$\gamma_{18,12-4}$ 为 Hill 指数。

(3) 肾脏钙排泄:肾脏钙排泄是一种 PTH 介导的血钙快速调节机制,可导致血钙在几小时内发生变化。PTH 水平升高会导致钙排泄减少,反之,PTH 水平降低会导致钙排泄增加。每天大约 10 g (250 mmol)钙离子通过肾小球滤过进入原尿,但最终只有一小部分(1~10 mmol/d)通过尿液排出体外,这表明肾小管重吸收在调节尿钙排泄量方面起着至关重要的作用。如式(11-33)所示,钙排泄过程由肾小球滤过和肾小管重吸收共同决定。

$$\underbrace{v_{4-u}}_{钙排泄} = [\underbrace{0.6 \times 0.5 \times GFR \times A(4)}_{钙滤过总量} - \underbrace{H_{4-u} \times H_{7,4-u}}_{PTH影响钙离子重吸收量}] \times \underbrace{(2 - H_{6,4})}_{骨化三醇对钙排泄的影响} \quad (11-33)$$

其中肾小球滤过率由血钙的游离分数与肾小球滤过率(GFR)的乘积计算。血浆中未结合的钙离子分数设置为 0.6,假设初始状态正常 GFR 为 100 mL/min。由于模型中钙排泄涉及 GFR,因此该模型可以评估由 GFR 改变(如进行性肾病)引起的钙稳态以及骨变化。在基底侧,钙的肾小管重吸收涉及两个外排转运蛋白:钠/钙依赖性交换(NCX)转运蛋白和高亲和力质膜钙-ATP 酶(PMCA)转运蛋白,其中 NCX 转运蛋白活性随着 PTH 的增加而增加。在当前模型中,假设肾小球滤过后原尿中 50% 的钙离子由 PTH 非依赖的 PMCA 转运蛋白进行重吸收。这一假设是基于钙排泄和高于阈值血钙浓度之间线性关系的斜率为 0.5 设立的。其他部分的钙重吸收被认为是 NCX 转运蛋白介导的,具有 PTH 依赖性。因此,该模型采用 H_{4-u} 所示的 E_{max} 模型描述钙离子重吸收作用的非线性特征[式(11-34)]。

$$\underbrace{H_{4-u}}_{钙重吸收} = \frac{\alpha_{4-u} \times C_{Ca}}{(\delta_{4-u} + C_{Ca})} \quad (11-34)$$

式中,α_{4-u} 为 PTH 依赖性最大钙重吸收量,δ_{4-u} 为钙重吸收达到最大效应一半时的血钙浓度,C_{Ca} 为血钙浓度。

由于血钙浓度较高时钙离子重吸收达到饱和,钙排泄与血浆钙浓度之间的关系是线性的,因此骨模型对肾排泄设定了阈值,当血浆钙浓度高于阈值时,钙排泄与血浆钙浓度之间的关系是线性的,仅当血钙浓度在该阈值附近或低于阈值时钙排泄才会表现出非线性特征[式(11-35)]。

$$\alpha_{4\neg u} = (0.3 \times GFR \times C_{thr} - 0.149997) \times \frac{(\delta_{4-u} + C_{thr})}{C_{thr}} \qquad (11-35)$$

式中,C_{thr}为钙重吸收饱和的血钙浓度阈值。

肾小管重吸收钙离子采用$H_{7,4\neg u}$所示的E_{max}模型描述PTH通过影响NCX转运蛋白改变钙离子的重吸收[式(11-36)]。

$$\underset{\text{PTH影响钙离子重吸收的效应}}{H_{7,4\neg u}} = \frac{\alpha_{7,4\neg u} \times C_{PTH}}{(\delta_{7,4\neg u} + C_{PTH})} \qquad (11-36)$$

式中,$\alpha_{7,4\neg u}$为PTH影响钙离子重吸收的最大效应,$\delta_{7,4\neg u}$为达到最大效应一半时的PTH浓度,C_{PTH}为血PTH浓度。

在顶端侧,骨化三醇通过调节转化受体电位阳离子通道亚家族V成员5和6(TRPV5和TRPV6)表达进而影响钙重吸收,骨化三醇对钙排泄的非线性作用采用式(11-37)所示的E_{max}方程进行描述。

$$\underset{\text{骨化三醇影响钙离子重吸收的效应}}{H_{6,4}} = \frac{\alpha_{6,4} \times C_{Calcitriol}}{(\delta_{6,4} + C_{Calcitriol})} \qquad (11-37)$$

式中,$\alpha_{6,4}$为骨化三醇影响钙离子重吸收的最大效应,$\delta_{6,4}$为达到最大效应一半时的骨化三醇浓度;$C_{Calcitriol}$为血骨化三醇浓度。

3. 其他物质体内的动态变化过程

PTH、磷酸盐、1α-羟化酶和骨化三醇、PTH介导的成骨细胞调节、非活性和活性TGF-β、响应和活化成骨细胞和破骨细胞在体内的动态变化过程的描述见二维码11-36骨模型示例r代码。

二维码
11-36

(二)用于PTH模拟的骨QSP模型

如前所述,上述骨QSP模型的钙排泄过程包括肾小球滤过和肾小管重吸收过程。模型也对肾脏钙排泄设定了阈值,当血钙超过该阈值,钙排泄主要以肾小球滤过为主,呈线性;当低于该阈值时,钙排泄受到转运体的影响而变为非线性。这一骨QSP模型适用于研究PTH给药方案调整对24 h尿钙排泄的影响。因此,该QSP模型结构在经过修改后,用于模拟A药治疗对尿钙排泄的影响。

如前图11-20所示,研究者在Peterson和Riggs建立的骨QSP模型基础上对原模型进行如下修改:① 加入了PTH的吸收速率以描述A药给药后,血浆PTH水平的改变;② 加入了骨化三醇(维生素D)的吸收室,描述骨化三醇以一级动力学吸收进入血液循环的过程,以此描述给予维生素D后患者血浆骨化三醇浓度随时间的变化。修改后的QSP模型在保留原QSP模型参数基础上修改了外源性甲状旁腺激素吸收速率,增加口服维生素D吸收速率及其药动学参数,以每日口服钙剂量和描述内源性骨化三醇的血浆浓度对相关模型参数进行估算和优化。研究者采用修改后的QSP模型模拟了低钙血症患者在补充钙剂和维生素D的标准治疗方案下,不同A药给药方案对患者尿钙24 h累积排泄量的影响。

(三)QSP模型内部评价

为了验证骨QSP模型的稳健性,Peterson和Riggs应用该模型模拟了多个疾病和药物治疗场景以验证模型,包括RANKL抑制、原发性甲状旁腺功能亢进症、PTH治疗、进行性肾功能不全引起的继发性甲状旁腺功能亢进症以及原发性甲状旁腺功能减退症引起的血钙、激素以及骨细胞的变化。研究者首先根据Peterson和Riggs的模型评价方法对模型进行了评估,确保所应用的QSP模型与原文献一致。

1. PTH 治疗

每天一次使用 PTH 治疗可间歇性升高 PTH,同时导致血钙轻度增加,磷酸盐轻微增加。20 μg PTH 治疗可暂时将血浆 PTH 水平增加至内源水平的 6.5 倍。

如图 11-21 所示,给予 PTH 治疗 3 天后血钙水平从 2.35 mmol 增加至 2.38 mmol,表现出轻微增加的作用;治疗 12 个月过程中成骨细胞和破骨细胞水平显著增加。模型的预测效果与临床观测的变化趋势一致。

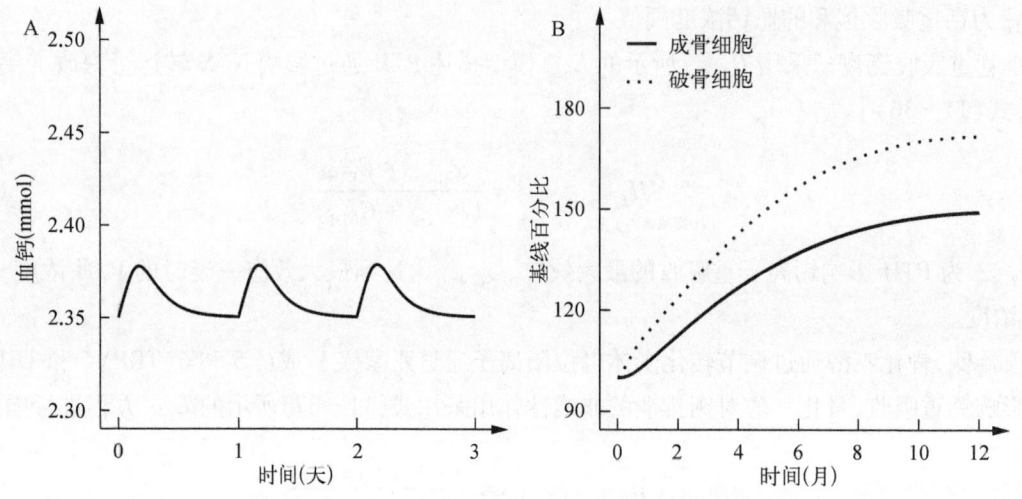

图 11-21 基于 PTH 治疗验证的 QSP 模型内部评价

A. 每日给药 1 次甲状旁腺激素 20 μg 模型预测的血钙(每日稳态变化);B. 模型预测 PTH 给药 12 个月成骨细胞(实线)和破骨细胞(点虚线)的基线百分比

2. 进行性肾衰竭导致的继发性甲状旁腺功能亢进症

进行性肾衰竭导致的继发性甲状旁腺功能亢进症与原发性甲状旁腺功能亢进症对骨化三醇、磷酸盐和钙水平的影响有所不同。这主要是由于肾功能下降导致肾磷酸盐排泄减少以及随后血浆磷酸盐增加所致。根据肾功能不全导致的继发性甲状旁腺功能亢进机制,这类患者长期升高的 PTH 将引起破骨细胞的增加幅度远高于成骨细胞,导致骨吸收净增加,骨密度下降,最终引起肾性骨病的发生。

图 11-22 展示了应用骨 QSP 模型模拟肾小球滤过率在 10 年时间内从 100 mL/min 降低至大约

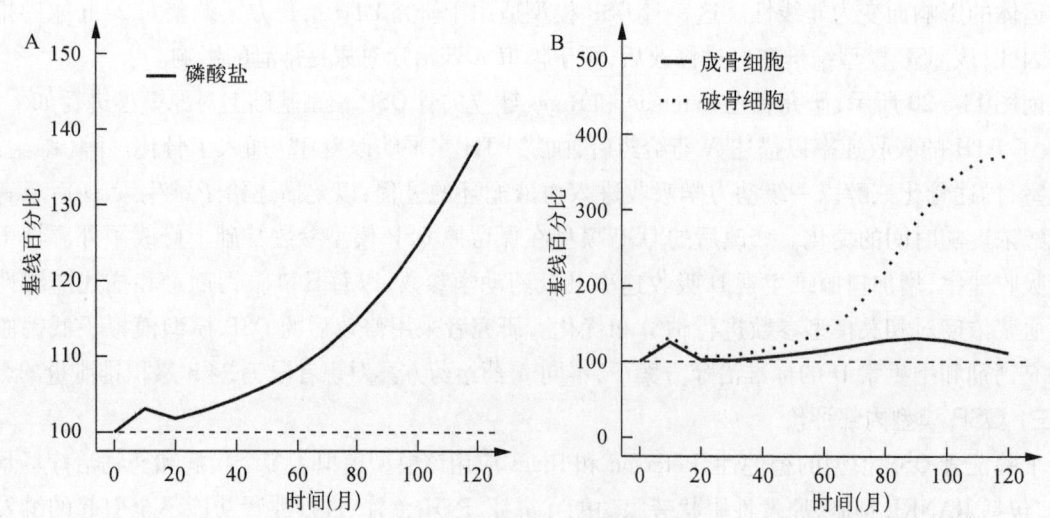

图 11-22 基于肾功能不全继发性甲状旁腺功能亢进症的 QSP 模型内部评价

A. 模型模拟继发性甲状旁腺功能亢进症 10 年内磷酸盐的基线百分比;B. 模型模拟继发性甲状旁腺功能亢进症 10 年内成骨细胞(实线)和破骨细胞(点虚线)的基线百分比

16 mL/min 的疾病进程时,模型结果显示患者的磷酸盐水平升高,破骨细胞增加幅度高于成骨细胞,这与甲状旁腺功能亢进症患者骨密度下降的临床观察结果一致。

3. 甲状旁腺功能减退症

与 PTH 升高导致的保钙效应相反,PTH 降低通过减少 1α-羟化酶生成,降低血浆骨化三醇水平,并通过减少 RANKL 和 OPG 降低破骨细胞水平,进而导致 TGF-β 活化减少,以及响应和活化成骨细胞减少。

如图 11-23 所示,由于破骨细胞相对于成骨细胞的减少幅度更大,这将导致骨中钙释放减少。除了骨化三醇减少继发的肠道钙吸收减少和肾钙重吸收减少之外,这还导致血浆钙离子显著减少,但血浆磷酸盐不会发生显著变化。这一模拟结果与临床观察结果一致。

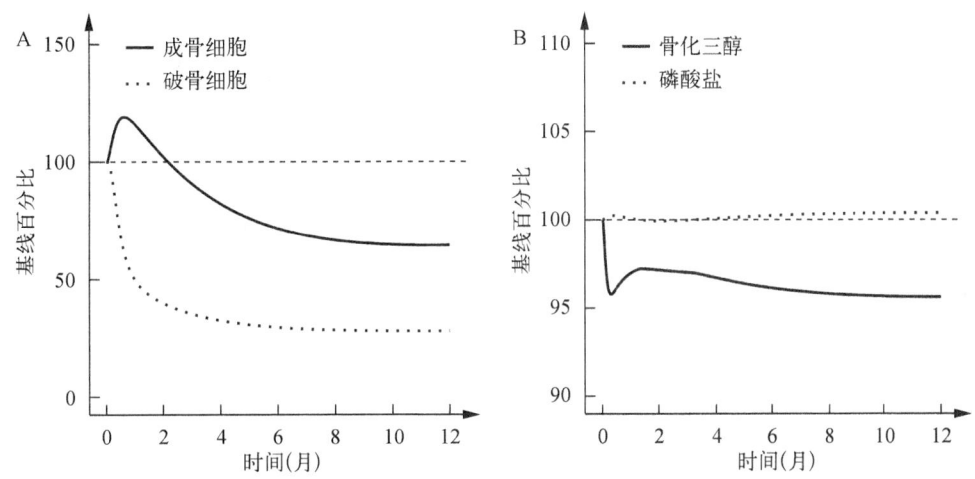

图 11-23 基于甲状旁腺功能减退症验证的 QSP 模型内部评价

甲状旁腺功能减退症模型中直接降低 50% 的甲状旁腺分泌甲状旁腺激素导致基线变化百分比(%)A. 预测甲状旁腺功能减退症 12 个月内成骨细胞(实线)和破骨细胞(点虚线)的基线百分比;B. 预测甲状旁腺功能减退症 12 个月内磷酸盐(点虚线)和骨化三醇(实线)的基线百分比

(四) QSP 模型外部评价

在应用文献报道的骨模型结果对模型进行验证后,研究者进一步以 A 药临床试验中单剂量和多剂量 PK-PD 研究中观察到的平均数据对模型进行了验证。预设的模型接受标准为:通过图形比较预测值和观测值,预测值应尽量接近 PK-PD 研究中观察到的平均数据,最好落在观测值的 95% 置信区间内。

在模拟 C09-002 临床试验的 PK-PD 结果时,研究者首先通过调整模型参数以达到与研究一致的基线水平,确保模型模拟的患者平均 PTH、钙水平和骨化三醇摄入量相似。模型中假设 PTH 生成减少 60%,腺体最大分泌能力减少 50%,患者每天摄入 2 600 mg 钙,并在 2 个月后给予口服维生素 D(0.5 μg 每日 1 次)并持续整个治疗过程。待模型模拟甲状旁腺功能减退症患者达到稳态后,单剂量给予患者 A 药(100 μg)预测对血钙的影响。

图 11-24 呈现了 C09-002 研究中单剂量给药后平均观测值的 95% 置信区间(阴影部分)和模型预测(实线或虚线)数据,结果表明模型合理地描述了单剂量和多剂量研究中观察到的 PK-PD 数据,符合预设的接受标准。因为该模型仅使用了 PTH 的药动学参数以及研究中受试者口服钙和维生素 D 治疗剂量的平均值,未使用申办方的 PK-PD 研究数据估算模型参数,在此情况下模型预测的血浆 PTH、骨化三醇和钙浓度以及 24 h 尿钙变化趋势与临床观察数据接近,符合"基于目的模拟"这一理念,可用于预测在新的给药场景下患者对治疗的响应。需要说明的是,由于该模型对现实场景过度简化,预期模型的观察值与预测值只能在趋势上一致,无法实现完全匹配。

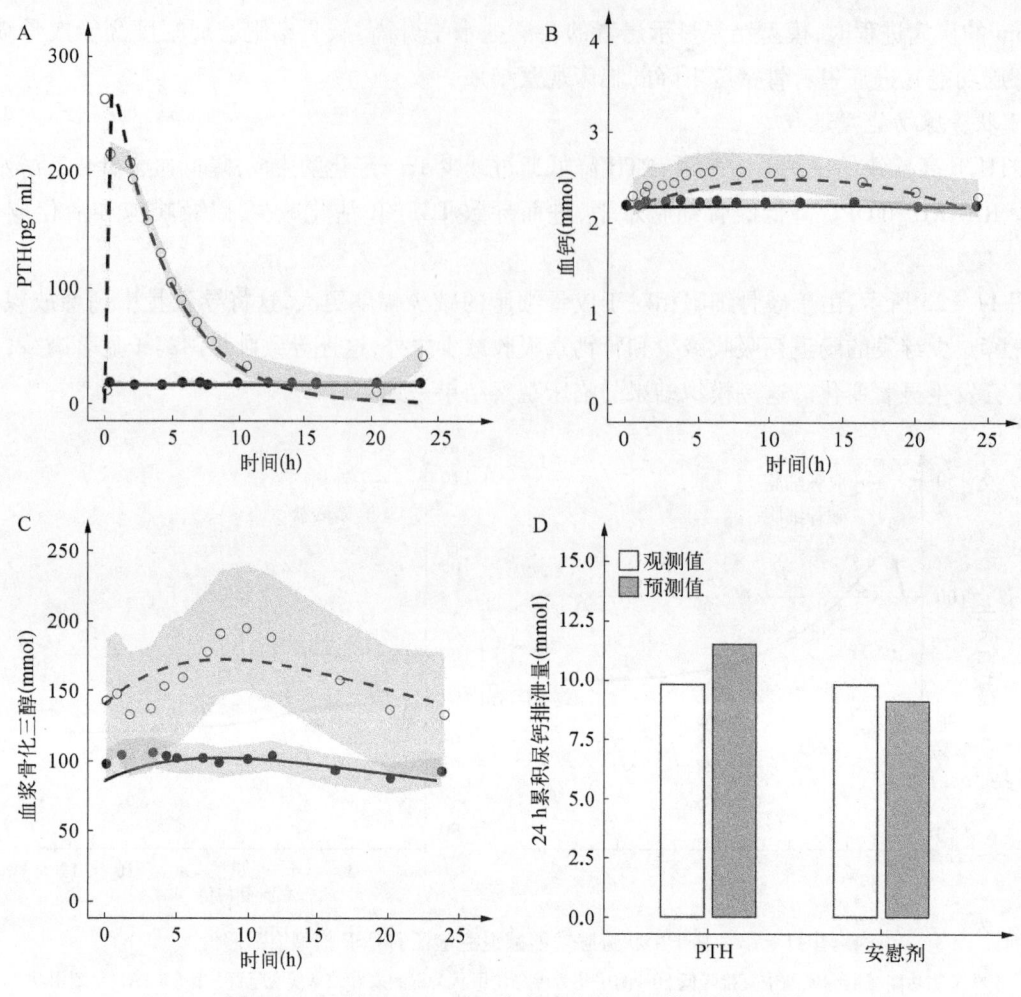

图 11-24　基于 C09-002 临床试验的 QSP 模型外部评价

PTH 给药组(虚线)和安慰剂组(实线)组血浆 PTH、血钙、血浆骨化三醇以及 24 h 尿钙排泄量的观测值(圆点,阴影为观测值 95% 置信区间)与预测值(虚线或实线)的比较

(五)模拟应用

经过上述内部和外部评估后,修改后的模型被用于模拟不同假设情景(甲状旁腺功能、口服钙和维生素 D 摄入量不同)下每日一次、每日两次 A 药给药方案,以及假设 A 药缓释制剂每日一次给药方案下,血浆 PTH、血钙和尿钙水平的变化。为了符合临床实际情况,首先模拟 2 个月的常规治疗以达到稳态,再引入给药方案以预测 A 药治疗效果。将模拟的 PTH、血浆骨化三醇、血钙和 24 h 尿钙排泄结果与每日一次剂量方案进行比较。这一研究的目的在于比较相同给药剂量下,增加用药频率或采用缓释制剂能否更好地控制 PTH 浓度,同时达到维持血钙水平和控制尿钙排泄的目的。上述剂量方案以甲状旁腺功能减少 50% 和 99% 的虚拟患者为研究对象,在两个场景下比较不同剂量方案的血钙(mmol)和 24 h 尿钙排泄(mmol/d)。

预测结果如图 11-25 所示。模拟结果表明,在具有正常肾功能(肾小球滤过率=100 mL/min)且每日口服 50 mmol(2 000 mg)钙和 1.5 μg 维生素 D 的患者中,每日两次给予 50 μg A 药治疗可以更好地维持血钙处于正常范围(2~2.65 mmol 或 8.4~10.6 mg/dL),同时控制 24 h 尿钙排泄(<7.5 mmol)。基于甲状旁腺功能减少 50% 和 99% 的假设,这一用药方案对甲状旁腺功能部分丧失和完全丧失的患者均适用。此外,基于减少吸收速率的模拟,如果能够开发缓释制剂,每日一次给予 50 μg A 药也能实现同时控制血钙和尿钙的目标。

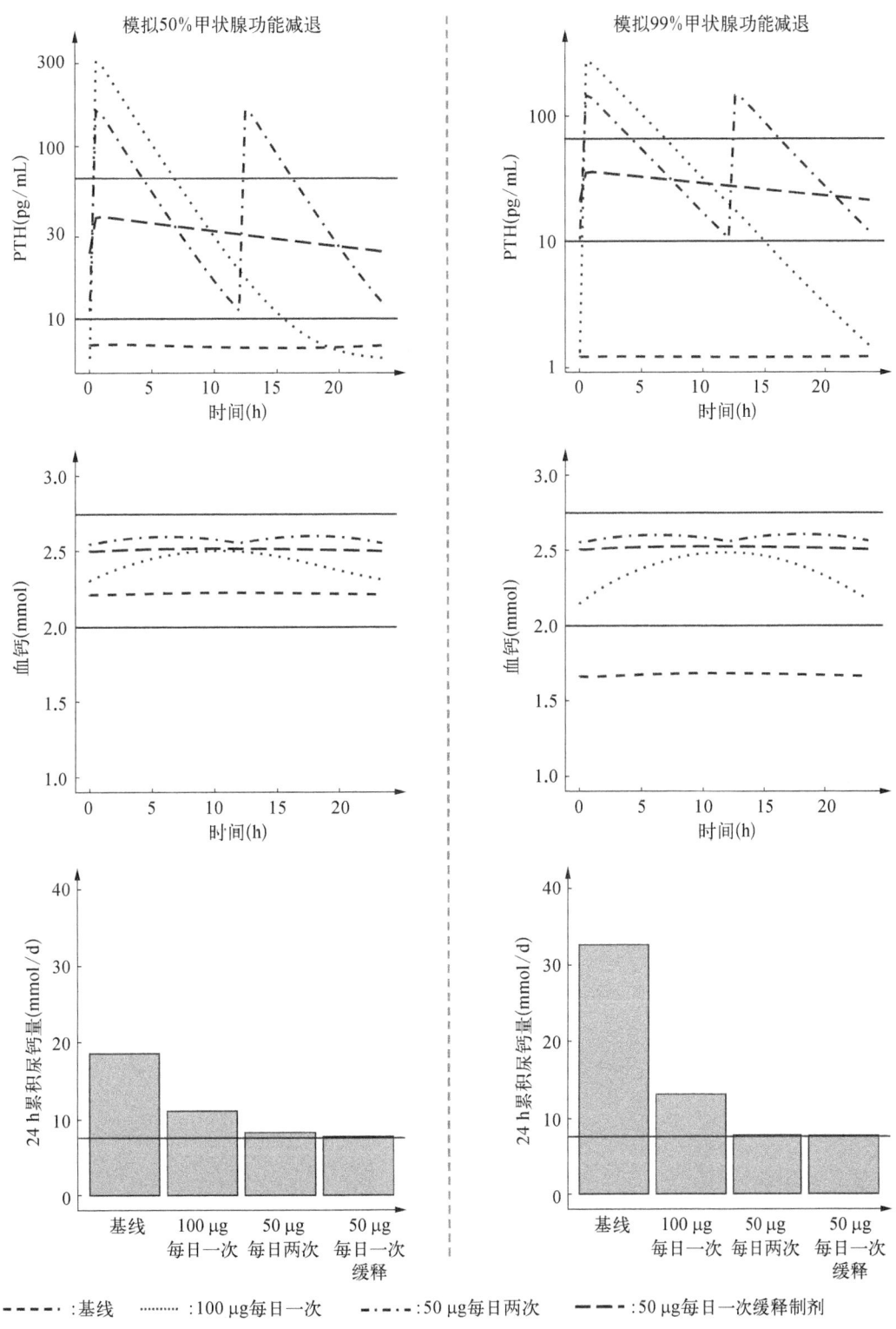

图 11-25　QSP 模型模拟结果

不同给药方案对 PTH、血钙和 24 h 尿钙的影响。左图模拟甲状旁腺功能下降 50% 患者，右图模拟甲状旁腺功能下降 99% 患者，每天口服 2 000 mg 钙和 1.5 μg 维生素 D 基础上给予每天一次 100 μg A 药、每天两次 50 μg A 药或每天一次 50 μg A 药缓释制剂。上图、中图实线区间分别为甲状旁腺激素和血钙的正常范围，下图实线为 24 h 尿钙排泄正常范围的上限

五、小结

在一般人群中,尿钙排泄量超过 200 mg/d 时,泌尿系统结石的相对风险呈指数增加。这是补充钙剂和维生素 D 治疗低钙血症的一个主要安全顾虑。因此,FDA 临床药理学审评员认为,能否减轻甲状旁腺功能低下患者高尿钙症对于 A 药的评价也是至关重要的。医学文献中提到对甲状旁腺功能低下患者的长期目标是:控制症状,将血清白蛋白校正的总钙水平维持在较低的正常范围[8.0~8.5 mg/L(2.00~2.12 mmol/L)],24 h 尿钙水平远低于 300 mg,并且钙磷比低于 55。审评员基于 A 药的 PK 和 PD 特征、临床试验结果分析以及骨 QSP 模型提出,当前的治疗方案下患者发生高尿钙的风险仍然较高,在相同剂量下增加给药频率或开发缓释制剂可更好地控制高尿钙。因此,FDA 对 A 药的上市提出了三项上市后再评价要求:① 进行非临床研究,以确定不同 A 药用药方案对成骨细胞增殖的影响,作为相对骨肉瘤风险的指标;② 进行临床药理学试验,评估 A 药剂量和用药方案对血钙控制和尿钙正常化的 PK 和 PD 效应;③ 进行为期 26 周的随机对照临床试验,评估 A 药的替代用药方案的长期安全性和效果,包括与高尿钙相关的长期安全性。

第六节 评估协变量的影响

一、研究背景

恶性实体肿瘤的预后与肿瘤的生物学特性,包括病理分型、临床分期和基因型等密切相关。当 T 细胞浸润肿瘤时,可产生干扰素介导的信号,导致肿瘤微环境中的细胞表达 PD-L1。PD-L1 通过与程序性死亡-1(PD-1)受体结合,抑制 T 细胞的功能,无法杀伤肿瘤细胞。PD-1 受体抑制剂可以阻断这一通路,部分恢复 T 细胞的功能,使这些 T 细胞能够继续杀伤肿瘤细胞。目前已有多个 PD-1 受体抑制剂在全球获批上市。药物 C 是一种有效的、高选择性的抗 PD-1 人源化单克隆抗体,被批准用于治疗晚期黑色素瘤,也用于治疗既往接受铂类双药化疗并表达 PD-1 配体的晚期非小细胞肺癌(NSCLC)患者。

药物 C 的开发策略与大多数抗肿瘤药物临床开发方法相同。临床 Ⅰ 期试验在患者中开展,获得药物安全性、药动学和初步疗效结果;临床 Ⅱ 期试验探索 2 个剂量的临床疗效和安全性,临床 Ⅲ 期试验扩大样本量,在晚期黑色素瘤患者中探索 2 个剂量组与对照组的安全性和有效性,为药品上市获批提供依据。

二、关键问题

对多个试验中获得的患者密集以及稀疏数据进行群体 PK 分析是回答有关临床药理学问题的有效方法,如内在和外在因素对 PK 的影响以及剂量调整的必要性。临床开发团队希望以 PK-PD 建模方法回答以下问题。

(1) 影响药物 C 的 PK 的协变量。
(2) 协变量对暴露及临床效应的影响。
(3) 基于体重的给药方案是否合理。

三、数据

药物 C 的数据,包括 1 项 Ⅰ 期试验,以了解药物的安全性、耐受性、有效性和 PK 特征;1 项 Ⅱ 期的患者多剂量试验,进一步探索疗效、安全性和药物 PK 特征;Ⅲ期临床试验评估 2 种给药方案与对照药物相比在晚期患者中的安全性和有效性。

四、建模过程和结果

整个建模的策略见图 11-26。首先获得药动学基础模型,然后定量筛选影响 PK 参数的协变量,如人口统计学信息(年龄、性别、体重);临床实验室检查指标(白蛋白、胆红素等);获得最终模型后,对纳入协变量的临床意义进行评估。

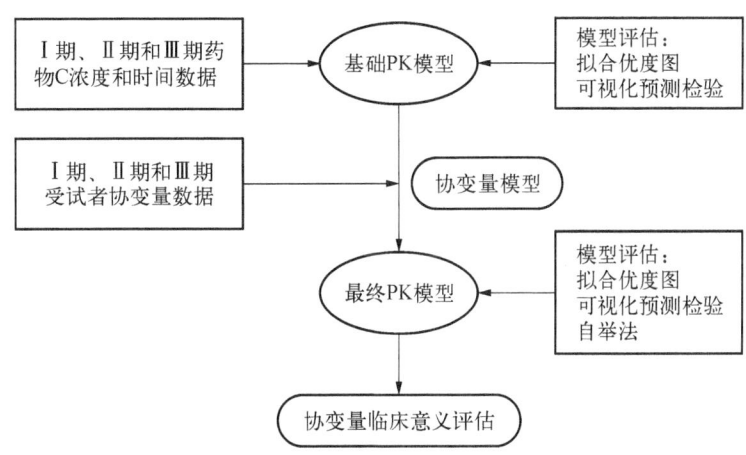

图 11-26 评估协变量对药物 C 的 PK 影响及其临床意义的建模策略

(一) 基础模型

单克隆抗体类药物多符合二房室模型药动学特征,因此建模时首先比较了一级消除的一房室和二房室模型,之后尝试引入非线性消除,但对模型拟合无显著提高。一般认为,体重(WT)会影响单克隆抗体的清除率和分布容积,因此在基础模型建立过程中,体重作为协变量直接以异速放大公式加入清除率和分布容积参数。

$$CL_i = CL_p \cdot \left(\frac{WT}{59.5}\right)^{\theta 1} \quad (11-38)$$

$$V_i = V_p \cdot \left(\frac{WT}{59.5}\right)^{\theta 2} \quad (11-39)$$

结果表明:二房室模型的 AIC 小于一房室模型(-2 543.252 vs. 284.372),参数拟合精密度(RSE)<20%。因此一级消除的二房室模型能很好地描述浓度-时间分布特征。

基础模型群体预测值、个体预测值与观测值有良好的相关性,引入个体间变异后的个体预测值更加集中于参考线(X=Y),说明基础模型能较好地拟合观测值。基础模型预测值与实测值在不同时间区段、不同浓度区段均拟合较好,条件加权残差大多位于-2 与 2 之间,且在 Y=0 上下均匀分布,提示基础模型拟合效果总体较好。

(二) 协变量模型

将人口统计学、生化指标等信息作为协变量进行初步考察(二维码 11-37)。具体筛选步骤如下:

(1) 考察协变量之间的相关性,基于生理意义和临床接受度等对具相关性的协变量进行取舍,或者进行组合生成新的协变量,如身高和体重组合生成体重指数等。本研究协变量之间无显著相关性。

(2) 结合参数个体间变异和协变量的相关性图(如清除率个体间变异对协变量相关性图见二维码11-38),筛选影响药动学参数的协变量。

(3) 采用逐步回归法筛选候选协变量,前向选择的标准为 $P < 0.01$($df = 1$,$\Delta OFV > 6.63$),后向剔除的标准为 $P < 0.001$($df = 1$,$\Delta OFV > 10.8$) 简要筛选过程见二维码11-39。

(三) 最终模型

最终模型纳入了白蛋白(ALB)、基线肿瘤最大直径总和($BSLD$)、基线肾小球滤过率($EGFR$)、基线体力状况评分($BECOGN$)和性别。其中白蛋白、性别影响药物 C 的清除率和分布容积,基线肿瘤最大直径总和、基线肾小球滤过率和基线体力状况评分影响药物 C 的清除率。

最终模型公式为:

$$CL = 0.23(WT/59.5)^{0.732} \times (ALB/39.25)^{-1.03} \times (BSLD/84.5)^{0.099} \times (EGFR/87.5)^{0.136} \times$$
$$[(1-0.193)FEMALE] \times [(1+0.126)BECOGN = 1] \tag{11-40}$$

$$Vc = 3.39(WT/59.5)^{0.355} \times (ALB/39.25)^{-0.213} \times [(1-0.152)FEMALE] \tag{11-41}$$

$$V_2 = 4.45(WT/59.5)^{0.355} \times 0.0405 \tag{11-42}$$

$$Q = 0.831(WT/59.5)^{0.732} \times 0.138 \tag{11-43}$$

与基础模型比,最终模型 CL 的个体间变异(ETA)下降显著(由 57.8%下降至 37.1%)。

(四) 模型评价

1. 拟合优度图

最终模型拟合优度图见二维码11-40,提示观测值和预测值的一致性好,模型误设的可能性小。

2. 可视化预测检验

最终群体 PK 模型(116. mod)采用预测值校正的可视化预测检验(prediction corrected visual predicted check, pcVPC)进行评估。10 mg/kg 每 2 周一次和 10 mg/kg 每 3 周一次的 pcVPC 的结果如图 11-27 所示,观测值各百分位线均包含在预测值的 95%CI。说明模型具有较好的预测性。

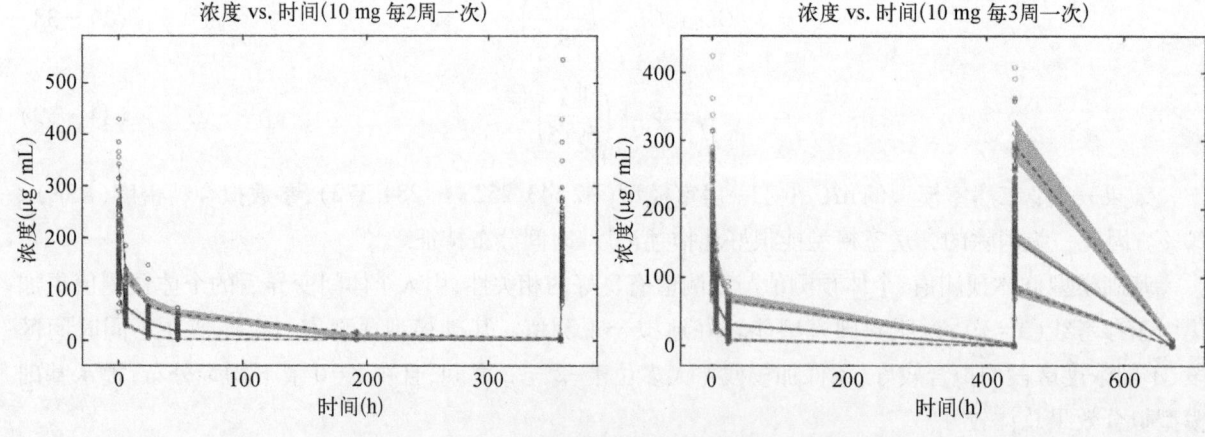

图 11-27 最终群体 PK 模型的可视化预测检验(VPC)图

空心圆点是观测值,三条拟合线分别为观测值 5%、50%、95%百分位线,阴影部分为预测值 5%、50%、95%百分位线的 95%CI

3. 自举法

群体药动学最终模型经 1 000 次自举法(bootstrap)检验后,结果见二维码11-41,自举法中 PK 参数中位数与最终模型估算值接近,其 95%CI 范围均包含最终模型估算值。说明最终模型拟合结果好,模型稳定。最终 PK 模型的 NONMEM 代码和数据文件见二维码 11-42。

五、临床试验模拟

协变量是否具有临床意义,主要取决于其对 PK 的影响是否足以引起临床效应(PD)的显著改变,从而需要调整剂量。通常基于药物的暴露-效应关系及标准治疗剂量,界定暴露参数(AUC、C_{max}、C_{min} 等)及其临床等效区间,以确保有效性无显著差异,同时不增加不良事件的发生风险。

已有研究表明药物 C 的标准治疗方案为 2 mg/kg 每 3 周一次,且其 AUC 的临床等效区间为 0.5~25。当不同协变量特征亚群与参照人群[男性、体重 60 kg、$BECOGN=1$、$ALB=39.25$ g/L、$BSLD=84.5$ mm 和 $EGFR=87.4$ mL/(min·1.73 m^2)]进行比较时,若 AUC 的几何均值比(GMR)及其 95%CI 均在 0.5~2 范围内,则认为该协变量无临床意义。对于分类协变量,计算每个类别的 AUC。对于连续协变量,在协变量分布的 10% 和 90% 百分位数处计算 AUC。

为了全面评估最终模型纳入的协变量(性别、体重、白蛋白、基线肿瘤最大直径总和、基线肾小球滤过率)对 AUC 的影响,针对模型中的不同协变量值进行了 CL 模拟,并通过公式剂量 $= CL \times AUC$,计算相应的 AUC。

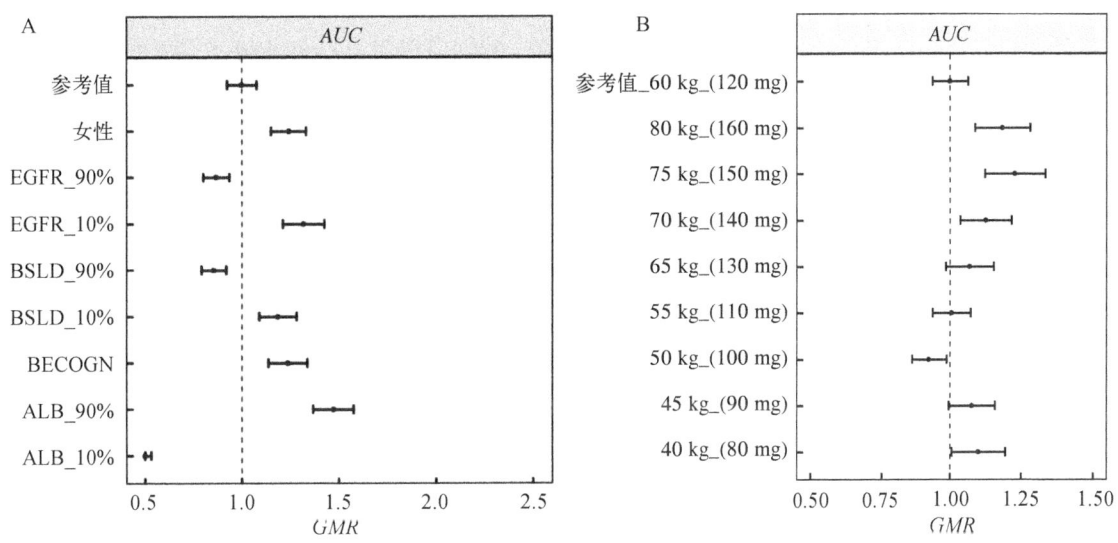

图 11-28 纳入最终模型的协变量和体重对 AUC 的 GMR 及其 95%CI 的影响
图中圆点代表了点估计值,条带表示 95%CI。垂直虚线表示 1(即参考值)

图 11-28A 显示了纳入最终模型的各协变量对 AUC 的 GMR 及其 95%CI 影响。此外,计算了不同体重组对应的 AUC 及其 95%CI,结果显示,所有体重组的 95%CI 均落在 0.75~1.5 范围内,说明上述协变量没有临床意义。如图 11-28B 所示,该结果进一步支持了基于体重的给药方案的合理性。

六、小结

通过汇总药物 C 多个临床试验数据,成功构建了群体 PK 模型,研究结果提示了白蛋白、性别、基线肿瘤最大直径、基线肾小球滤过率和基线体力状况评分对药物 C 清除率的影响。此外,白蛋白和性别还对药物 C 的分布容积有影响。但是,这些协变量都不会对药物 C 暴露产生具有临床意义的影响,按体重给药的方案能满足临床需求。

第七节 生理药动学和群体药动学分析联用支持儿科药物开发

一、研究背景

儿科药物研发受限于多个因素,如患者招募困难、数据收集和分析难度大等。同时儿童的生理特征与成人的差异导致药物剂量选择和调整复杂,此外,还需应对儿科临床试验中涉及的伦理挑战。因此,儿科药物的临床研究面临重重困难,严重影响了药物开发的效率。近年来模型引导药物研发(MIDD)在儿科中的应用越来越受到重视,并显著提高了儿科药物开发的效率和成功率。

利伐沙班是一种口服抗凝药。2008 年利伐沙班在美国批准上市,用于预防接受关节置换手术的患者发生深静脉血栓,降低患者深静脉血栓复发的风险,预防急性病患者发生静脉血栓栓塞,并用于治疗深静脉血栓和肺栓塞。由于血栓类疾病可以影响从新生儿至 18 岁的患者,为满足这个年龄段儿童的用药需求,利伐沙班儿科研究申请于 2012 年就提交了,但直至 2021 年才被美国 FDA 批准。最终根据模型外推的暴露量匹配成人所达到的暴露量,并经临床试验验证后,成功开发了用于儿科患者的干混悬剂。本案例将聚焦于联用多种模型化技术在预防和治疗静脉血栓栓塞(venous thromboembolism,VTE)中的关键作用,优化临床试验给药方案,支持儿科药物开发。

二、关键问题

临床开发团队希望通过建模和模拟方法,协助解决以下临床问题。
1. 利伐沙班在儿童 VTE 患者各期临床试验的剂量选择。
2. 其他因素对用药方案的影响:包括剂型、肝肾功能和合并用药等。

三、数据

二维码 11-43

共有 6 项针对 VTE 儿科患者的研究纳入分析:包括 2 项 Ⅰ 期研究、2 项 Ⅱ 期研究、1 项 Ⅰ/Ⅱ 期研究和 1 项 Ⅲ 期研究,6 项临床研究开展的时间图(2010—2019 年)和 6 个临床研究基本信息汇总见二维码 11-43。

四、分析过程和结果

建模与模拟贯穿了儿科人群利伐沙班开发全流程。首先,开发了儿童利伐沙班 PBPK 模型,预测 Ⅰ 期临床剂量,再根据 Ⅰ 期临床数据构建群体 PK 模型,并对 PBPK 模型进行验证。两种模型化方法技术互为补充,共同推进临床研究。此外,基于新获取的临床数据更新模型,形成了"学习-验证-预测"循环(图 11-29)。

(一) 假设

前期研究表明利伐沙班具有显著的 E-R 关系,故本研究假设成人和儿童的 E-R 关系相似,然后基于成人暴露范围,制订儿科用药方案。由于抗 Xa 因子活性与药物浓度之间存在良好线性关系;各年龄组儿童凝血酶原时间(prothrombin time,PT)和活化部分凝血活酶时间(activated partial thromboplastin time,aPTT)与血浆浓度的相关性与接受 20 mg q.d. 利伐沙班治疗的成人深静脉血栓(deep vein thrombosis,DVT)患者一致。在所有儿科年龄组中,对于三个重要凝血指标(PT、aPTT 和抗 Xa 活性),

儿科患者和成人之间显示了相似的 E-R 关系。此外，稳态谷浓度（$C_{trough,\ ss}$）和 PD 指标的相关性最强，因此将其作为暴露的主要指标。

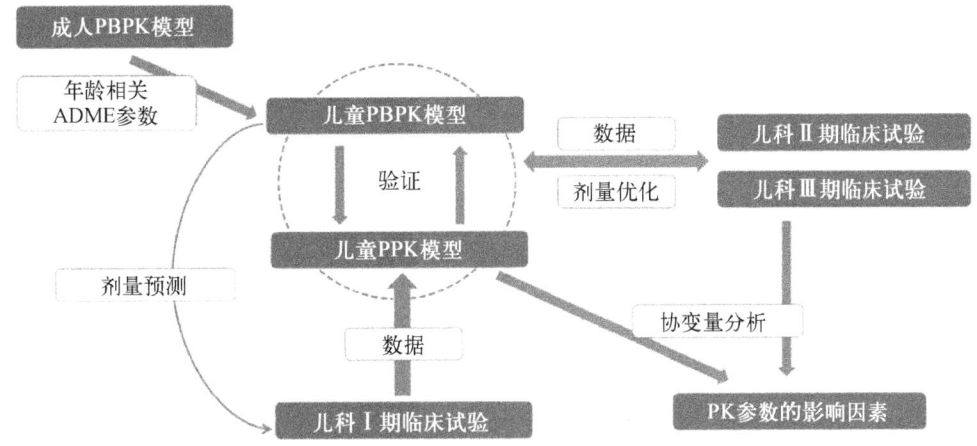

图 11-29　联用 PBPK 和 PPK 支持利伐沙班儿科人群开发（彩图见二维码 11-44）

（二）预测 I 期临床试验的儿科用药方案

开展 I 期临床试验前，先通过成人 PBPK 模型，预测儿科 I 期临床试验的用药方案。PBPK 模型的开发过程遵循一般流程，首先建立并验证成人利伐沙班的 PBPK 模型，通过对体重和生理信息、年龄相关的清除率和蛋白结合率进行缩放，建立了儿科 PBPK 模型。以成人固定剂量利伐沙班 10 mg/70 kg（0.143 mg/kg）和 20 mg/70 kg（0.286 mg/kg）的暴露为目标，基于 PBPK 模型对不同体重的儿童进行了模拟。如图 11-30 所示，对于体重低于 40 kg 的儿童，暴露水平低于成人参考模型的 90% 置信区间，提示需增加剂量以达到与成人相同的暴露水平。

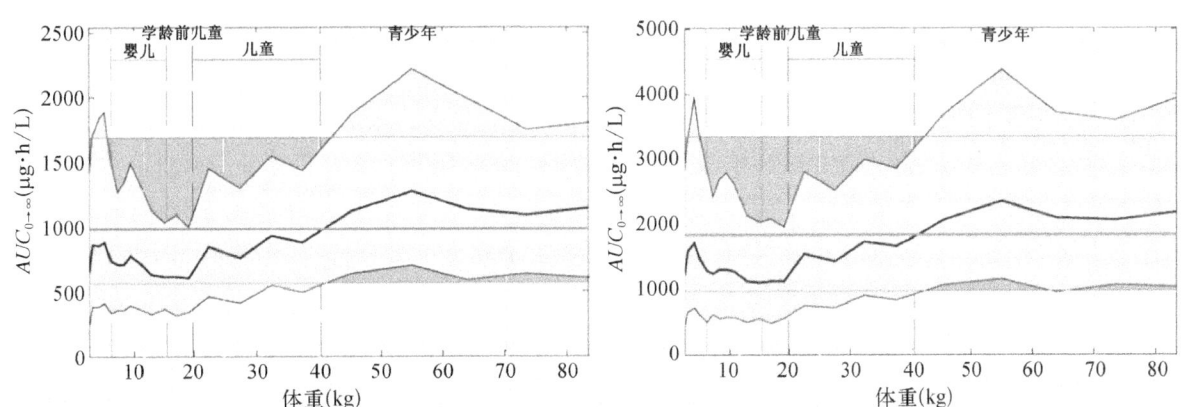

图 11-30　PBPK 预测不同体重组儿童给予成人 10 mg 等效剂量（左）和成人 20 mg 等效剂量（右）的药物暴露
（来源：NDA 215859）

黑色折线：虚拟儿科人群中的几何平均值；灰色水平实线：虚拟健康成年人群中剂量为 20 mg 的几何平均值；阴影区域：浅灰色区域为虚拟儿科人群预测范围的第 5~95 百分位数，深灰色区域为虚拟健康成年人群中剂量为 20 mg 的几何平均值的第 90 百分位数置信区间（彩图见二维码 11-45）

随后，基于该儿童 PBPK 模型的预测结果，上调低体重儿童的剂量。不同体重的儿科患者达到与成人相同暴露量时所需剂量见表 11-2。以该给药方案在 6 个月至 18 岁儿科患者中开展了 I 期临床试验。鉴于模型的不确定性，在第一项 I 期临床研究中采取了谨慎的用药方案，允许健康儿童的个体暴露值低于成人参考范围。

表 11-2 利伐沙班的儿科药物开发过程中的儿童剂量(mg/kg)调整

体重 (kg)	Ⅰ期 0.5~<18岁	Ⅰ/Ⅱ期 出生~<0.5岁		Ⅱ期 6~<18岁	Ⅱ期 0.5~<6岁	Ⅲ期 出生~<18岁
		Part A	Part B			
2~<2.6	0.8	1	1.5	—	—	2.4
2.6~<3	0.8	1.2	1.8	—	—	2.4
3~<4	1.2	1.8	2.7	—	—	2.7
4~<5	1.8	2.4	—	—	—	4.2
5~<6	2.2	3.2	—	—	2.8	4.8
6~<7	2.8	3.8	—	—	3.6	4.8
7~<8	3.2	5	—	—	4.4	5.4
8~<9	3.8	—	—	—	6.4	7.2
9~<10	4.2	—	—	—	6.4	8.4
10~<12	4.8	—	—	—	6.8	9
12~<20	5	—	—	8	8	10
20~<30	7.5	—	—	10	10	10
30~<40	10	—	—	15	15	15
40~<50	15	—	—	15	15	15
≥50	20	—	—	20	—	20

(三) 基于Ⅰ期临床试验数据建立 PPK 模型并验证 PBPK 模型

第一项儿科Ⅰ期临床试验纳入了 59 位年龄在 6 个月至<18 岁的儿童。在完成急性 VTE 的标准抗凝治疗后,这些儿童接受了基于 PBPK 推荐的、根据体重调整的用药方案。研究采用分阶段方式进行,从最年长的儿童和最低剂量开始。获得临床数据后建立群体 PK 模型,并基于儿科 PBPK 模型预测受试者的药物暴露量。然后,对 PBPK 模型、群体 PK 模型和非房室模型分析(non-compartmental analysis, NCA)得到的暴露量估算值进行比较。

对于接受 10 mg 或 20 mg 等效剂量的片剂或口服混悬液制剂的 6 个月至<18 岁儿童,观察到的 PK 数据(包括谷浓度,以及 AUC 和 C_{max} 的 PPK 估计值)与预测值相符合。并且,正如 PBPK 所预期(图 11-31),体重<40 kg 的儿童的暴露量低于成人的最大暴露量。与同一年龄组中测试的片剂相比,接受未稀释混悬液治疗的 6~12 岁儿童中,利伐沙班的血浆浓度在较晚的时间点达到最大值,且位于 PBPK 预测范围的下限。该结果表明相较于混悬剂,利伐沙班片剂的吸收有延迟。

(四) 优化Ⅱ期临床试验给药方案

基于第一项Ⅰ期临床试验所建立的 PBPK 模型和 PPK 模型的预测结果,发现低体重儿童的药物暴露量低于成人参考范围。因此,建议在Ⅱ期研究的服用混悬剂的研究队列中,对 0.5~6 岁以下儿童增加混悬剂的个体剂量,以确保达到相当于成人 20 mg 的目标暴露量。另外,由于随着年龄和体重的降低,$C_{trough, ss}$ 值可能呈现下降趋势。因此在Ⅱ期研究中,考虑将口服混悬剂组别的用药方案改为每日两次。

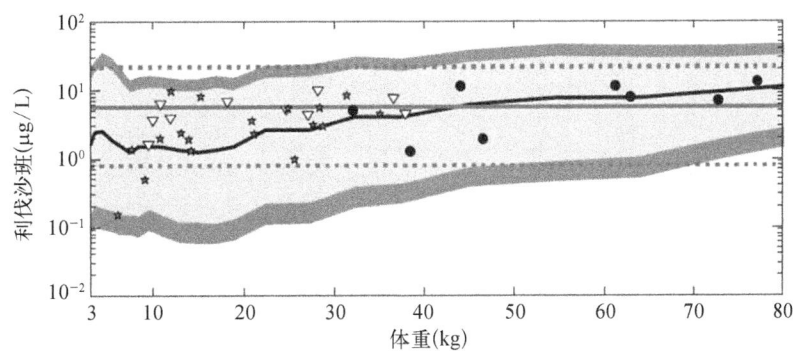

图 11-31 利伐沙班实际暴露和 PBPK 模型预测关系(来源:NDA 215859)

黑线折线:虚拟儿科人群中的几何平均值;阴影区域:浅灰色为第 5~95 百分位数,深灰色为扩大的预期范围($0.5×5^{th}~1.5×95^{th}$ 百分位数)。灰色水平实线:虚拟成年人口中的几何平均值(10 mg);灰色水平虚线:第 5~95 百分位(彩图见二维码 11-46)

二维码 11-46

第一项Ⅱ期试验(6~18 岁患儿)的结果显示(图 11-32A):体重超过 40 kg 的患儿的实测稳态谷浓度以及通过成人 VTE 群体 PK 模型估算的药物暴露量与 PBPK 模型的预测结果相匹配。对于体重超过 30 kg 的患儿,其 $C_{trough, ss}$ 和 $AUC_{0~24h, ss}$ 大多处于成人参考范围内。但对于体重<30 kg 的儿童,接受利伐沙班片剂每日 1 次治疗后,其 $AUC_{0~24h, ss}$ 普遍低于成人目标暴露量。因此,建议 30~40 kg 的儿童,将剂量从 10 mg q.d. 增加至 15 mg q.d.,以达到相当于成人 20 mg q.d. 的目标暴露量。对于体重超过 40 kg 的儿童,在Ⅲ期研究中无须调整剂量。

第二项Ⅱ期试验(针对 6 个月至 6 岁患儿)的结果显示(图 11-32B):在体重<20 kg 的儿童中,尤其是<12 kg 的儿童中,大部分个体的 $AUC_{0~24h, ss}$、$C_{max, ss}$ 和 C_{trough} 处于较低水平或低于成人参考范围。该结果支持在 12~20 kg 的儿童中,将以每日 2 次给药,并且日剂量从 8 mg 增加至 10 mg。

第三项针对新生儿的Ⅰ/Ⅱ期试验中,利伐沙班最初以即用混悬液的形式(每日 2 次)对出生时(足月新生儿)至 0.5 岁以下的儿童进行给药。鉴于首次在年龄低于 0.5 岁的儿童中开展试验,且 PBPK 模型在预测吸收率和程度方面存在不确定性,因此采用了谨慎的给药方法。使用了在前期临床研究中年龄超过 0.5 岁儿童(最小体重为 6 kg)中经过测试验证的口服剂量。

试验的 PK 数据显示,0.5 岁以下儿童的 $AUC_{0~24h, ss}$ 和 C_{trough} 值均低于基于 PBPK 预测的最初预期值见二维码 11-47。由于该年龄段儿童的生理机制和代谢酶/转运体等方面信息尚不全面,故认为构建的 PBPK 模型仅能预测体重大于 12 kg 的儿童的药物暴露,并未对该 PBPK 模型进行优化。

二维码 11-47

基于试验的初步结果,针对 2 岁以下儿童所有可用的 PK 数据进行 PPK 分析。根据分析结果,针对体重<5 kg 的患儿,推荐每日总剂量增加 50%并采用每日 3 次的给药方案,提高 C_{trough}。然而,所有个体 $AUC_{0~24h, ss}$ 值仍低于成人参考值 5 百分位数,尤其是体重低于 5 kg 的儿童。因此,后续的Ⅲ期试验中会对用药方案作进一步考察。

(五)考察协变量的临床意义

儿科Ⅲ期临床试验纳入了 316 例,出生至<18 岁并确诊 VTE 的儿科患者。儿童接受了体重调整的用药方案(表 11-2),以达到与 20 mg q.d. 治疗的成人 VTE 患者中的暴露量。Ⅲ期临床试验结束后,研究团队整合 VTE 适应证的全部 6 个临床研究,以及部分 Fontan 适应证的数据,共汇总 524 例儿科患者和 1988 个血药浓度点,成功构建了利伐沙班 VTE 的儿童群体 PK 模型。利伐沙班最终模型为一级吸收和一级消除的二室模型。

协变量分析显示:未稀释的混悬剂的吸收速率相较其他剂型更低;随着剂量增加,药物生物利用度降低;清除率和分布容积经体重异速缩放。其他协变量(肝肾功能、合并用药)可能由于纳入的患者样

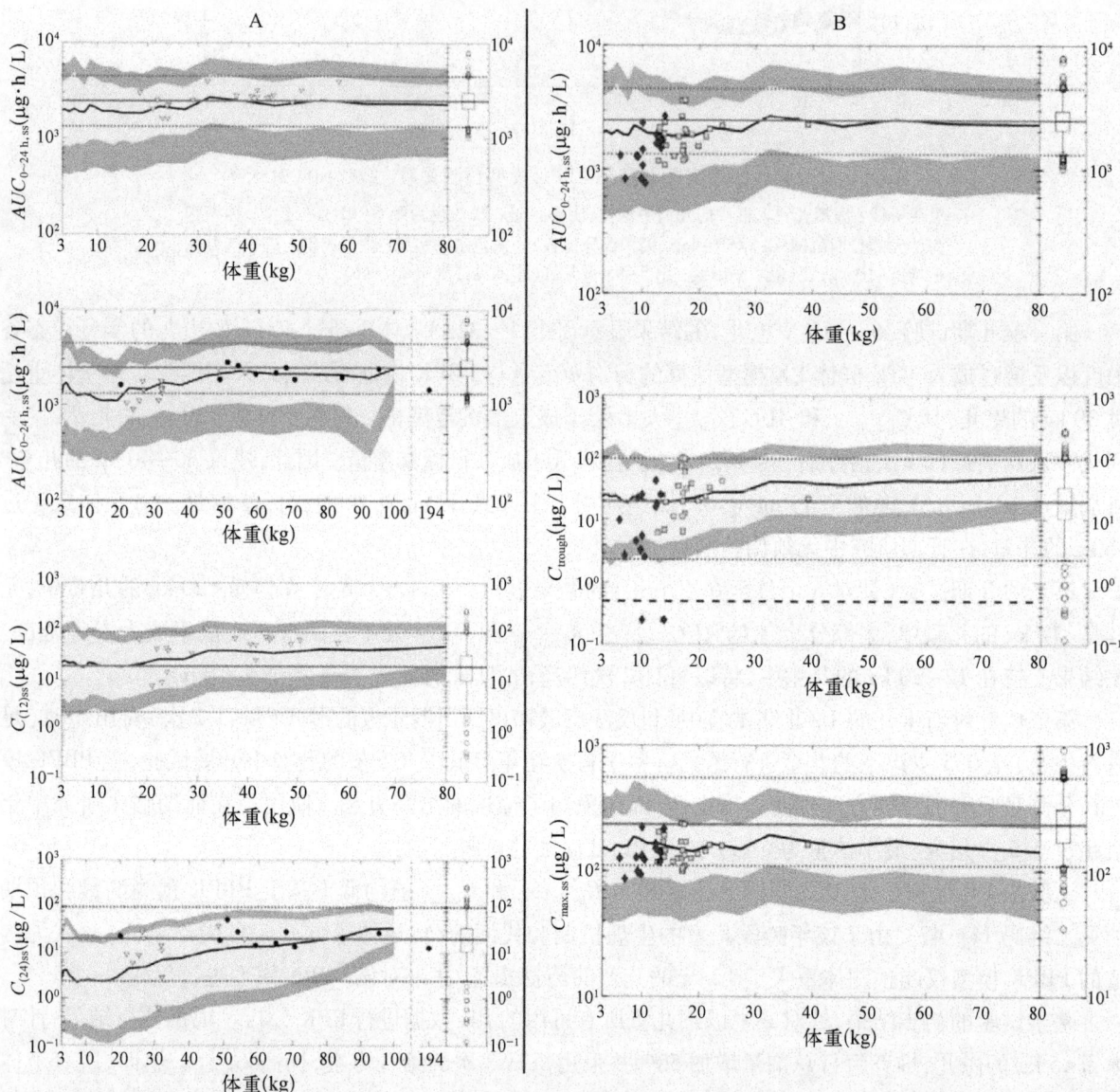

图 11-32 将 PBPK 预测与 $AUC_{0\sim24\,h,\,ss}$、$C_{max,ss}$ 及 C_{trough} 的群体 PK 估计值进行比较

A. 6~<18 岁接受利伐沙班 20 mg 等效剂量 q.d.；B. 6 个月至<6 岁受试者接受利伐沙班口服混悬液 b.i.d.（来源：NDA 215859）黑色折线：虚拟儿科人群 PBPK 预测的几何平均值；黑色水平实线：成人 DVT 患者暴露量的 PopPK 估计值中位数（20 mg q.d.）；黑色虚线：成人暴露的第 5~95 百分位数；灰色水平线：虚拟健康成年人群中剂量为 20 mg 的几何平均值；浅灰色区块：预测值的的第 5~95 百分位数，深灰色区块：扩大的预期效应范围（0.5×第 5 百分位数~1.5×第 95 百分位数）；箱型图：第 5、25、50、75 和 95 百分位数；空心圆：超出第 5~95 百分位数范围的观测值；黑色虚线：LLOQ，低于 LLOQ 的观测值设置为 LLOQ/2（彩图见二维码 11-48）

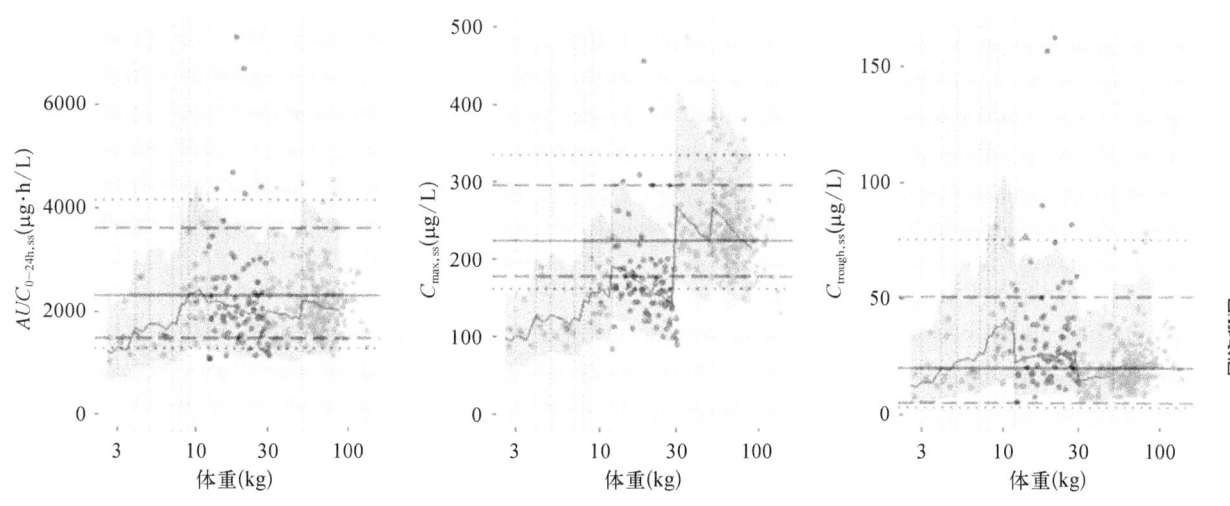

图 11-33 模型仿真利伐沙班治疗 VTE 推荐方案的体内暴露

$C_{trough,ss}$,稳态谷浓度:患者的个体预测暴露量,体重<10 kg(t.i.d.给药)、体重 10~30 kg(b.i.d.给药)、体重≥30 kg(q.d.给药);黑色水平线:接受 20 mg q.d. 的成人暴露,第 5(短虚线)、10(长虚线)、中位数(实线)、90(长虚线)、95(短虚线);黑色折线和灰色块区域:模拟暴露的中位数和第 5~95 百分位数;垂直虚线代表建议给药方案的体重带(彩图见二维码 11-49)

本量较少,未能纳入最终模型。基于构建的群体 PK 模型,对治疗 VTE 儿童的推荐用药方案进行模拟(图 11-33)。由图可见,≥30 kg 儿童的 $C_{trough,ss}$ 在预期参考范围内,但<30 kg 儿童的 $C_{max,ss}$ 较预期范围略低,<10 kg 儿童的 $AUC_{0\sim24h,ss}$ 也较预期范围略低。总体而言,不同体重儿童的暴露量基本符合个体预测暴露量的集中趋势和变异。

五、小结

儿科药物开发过程中通常会构建多个模型进行联合分析。本例中利伐沙班儿科适应证开发过程运用了 PBPK 和群体 PK 分析。首先,基于 PBPK 模型为儿科 I 期临床试验预测起始剂量,而后基于 I 期临床试验数据建立的 PPK 模型与 PBPK 模型相互印证,并为 II、III 期临床试验的给药方案选择提供了依据。在 III 期临床试验结束后,基于 PPK 模型分析了影响利伐沙班儿科患者 PK 的关键因素。在研究过程中两种方法互相补充,共同为给药方案设计提供支持,不仅提高了试验效率,还避免了儿科人群暴露十分不合理的情况。

思 考 题

1. 简述药物研发的一般过程以及在每个阶段所回答的科学问题。
2. 简述模型引导的药物研发在现代药物研发中的实施策略和意义。
3. 举例说明模型引导的药物研发的主要应用场景及其作用。

参 考 文 献

中国药品审评中心. 2020. 模型引导的药物研发技术指导原则.

简伟哲,陈镕,周田彦. 2022. 联合应用 PBPK 模型和 PopPK 模型助力儿科用药研发中的剂量选择:以利伐沙班为例. 药学学报,57(10):3157-3162.

EFPIA MID3 Workgroup. 2016. Good practices in model-informed drug discovery and development: practice, application, and documentation. CPT Pharmacometrics Syst Pharmacol, 5(3): 93-122.

Sou T, Hansen J, Liepinsh E, et al. 2021. Model-informed drug development for antimicrobials: translational PK and PK-PD modeling to predict an efficacious human dose for apramycin. Clin Pharmacol Ther, 109(4): 1063-1073.

Li L J, Lv Y H, Xu L, et al. 2015. Quantitative efficacy of soy isoflavones on menopausal hot flashes. Br J Clin Pharmacol, 79(4): 593-604.

Wang Y, Zhu R, Xiao J, et al. 2016. Short-Term efficacy reliably predicts long-term clinical benefit in rheumatoid arthritis clinical trials as demonstrated by model-based meta-analysis. J Clin Pharmacol, 56(7): 835-844.

Xiong W, Friese-Hamim M, Johne A, et al. 2021. Translational pharmacokinetic-pharmacodynamic modeling of preclinical and clinical data of the oral MET inhibitor tepotinib to determine the recommended phase II dose. CPT Pharmacometrics Syst Pharmacol, 10(5): 428-440.

Ernest J P, Goh J J N, Strydom N, et al. 2023. Translational predictions of phase 2a first-in-patient efficacy studies for antituberculosis drugs. Eur Respir J, 62(2): 2300165.

Ahamadi M, Freshwater T, Prohn M, et al. 2017. Model-based characterization of the pharmacokinetics of pembrolizumab: a humanized anti-PD-1 monoclonal antibody in advanced solid tumors. CPT Pharmacometrics Syst Pharmacol, 6(1): 49-57.

Gibiansky E, Zhang J P, Williams D, et al. 2011. Population pharmacokinetics of eltrombopag in healthy subjects and patients with chronic idiopathic thrombocytopenic purpura. J Clin Pharmacol, 51(6): 842-856.

González-García I, Pierre V, Dubois VFS, et al. 2021. Early predictions of response and survival from a tumor dynamics model in patients with recurrent, metastatic head and neck squamous cell carcinoma treated with immunotherapy. CPT Pharmacometrics Syst Pharmaco, 10(3): 230-240.

You X, Wu W, Xu J, et al. 2020. Development of a physiologically based pharmacokinetic model for prediction of pramipexole pharmacokinetics in parkinson's disease patients with renal impairment. J Clin Pharmacol, 60(8): 999-1010.

Khurana M, Zadezensky I, Lowy N, et al. 2019. Use of a systems pharmacology model based approach toward dose optimization of parathyroid hormone therapy in hypoparathyroidism. Clin Pharmacol Ther, 105(3): 710-718.

Lu Y S, Liang S, Hong Y, et al. 2024. Application of the model-informed drug development paradigm to datopotamab deruxtecan dose selection for late-stage development. CPT Pharmacometrics Syst Pharmacol, 13(1): 23-28.

Li L J, Xu L, Wu J Y, et al. 2017. Quantitative analysis of placebo response and factors associated with menopausal hot flashes. Menopause, 24(8): 932-937.

Simpson E L, Flohr C, Eichenfield L F, et al. 2018. Efficacy and safety of lebrikizumab(an anti-IL-13 monoclonal antibody) in adults with moderate-to-severe atopic dermatitis inadequately controlled by topical corticosteroids: A randomized, placebo-controlled phase II trial (TREBLE). J Am Acad Dermatol, 78(5): 863-871.e11.

(丁俊杰 何 华 裴 奇)

第十二章
模型引导的精准用药

第一节 概 述

一、定义和作用

模型引导的精准用药(MIPD)是一种基于患者生理、病理、遗传等特征制订和调整给药方案的新方法。该法用数学建模和模拟,表征药物、机体和疾病之间的相互关系及其经时变化,从而系统地评估药物进入机体后的 PK-PD 过程及疾病的演化状态,提高药物治疗的安全、有效、经济和依从性。

MIPD 中应用最为广泛的是 PPK-PD 方法,在抗感染药物、抗肿瘤药物、抗病毒药物、抗癫痫药物、神经精神系统药物、免疫抑制剂、抗凝药物等治疗领域中发挥了重要作用。基于建立的 PPK 或 PPK-PD 模型和患者特征,可制订初始给药方案;若患者的疗效和安全性未达预期,可检测患者体内药物的浓度水平或生物标志物水平,再基于最大后验贝叶斯法(MAPB)估算患者的个体 PK 或 PK-PD 参数,进而调整用药方案。

PBPK 也是目前应用较为广泛的方法之一。尤其在儿童、肝肾功能不全患者、老年患者、妊娠期女性等特殊人群的给药方案制定中,PBPK 发挥了不可替代的作用。在缺乏相应的临床试验证据时,PBPK 可用于预测药物相互作用(DDI)的机制及程度;若结合 PK-PD 模型,还可进一步预测合用药物对药物疗效的影响,从而调整用药方案。此外,近年来机器学习等 AI 技术发展迅速,在 MIPD 中也发挥了重要作用。AI 技术亦可综合患者特征、药物特点、疾病进展过程等因素,有效预测药物的疗效和安全性。

相较于传统的经验用药,MIPD 的计算较复杂,限制了其在临床的应用和推广。因此,近年来开发了多款基于"建模和模拟"技术的临床决策支持系统(clinical decision supporting system, CDSS),便于日常临床实践中的精准用药。亦有将 CDSS 嵌入医院信息系统,使 MIPD 的概念和技术得以在临床实践得以大幅推广,在个体化的精准用药方面发挥了重要作用。

二、应用

MIPD 贯穿于药物治疗的全过程,包括用药前的评估和初始方案的制订、患者用药后的再评估,以及必要时调整给药方案。在制订和执行用药方案时,须综合考虑药物治疗的有效性、安全性、经济性和依从性。MIPD 除了保障用药安全和有效以外,还可降低药品的治疗费用,评估患者的依从性,并提高药物治疗的依从性,为精准用药发挥重要作用。

(一)制订初始方案

基于已建立的定量药理学模型,结合患者的生理、病理、合并用药等信息,可分析药物的剂量与体内暴露水平或药物效应之间的关系及其影响因素,从而计算达到个体患者目标暴露水平或效应水平所需的初始给药方案。此策略尤其适用于个体间差异大且治疗窗窄的药物、PK 或 PD 行为易受到内在或外在因素显著影响的药物、疗效与药物暴露水平密切相关的药物。

例如，基于已报道的 PPK-PD 模型，结合患者的人口统计学特征及致病菌的最低抑菌浓度(MIC)等，通过蒙特卡罗模拟预测不同抗菌药物在不同给药方案下达到目标靶值的概率，从而为患者制订初始治疗方案。又如，基于癫痫患儿的丙戊酸 PPK 模型、患儿的年龄、体重、合用药物等，推荐合理的丙戊酸初始给药方案。

（二）调整给药方案

患者用药后需及时评估患者的治疗反应。若患者药物暴露水平未达预期目标、治疗反应不佳或存在潜在的药物相互作用，则可能需要调整给药方案。新西兰奥克兰大学的 Nick Holford 教授提出"目标浓度干预(target concentration intervention, TCI)"策略，详细阐述了定量药理学在药物治疗中的作用。过程如图 12-1 所示。

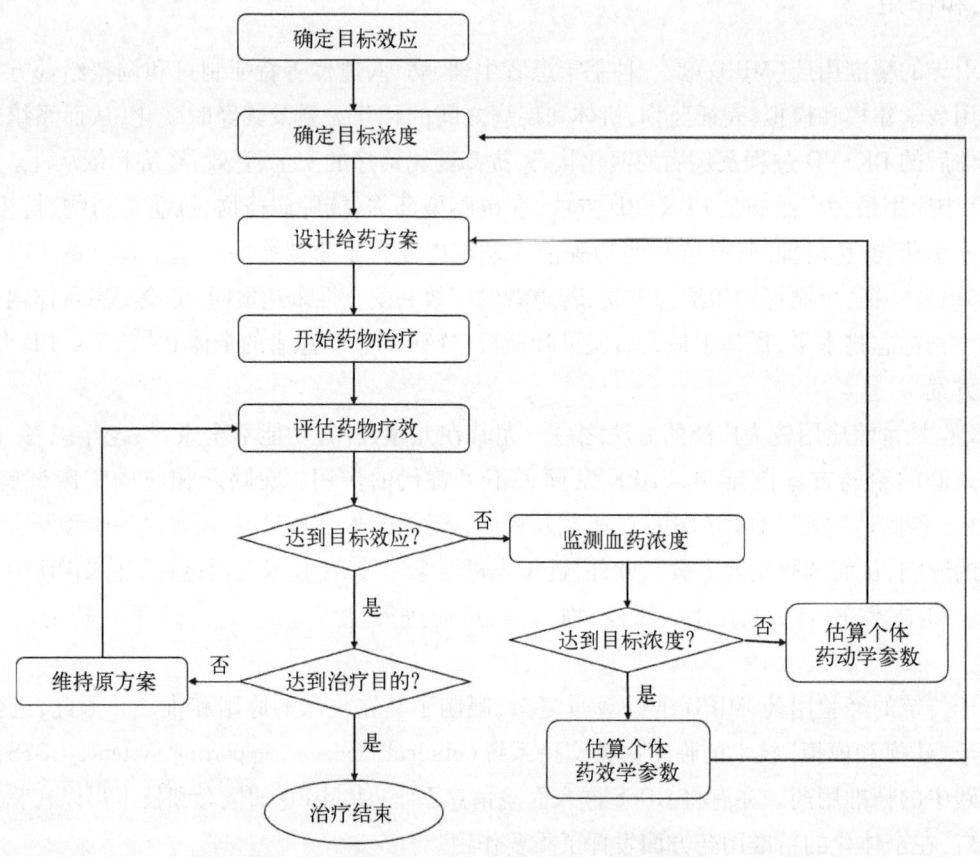

图 12-1　目标浓度干预的流程

目标浓度干预的实施过程如下：

（1）根据患者基本情况、疾病特点以及预期效果，确定药物治疗的目标效应。

（2）基于药物 PD 特征，根据机体药物的浓度和效应关系，确定目标浓度。

（3）基于药物 PK 特征，根据药物浓度和剂量的关系，结合患者基本特征及疾病状态，设计初始给药方案。

（4）评估初始给药方案的效果，包括治疗是否有效、是否发生不良反应。

（5）若治疗效果理想，达到预期目标效应，则终止治疗，或者维持原给药方案并继续随访。

（6）若治疗效果不佳或患者出现药物相关不良反应，则须测定体内的药物浓度水平。

（7）若治疗效果不佳且体内药物浓度与目标浓度不相符，可结合 MAPB 法估算个体的 PK-PD 参数,再基于上述步骤重新估算给药剂量。

(8) 若治疗效果不佳,但体内药物浓度已达目标浓度,则须根据患者的疗效和不良反应情况调整目标浓度,即根据该患者的药物浓度和效应关系,应用 MAPB 法计算患者目标效应所对应的目标浓度,进一步调整给药方案。如此往复,直至患者达到并维持预期的目标效应。

例如,神经外科术后成年脑膜炎患者使用万古霉素治疗时,可结合患者的基本情况(年龄、体重、肾功能等)和疾病状态,首先设定目标谷浓度为 10~15 mg/L,然后基于已建立的 PPK 模型,估算达到目标谷浓度所需的初始剂量,设计初始给药方案。患者用药后评估治疗效果,若治疗效果理想,则维持原方案并继续随访;若治疗效果未达预期,则须测定患者体内万古霉素谷浓度。若谷浓度不在 10~15 mg/L 范围内,则可结合 MAPB 法估算患者的个体 PK 参数,重新制订用药方案;若谷浓度在 10~15 mg/L 范围内,则须评估目标谷浓度值是否能达到预期治疗效果,若须调整目标谷浓度为 15~20 mg/L,则可应用 MAPB 法估算个体 PK 参数,进一步调整给药方案后再继续观察随访,直至达到预期治疗目标。

在长期的慢病治疗过程中,药物治疗中常以多种药物联用提高疗效或者治疗共患疾病。在已获得预期疗效的情况下,也可能由于新增的合并用药造成药物疗效不佳或出现不良反应。因此,药物相互作用(DDI)也是不可忽略的重要问题。对于未明确记载、但有潜在 DDI 风险的合并用药,可通过 PBPK 模型预测合用药物对已有药物体内 PK 行为的影响,评估合并用药是否会显著改变药物的体内暴露水平,判断是否需要调整剂量,减少因 DDI 产生的药物不良反应。若收集了合并用药的数据,可通过 PPK 分析,估算 DDI 的影响程度,并据此调整用药方案。

(三) 药学评估

药学评估是根据患者的基本情况、疾病状态、临床资料等信息,结合临床医学、药学和日常经验,围绕药物治疗的全流程对患者所做的系列评估过程。药学评估应贯穿于整个药物治疗过程,包括制订初始治疗方案、用药后的治疗过程、出院时和出院后的随访。药物评估的内容应包括药物治疗的有效性、安全性、经济性和依从性四大方面。

1. 有效性和安全性

药物治疗的有效性和安全性主要通过患者的临床症状、检查指标等客观证据来评估。例如,患者疾病症状是否改善、疾病相关指标是否变化等。此外,基于一致的药物 PK-PD 或 E-R 关系,通过体内药物暴露量或生物标志物水平,亦可预测药物的疗效和安全性。例如,器官移植患者中使用免疫抑制剂进行抗排异治疗,应用 TDM 监测血药浓度,并依据参考浓度范围,对药物治疗的有效性和安全性进行预判,必要时进行用药方案的调整。

2. 经济性

药物经济性的评价方法包括成本-效果分析、成本-效益分析、成本-效用分析等。通过联用药物经济学、建模和模拟方法技术,可在患者用药前作出科学合理的预估。对于一些价格较高的治疗药物如抗肿瘤药物等,或在缺乏头对头的临床试验的情况下,评估药物经济性有助于减轻患者经济负担、减少药品浪费、大幅节约成本,且不影响医疗质量。定量药理学结合药物经济学的模式在发达国家已发展多年,在药品相关的医保政策发挥了重要作用。例如,在缺乏头对头的临床试验情况下,可结合 PK-PD 模型和药物经济学模型,估算直接口服抗凝药治疗方案、基于基因型的华法林治疗方案和传统华法林治疗方案的贴现终生成本,从而选择最具有成本效果的抗凝药物。

3. 依从性

对于一些需要长期服用的药物,如免疫抑制剂、抗癫痫药、抗栓药物等,良好的用药依从性是保证药物治疗成功的关键因素之一。患者用药依从性不佳,往往会增加治疗失败的风险。应用定量药理建模和模拟技术可帮助临床工作者判断患者的用药依从性,或者为患者制订更易依从且治疗成功率更高的用药方案。例如，基于抗疟疾药的 PPK 模型和贝叶斯法，可回溯可能发生的每个漏服事件的概率，并计算出每个浓度范围内最有可能发生的给药事件。通过测定患者给药后第 7 天的抗疟疾药血药浓度，可评估患者是否用药依从，从而为制订后续治疗方案提供指导。

除了评估用药依从性之外，患者发生依从性不佳时如何采取补救措施也十分重要。由于缺乏对漏晚服药时有效的补救用药方案，患者在漏服或晚服药物时常按照个人意愿服药。若采用了不恰当的补救措施，可能增加发生不良反应的风险，或者延误病情造成疾病复发。运用定量药理学建模与模拟技术，可对用药不依从的各种场景进行定量评估，制订合适的补救给药方案。例如，抗癫痫药物漏服或晚服可能诱发癫痫发作，基于既往建立的 PPK 模型，结合蒙特卡罗模拟技术，可考察使血药浓度波动最小、血药浓度超过目标范围时间最短的补救方案，并可以根据患者癫痫发作频次的高低，制订个体化的补救策略。

三、临床决策辅助支持系统

MIPD 的最终目标是为患者制订精准的临床用药方案。推广和实现这一目标依赖于开发易用可靠的临床决策辅助支持系统。现有的大多数临床决策辅助支持系统主要基于 PPK 或 PPK-PD 模型，且主要聚焦的治疗领域包括抗菌药物、抗病毒药物、抗癫痫药物、抗躁狂药、抗凝药物、免疫抑制剂等治疗窗窄、且个体差异大的药物。

临床决策辅助支持系统的主要形式包括计算机平台、网页应用和移动设备端 App/小程序三类。相比网页平台和移动端 App/小程序，计算机平台最大的优势是计算稳定、且通用属性和专业属性均更为强大。特别是在数据管理、报告生成等方面，计算机平台优势更为明显。但由于其依赖于固定场所，因此在便利性上略逊色。网页应用受限于硬件和软件平台，其通用属性一般略逊于计算机平台，但是专业属性方面与计算机平台相当，使用群体更广泛。近年来得益于计算机和通信技术的发展，App/小程序在性能上获得了长足的进步。鉴于其临床使用的便利性，得到了越来越多的推广应用。

第二节 头孢他啶治疗婴儿感染

一、研究背景

头孢他啶属于第三代头孢菌素，对多种革兰氏阴性菌和部分革兰氏阳性菌均有较好的抗菌活性。该药主要通过静脉输注或肌内注射给药。在健康成人男性志愿者中，血浆蛋白结合率<10%，80%~90% 的药物在 24 h 内由肾脏以原型排出，平均肾脏清除率约为 100 mL/min，V/F 是 15~20 L。

婴儿由于器官发育不完全，肾功能和免疫系统尚未成熟。因此在使用头孢他啶时，需特别注意用药方案的选择和调整。此外，婴儿的 CL 和 V 等药动学参数存在较大的个体差异，不合理的用药方案可致治疗失败或增加不良反应的风险。因此，通过 PPK-PD 建模分析，可以更好地掌握药物在婴儿体内的动态变化，优化用药方案，提高治疗效果，同时减少过高的药物暴露，保障患儿的用药安全。

二、试验设计

本试验纳入了出生年龄<60 天，疑似或确诊细菌感染，静脉用头孢他啶的婴儿。排除头孢他啶过敏、严重感染、预计生存时间少于一个治疗周期的患儿。研究共纳入 50 名婴儿，其中男婴 30 例，女婴 20 例，出生年龄 1~60 天，体重 0.8~5.5 kg。采集了 80 个头孢他啶血样，用于建立 PPK 模型。

头孢他啶每 8 h 给药 1 次(q8h.)或每 12 h 给药 1 次(q12h.)静脉输注 0.5 h 或 1 h，每次用药 25~

50 mg/kg,并根据病原菌的敏感性和感染的严重程度调整给药剂量。治疗期间,每例患儿在用药后随机采集静脉血1~2次,每次约1.0 mL。数据文件见二维码12-1。

三、群体药动学模型的建立

(一) 基础模型

采用Phoenix NLME软件中的一阶条件估计-扩展最小二乘法(FOCE-ELS)建立PPK模型。药动学参数的个体间变异(IIV)和个体内变异(WSV)分别采用指数模型和比例模型表征。根据拟合优度图和赤池信息量准则(AIC),选择一室模型作为结构模型。控制文件见二维码12-2。

(二) 协变量模型

考察的分类型协变量包括性别和种族;连续型协变量包括孕龄、产后日龄、校正胎龄、出生体重、当前体重、肌酐、胱抑素C、肌酐清除率等。鉴于Schwartz公式估算婴儿的肌酐清除率可有较大偏差,故应用胱抑素C计算肌酐清除率。

连续型协变量采用中心化方式应用幂函数评估协变量对参数的影响;分类协变量对参数的影响通过比例函数进行检验。协变量筛选采用前向纳入($df=1, P<0.01$)和逆向剔除($df=1, P<0.001$)法。本研究中婴儿患者的肌酐清除率分布范围较窄(61.5 mL/min±10 mL/min, 45~80 mL/min)。故尽管头孢他啶主要经肾脏排出体外,但未见肌酐清除率对表观清除率的影响。最终模型的CL和V的公式分别见式(12-1)和式(12-2)。

$$CL(\text{L/h}) = 0.3 \times \left(\frac{AGE}{280}\right)^{6} \tag{12-1}$$

$$V(\text{L}) = 1.80 \times \left(\frac{BW}{2.7}\right)^{0.9} \tag{12-2}$$

式中,BW是当前体重(单位:kg),AGE是校正胎龄(单位:天)。控制文件见二维码12-2。

(三) 模型评价

采用拟合优度图、自举法和预测值校正的可视化预测检验(pcVPC)对最终模型进行评价。与基础模型的拟合优度图相比,最终模型的拟合显著改进。1 000次自举法评估显示:最终模型的参数估算值均在自举法参数估算值的2.5%~97.5%内,模型参数估算准确。基于1 000次蒙特卡罗模的pcVPC结果表明最终模型具有较好的预测性能。模型评价相关图片见二维码12-3。

四、模型应用

(一) 制订用药方案

基于构建的PPK模型,进一步制订不同体重婴儿的头孢他啶给药方案。由于头孢他啶为时间依赖性杀菌抗生素,其药效学参数为给药间期中血药浓度在MIC以上的时间($T>MIC$)。研究表明校正胎龄和体重是影响头孢他啶PK的因素。因此,根据校正胎龄和体重,将婴儿分为多个亚组。鉴于病原菌可有不同的MIC,且MIC>16 mg/L时细菌对头孢他啶耐药,故模拟MIC分别为4 mg/L、8 mg/L、16 mg/L的场景。为了确保疗效,将治疗期间$T>MIC$大于90%设为目标,设计用药方案。应用蒙特卡罗模拟,制订的婴儿头孢他啶的用药方案见表12-1。给药剂量随着校正胎龄和MIC的增加而增加。考虑到个体间和个体内变异,该模拟方案为推荐剂量的上限,临床用药时不应超过此剂量方案。

表 12-1 基于 MIC、校正胎龄及体重为婴儿推荐的头孢他啶剂量方案

校正胎龄(天)	体重(kg) MIC = 4 mg/L			MIC = 8 mg/L			MIC = 16 mg/L		
	<2.5	2.5~3.5	>3.5	<2.5	2.5~3.5	>3.5	<2.5	2.5~3.5	>3.5
<250	20 mg q12h.	20 mg q12h.	15 mg q12h.	30 mg q12h.	30 mg q12h.	25 mg q12h.	70 mg q12h.	60 mg q12h.	50 mg q12h.
250~300	50 mg q8h.	100 mg q12h.	100 mg q12h.	100 mg q8h.	100 mg q8h.	100 mg q8h.	180 mg q8h.	150 mg q8h.	150 mg q8h.
>300	180 mg q8h.	120 mg q8h.	120 mg q8h.	200 mg q8h.	180 mg q8h.	180 mg q8h.	380 mg q8h.	320 mg q8h.	270 mg q8h.

注：给药途径为静脉滴注，给药时长 1 h。

二维码 12-4

以校正胎龄为 275 天（即在 250~300 天范围内），体重为 3 kg（即在 2.5~3.5 kg 范围内）的患儿为例，对于 MIC = 8 mg/L 的推荐剂量方案为 100 mg q8h.。按照此推荐方案用药后的药时曲线见二维码 12-4。

（二）临床案例

出生 59 天的婴儿，诊断为肺炎，校正胎龄 340 天，体重 5.1 kg，MIC 为 8 mg/L。临床经验治疗方案为头孢他啶 150 mg q12h.，输注 1 h。现估算按照此方案用药 3 次后，第 4 次给药前 1 min 的谷浓度。若谷浓度<8 mg/L，则调整该患儿头孢他啶的用药方案。

应用建立的 PPK 模型，计算第 4 次给药前的头孢他啶浓度。建议首剂 150 mg，后改为 100 mg q12h.。图 12-2 展示了该患者的预测浓度曲线图。模型预测的第 4 次给药前的谷浓度为 11.2 mg/L，大于 MIC，头孢他啶的谷浓度达到目标浓度，可以保持该给药方案。之后，治疗药物监测结果表明谷浓度为 11.5 mg/L，预测误差<5%。

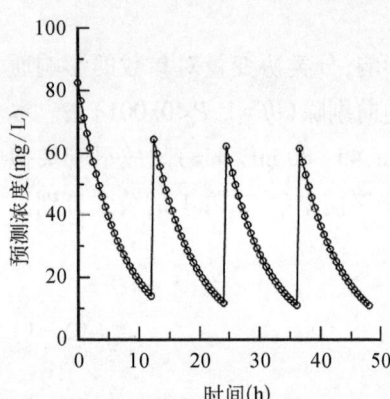

图 12-2 临床案例的药时曲线预测图

五、小结

由于婴儿的生理特点和药物代谢特性与成人存在显著差异，因此在婴儿抗感染治疗中，抗生素的合理使用至关重要。本节以头孢他啶为例，通过构建 PPK 模型，设计和优化婴儿抗感染用药方案。研究结果表明基于校正胎龄和当前体重的用药方案，可确保头孢他啶的疗效、降低不良反应的发生概率。

第三节 伏立康唑的个体化用药

一、研究背景

伏立康唑是三唑类广谱抗真菌药物，用于治疗曲霉菌、念珠菌等侵袭性真菌感染。伏立康唑可静脉或口服给药。口服给药后，伏立康唑吸收迅速而完全，给药后 1~2 h 血药浓度达峰值。伏立康唑的绝对生物利用度约为 96%，适合静脉和口服给药的转换。该药在组织中广泛分布，分布容积约为 4.6 L/kg，血浆蛋白结合率约为 58%。伏立康唑主要经肝脏 CYP2C19、CYP2C9 和 CYP3A4 代谢且代谢具有饱和性，仅有少于 2% 的药物以原型经尿排出。

国内外治疗指南均推荐临床应用伏立康唑时须进行治疗药物监测，国外推荐的伏立康唑目标谷浓度范围为 1.0~5.5 mg/L；中国药理学会治疗药物监测研究专业委员会发布的《伏立康唑个体化用药指南》推荐的目标谷浓度范围为 0.5~5.5 mg/L。超过治疗窗上限易引起视觉障碍、肝毒性及皮疹等不良

反应。此外,亦有采用 24 h 游离药物 AUC 与 MIC 的比值($fAUC_{24h}/MIC$)作为疗效评价指标,念珠菌的治疗靶值为 $fAUC_{24h}/MIC>20$。由于伏立康唑的代谢主要通过肝脏,因此对肝功能不全患者中,制订用药方案需特别关注。本研究旨在通过 PPK 分析,为肝功能不全患者提供个体化的伏立康唑用药调整方案。

二、试验设计

本研究纳入肝硬化的成年患者,口服或静脉注射伏立康唑以预防或治疗真菌感染。排除孕妇、原位肝移植患者、治疗期间接受血浆置换和连续性肾脏替代治疗患者、接受质子泵抑制剂以外的其他 *CYP2C19*、*CYP3A4*、*CYP2C9* 酶诱导剂或抑制剂治疗的患者。研究共纳入 200 例患者的 400 个伏立康唑血药浓度观测值。患者首先给予负荷剂量 400 mg(2 次),随后给予维持剂量 50~200 mg b.i.d. 口服或静脉给药。患者血药浓度达稳态时采集血样,测定伏立康唑浓度和 *CYP2C19* 基因型。伏立康唑血药浓度监测值的中位数为 1.70 mg/L(范围 0.30~18.70 mg/L)。数据文件见二维码 12-5。

二维码 12-5

三、群体药动学模型的建立

(一)基础模型

采用 Phoenix NLME 软件建立 PPK 模型,算法采用 FOCE-ELS。IIV 和 WSV 分别采用指数型和比例型模型定义。由于伏立康唑的口服绝对生物利用度(F)为 96%,故将 F 固定为 1 以简化模型。根据文献报道,选择具有一级吸收和消除的一室模型为基础模型。控制文件见二维码 12-6。

二维码 12-6

(二)协变量模型

考察的分类协变量包括性别、合并用药、*CYP2C19* 基因表型、肝功能 Child-Pugh 分级;连续协变量包括年龄、体重、肌酐清除率等。协变量筛选采用前向纳入($df=1$, $P<0.01$)和逆向剔除($df=1$, $P<0.001$)法。各协变量对参数的影响分别采用线性和指数两种方式进行评估。最终模型见式(12-3)、式(12-4)和式(12-5)。

$$CL/F(L/h) = 1.5 \times 0.8(\text{Child-PughB 级}) \times 0.6(\text{Child-PughC 级}) \\ \times 1.7(\text{中间代谢型}) \times 2.1(\text{快代谢型}) \quad (12-3)$$

$$V(L) = 132 \times \left(\frac{BW}{70}\right)^{0.8} \quad (12-4)$$

$$k_a(h^{-1}) = 1.2 \quad (12-5)$$

式中,BW 代表体重。控制文件见二维码 12-6。

(三)模型评价

采用拟合优度图、自举法和 VPC 对最终模型进行评价。与基础模型的拟合优度图相比,最终模型的拟合明显改进。1 000 次自举法评估显示,表明最终模型稳定,且参数估算值准确。VPC 结果显示最终的群体模型具有可接受的预测性。相关图片见二维码 12-7。

二维码 12-7

四、模型应用

(一)推荐用药方案

以 $fAUC/MIC > 25$ 作为伏立康唑治疗烟曲霉菌和白色念珠菌感染的目标值。其中,血浆中蛋白结合率 $f=58\%$。基于最终模型,进行 1 000 次蒙特卡罗模拟,获 1 000 名虚拟患者的 CL 和 V 的个体参数值。然后用式(12-6)计算 AUC。

$$AUC = \frac{DOSE \times F}{CL} \quad (12-6)$$

式中，$DOSE$ 为日剂量；$F=1$。

模拟预测结果以达标概率（probability of target attainment, PTA）和累积反应分数（cumulative fraction of response, CFR）表示。CFR 是在给定目标微生物的 MIC 分布的情况下，达到目标 PK-PD 指标值的人群比例，由式(12-7)计算。

$$CFR = \sum_{i=1}^{n} PTA_i \times F_i \tag{12-7}$$

在式(12-7)中，i 表示 MIC 值从低到高的分组，PTA_i 表示每个 MIC 类别的 PTA，F_i 表示 MIC 值分布的百分比。通过计算不同用药方案患者的 $PTA(90\%)$ 和 $CFR(90\%)$，比较用药方案的有效性。

根据 Child-Pugh 分级（A 级、B 级、C 级）和 $CYP2C19$ 基因表型（慢代谢型、中间代谢型、快代谢型），将患者分为 9 个亚组。基于伏立康唑对烟曲霉菌和白色念珠菌的 MIC 值的分布，分别对每个亚组的患者进行 6 种静脉给药方案的蒙特卡罗模拟。图 12-3 显示了每个亚组患者在特定 MIC（范围：0.015～16 mg/L）和给药方案时的 PTA 百分比。

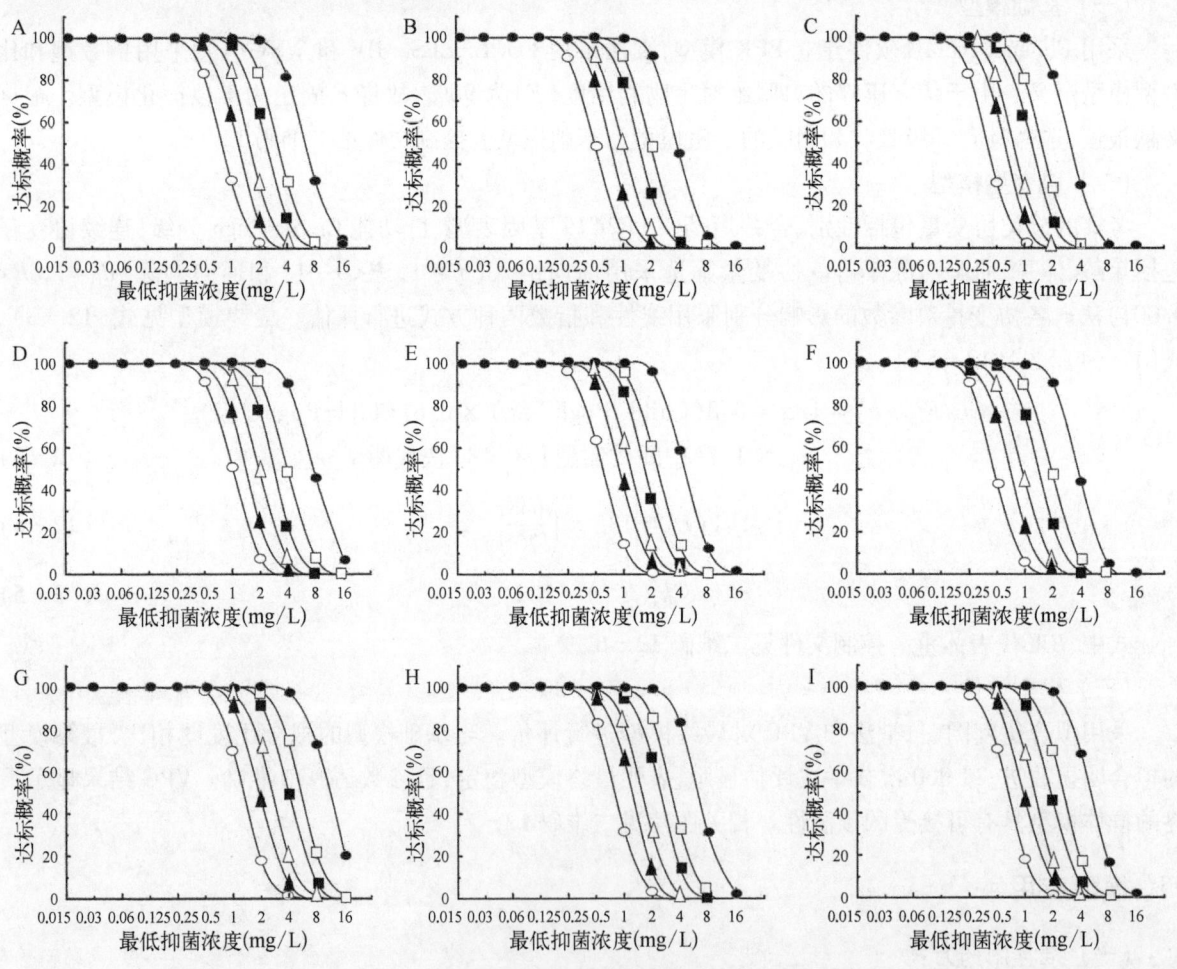

图 12-3 不同程度肝功能不全患者不同给药方案的 PTA 值

A. 轻度肝功能不全（Child Pugh A 级）和 CYP2C19 慢代谢型患者；B. 轻度肝功能不全和 CYP2C19 中间代谢型患者；C. 轻度肝功能不全和 CYP2C19 快代谢型患者；D. 中度肝功能不全（Child Pugh B 级）和 CYP2C19 慢代谢型患者；E. 中度肝功能不全和 CYP2C19 中间代谢型患者；F. 中度肝功能不全和 CYP2C19 快代谢型患者；G. Child Pugh C 级和 CYP2C19 慢代谢型患者；H. 重度肝功能不全和 CYP2C19 中间代谢型患者；I. 严重肝功能不全和 CYP2C19 快代谢型患者。
空心圆，50 mg，静脉滴注，1 次/天；实心三角形，75 mg，静脉滴注，1 次/天；空心三角形，100 mg，静脉滴注，1 次/天；实心正方形，75 mg，静脉滴注，2 次/天；空心正方形，100 mg，静脉滴注，2 次/天；实心圆，200 mg，静脉滴注，2 次/天在相同 MIC 和给药方案下,相同程度肝功能不全患者中,PTA 随着 CYP2C19 酶活性的升高而降低;另一方面,当 CYP2C19 基因表型相同的患者肝功能不全程度增加时,PTA 值也会增加。对于 MIC 为 1 mg/L 的快代谢型患者,Child-Pugh A 级、B 级和 C 级肝功能不全患者达到 PTA>90% 所需的伏立康唑剂量分别为 200 mg、100 mg 和 75 mg q12 h.。同时,对于 CYP2C19 慢代谢型的 Child-Pugh A 级、B 级、C 级的肝功能不全患者,伏立康唑剂量应分别减至 75 mg q12h. 和 100 mg q24h.、75 mg q24h.。

对于合并烟曲霉感染的 CYP2C19 快代谢型患者,100 mg q24h. 的推荐剂量对 Child-Pugh C 级患者,CFR 估算值为 93.62%;75 mg q24h. 的推荐剂量对 Child-Pugh A 级和 B 级患者,CFR 估算值分别为 92.29% 和 94.90%,均低于说明书中的推荐给药方案。同样,当 CYP2C19 活性降低时(慢代谢型),相同程度的肝功能不全患者所需伏立康唑剂量更少。对于白念珠菌感染,本研究模拟的所有药物方案均达到 CFR>90%。

(二) 案例

患者,男性,58 岁,体重 65 kg,身高 170 cm,乙型肝炎病毒相关肝功能失代偿,Child-Pugh 分级为 B 级,CYP2C19 为中间代谢型。患者因发热、腹痛等症状入院,疑似真菌感染,使用伏立康唑进行治疗。初始给药采用负荷剂量 400 mg,静脉注射,输注时间为 1 h q12h.,连续 2 次。维持剂量为 75 mg,口服 q12h.。现估算第 6 次给药前 1 min 的伏立康唑谷浓度。

基于已建立的 PPK 模型,结合患者的人口统计学信息和用药史,计算第 6 次给药前伏立康唑浓度的预测值为 3.91 mg/L,已达到目标浓度,继续保持该给药方案。图 12-4 展示了该患者的预测浓度曲线图。之后,监测血浆浓度为 4.23 mg/L,预测误差为 7.6%。

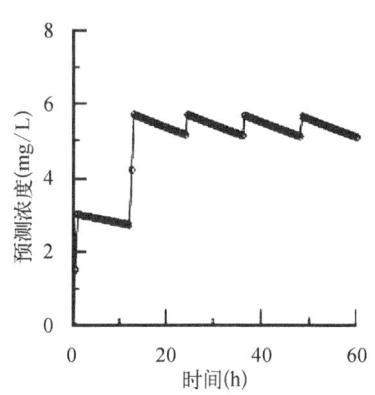

图 12-4 临床案例的药时曲线预测图

五、小结

本例通过 PPK 研究,定量考察了伏立康唑药动学的影响因素,并基于患者的生理、病理、遗传、合并用药等特征,旨在优化用药方案,提高治疗效果和安全性。本研究表明了肝功能、CYP2C19 基因型是影响伏立康唑药动学的重要因素,应据此为患者制订用药方案。

第四节 氨磺必利的有效参考浓度范围

一、研究背景

氨磺必利是第二代抗精神病药,也是目前临床治疗精神分裂症的一线药物。低剂量的氨磺必利可增加多巴胺的释放,缓解患者的阴性症状。而高剂量的氨磺必利可减少多巴胺能传递,控制患者的阳性症状。氨磺必利口服吸收迅速,生物利用度约为 50%,V/F 为 5.8 L/kg。口服给药后血药浓度达峰时间为 1~4 h,血浆半衰期为 12 h,连续给药 2~3 天血药浓度可达到稳态。氨磺必利的血浆蛋白结合率较低(约为 17%),经肝脏代谢的比例小,主要代谢为 2 种无活性的代谢产物。该药主要以原型从尿中排泄,肾脏清除率为 17~20 L/kg。

欧洲神经精神药理学与药物精神病学协会(Arbeitsgemeinschaft für Neuropsychopharmakologie and Pharmakopsychiatrie,AGNP)发布的《神经精神科治疗药物监测共识指南(2017 版)》(以下简称 AGNP 指南)强烈推荐氨磺必利临床应用时须开展 TDM。氨磺必利稳态谷浓度的有效浓度参考范围为 100~

320 ng/mL,实验室警戒浓度为 640 ng/mL。但是,国内外相关研究及多家国内精神专科医院的 TDM 数据结果表明:AGNP 指南推荐的有效浓度参考范围偏低。根据 AGNP 推荐的剂量校正获得的成人患者浓度剂量比进行估算,氨磺必利临床常规治疗剂量(400~800 mg/d)下,成人患者口服氨磺必利的稳态谷浓度范围为 150~600 ng/mL。多项研究结果均表明有效浓度参考范围显著高于 AGNP 指南推荐值。本节介绍了氨磺必利在中国精神障碍患者的 PPK 分析的过程,并据此结合临床常用剂量,推算中国精神障碍患者的有效浓度参考范围。

二、研究设计

二维码 12-8

回顾性收集接受氨磺必利治疗的精神分裂症患者的常规 TDM 数据及相关病例资料。本研究共纳入 100 名患者的 280 个血药浓度数据,其中男性 52 人,女性 48 人,年龄范围 13~69 岁,血药浓度 452.05 ng/mL ± 270.68 ng/mL。患者的人口统计学和临床资料见二维码 12-8。

三、群体药动学模型的建立

(一)基础模型

应用 NONMEM 软件进行建模,算法为 FOCE-I。由于本研究收集的样本多为谷浓度,故选择一级吸收和一级消除的一房室模型。同时,根据既往文献报道,将 k_a 固定为 $0.18\ h^{-1}$。IIV 和 WSV 分别采用指数模型和比例型模型表征。基础模型的控制文件和数据文件见附件 12-8。

(二)协变量模型

通过前向纳入($P<0.05$, $df=1$)和逆向剔除($P<0.001$, $df=1$)法筛选协变量。最终模型如式(12-8)~式(12-10)所示。

$$CL/F(\text{L/h}) = 58.8 \times (AGE/32)^{-0.568} \quad (12-8)$$

$$V/F(\text{L}) = 1\,330 \quad (12-9)$$

$$k_a(1/\text{h}) = 0.18 \quad (12-10)$$

(三)模型评价

通过绘制拟合优度图、自举法、正态化预测分布误差(NPDE)等方法进行模型评价。最终模型的拟合优度图显示,模型能较好地描述数据的集中趋势,且拟合效果良好。基于 1 000 次自助法的结果显示所有药动学参数的估算值与自助法的中位值相近,均在 2.5%~97.5% 范围内,表明最终模型估算值准确可靠。NPDE 评价结果显示 NPDE 与时间或群体预测值之间无显著变化趋势或相关性,表明模型预测性良好。模型评价的结果见附件 12-8。

四、模型应用

(一)有效剂量及有效浓度范围的探索

通过预测氨磺必利在中国精神分裂症患者不同剂量方案下的浓度变化,评估 AGNP 指南的有效浓度范围(100~320 ng/mL)和实验室警戒浓度(640 ng/mL)与临床实际应用的差异,探索有效浓度范围和用药方案。

图 12-5 展示了 18~65 岁成人患者在 50~1 200 mg/d 的谷浓度波动范围。氨磺必利给药剂量约为 200 mg/d 时,平均血药浓度可达 100 ng/mL;当给药剂量为 200~500 mg/d 时,平均血药浓度在 AGNP 指南推荐的有效浓度范围内(100~320 ng/mL);当给药剂量超过 1 000 mg/d 时,平均血药浓度均超过实验室警戒浓度(640 ng/mL)。在临床常用剂量(400~800 mg/d)下,氨磺必利的平均血药浓度范围为 250~

500 ng/mL。AGNP 指南推荐的有效浓度范围内(100~320 ng/mL)显著低于临床常规剂量(400~800 mg/d)下的药物浓度。

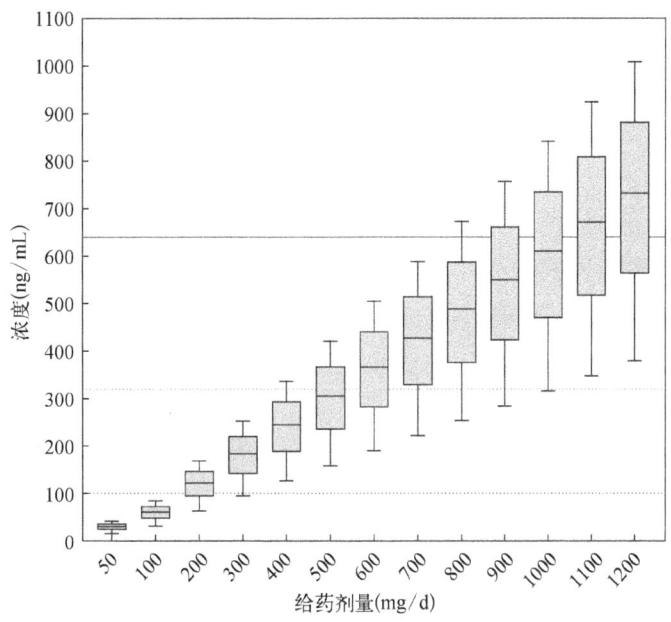

图 12-5　18~65 岁患者在给药剂量 50~1 200 mg/d 的血药浓度

图中的虚线自上而下分别表示 640 ng/mL、320 ng/mL 和 100 ng/mL

此外，由于低剂量能有效缓解精神分裂症阴性症状，患者常用剂量为 200~1 000 mg/d，谷浓度可达 100~600 ng/mL，故建议氨磺必利参考浓度范围设定为 100~600 ng/mL，预警值设为 1 000 ng/mL。《中国精神科治疗药物监测临床应用专家共识》(2022 年版)(以下简称专家共识)也正式修订氨磺必利的有效浓度参考范围为 100~600 ng/mL，预警值设为 1 000 ng/mL。

(二)年龄对清除率的影响

基于最终模型，考察年龄对氨磺必利清除率的影响。随着年龄的增长，氨磺必利在体内清除率呈指数型衰减，部分解释了氨磺必利的药动学具有较大个体间变异的来源。

(三)年龄对氨磺必利血药浓度的影响

研究结果表明年龄是唯一显著影响氨磺必利 PK 的重要协变量，且既往参考浓度范围主要针对 18~65 岁患者，故本研究对 13~18 岁青少年和 65~69 岁老年人设计用药方案。

13~18 岁青少年组(图 12-6A)：服药剂量小于 400 mg/d，氨磺必利谷浓度低于 AGNP 指南和专家共识推荐的有效浓度范围下限(100 ng/mL)；即使给药剂量增加至 1 200 mg/d，血药浓度也不超 600 ng/mL。

65~69 岁老年人(图 12-6B)：服药剂量在 100~700 mg/d 时，氨磺必利平均血药浓度在专家共识推荐的有效浓度范围内(100~600 ng/mL)；当剂量>700 mg/d 时，血药浓度值可高于推荐的有效浓度参考范围的上限，增加药物不良反应的发生率，须加强 TDM，必要时应调整剂量。

(四)给药频次对氨磺必利血药浓度的影响

药品说明推荐：若每天剂量小于或等于 400 mg，应一次服完，若每天剂量超过 400 mg，应分为两次服用。基于构建的模型，模拟 13~69 岁患者在不同给药日剂量下等剂量分次服用的谷浓度范围(图 12-7)。在相同日剂量下，每天一次给药方案的谷浓度均小于每天两次给药方案的谷浓度，而每天两次给药方案的谷浓度与每天三次给药方案的谷浓度相似。

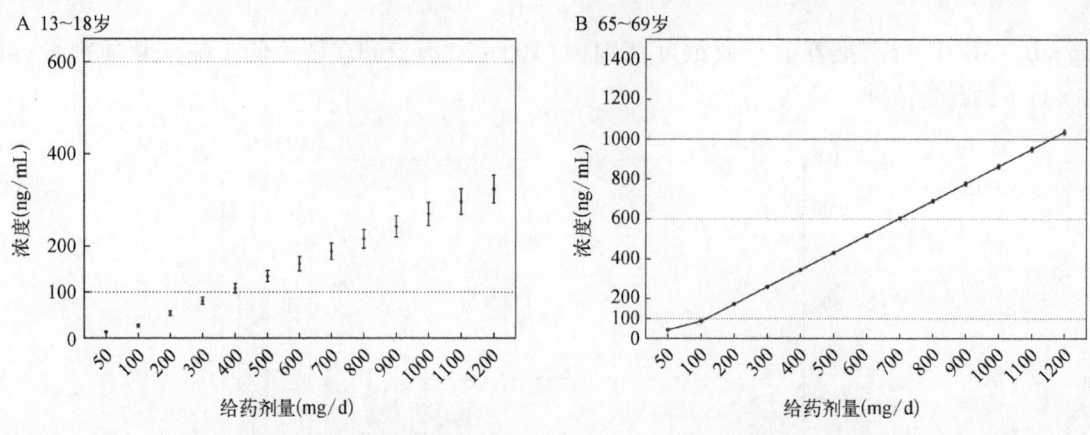

图 12-6　不同年龄患者给药剂量为 50~1 200 mg/d 时的血药浓度

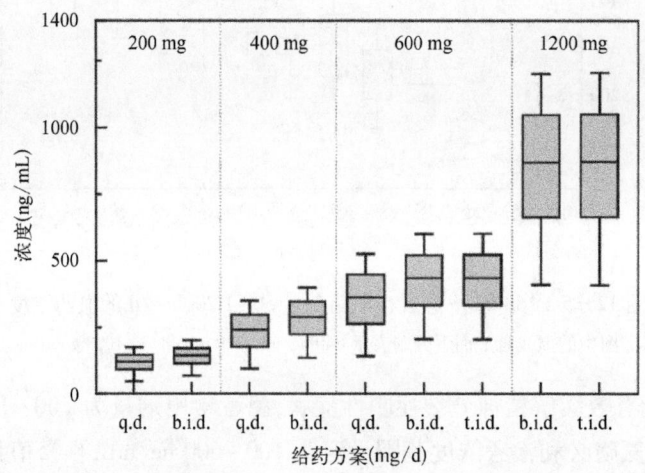

图 12-7　13~69 岁患者在不同日剂量下等剂量分次服用的谷浓度范围

在高剂量治疗急性期,通常需根据个体反应调整剂量。由于氨磺必利片剂规格为 200 mg/片,如采用 600 mg/d、1 000 mg/d 的用药方案,则难以等分剂量服用。针对此问题,本研究作了模拟仿真。

如图 12-8 所示,当给药日剂量为 600 mg 时,一天两次(400 mg、200 mg)给药方案的谷浓度比一天

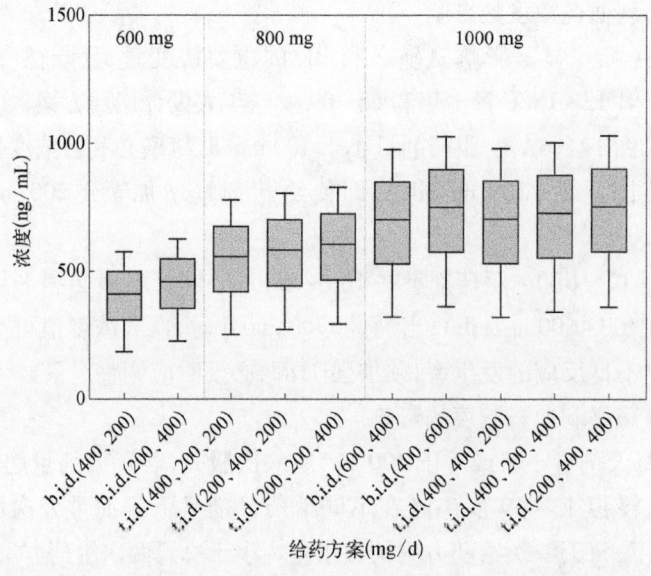

图 12-8　13~69 岁成人患者在不同用药方案下的谷浓度范围

两次(200 mg、400 mg)给药方案的谷浓度低;当给药日剂量为 800 mg 时,谷浓度的关系为 $C_{\text{t.i.d.}(400\,\text{mg},200\,\text{mg},200\,\text{mg})} < C_{\text{t.i.d.}(200\,\text{mg},400\,\text{mg},200\,\text{mg})} < C_{\text{t.i.d.}(200\,\text{mg},200\,\text{mg},400\,\text{mg})}$;当给药日剂量为 1 000 mg 时,一天两次(600 mg、400 mg)给药方案的谷浓度与一天三次(400 mg、400 mg、200 mg)给药方案的谷浓度相似,一天两次(400 mg、600 mg)给药方案的谷浓度与一天三次(200 mg、400 mg、400 mg)给药方案的谷浓度相似。

(五)用药时间对氨磺必利治疗药物监测的影响

为了考察用药时间对治疗药物监测结果的影响,基于构建的模型进行蒙特卡罗模拟,分别展示不同年龄患者在一日一次(q.d.,早晨)和一日一次(q.n.,睡前)给药的药时曲线。

如图 12-9 所示,每日上午(200 mg)与每日晚上(200 mg)给药具有相同的给药间隔和给药剂量,氨磺必利在体内的稳态血药浓度波动变化是相似的。但每晚一次的给药方案,第二日上午的监测浓度为非稳态谷浓度,所测的浓度偏高。每晚一次给药方案下,对第二天早上进行的血药浓度监测值的解读应注意用药时间和采样时间。

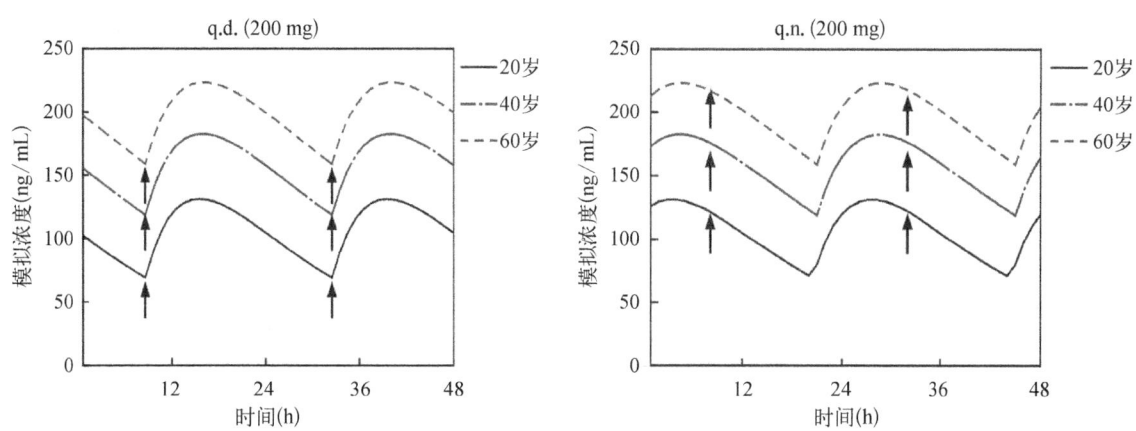

图 12-9 20 岁、40 岁、60 岁患者 q.d. 和 q.n. 连续给药达稳态的药时曲线

箭头为血药浓度采样时间

五、小结

基于氨磺必利常规监测的稀疏数据建立的 PPK 模型,可为制订中国精神分裂症患者个体化治疗方案提供重要依据。研究结果对氨磺必利的用药建议如下。

(1)推荐氨磺必利有效浓度范围设定为 100~600 ng/mL,预警值设定为 1 000 ng/mL[《中国精神科治疗药物监测临床应用专家共识》(2022 年版)],对应的推荐给药剂量为 200~800 mg/d。

(2)老年人给药剂量超过 600 mg/d,需密切监测氨磺必利血药浓度。

(3)青少年给药剂量达到或超过 400 mg/d,建议分两次服用;当给药剂量达到 1 200 mg/d,建议分三次服用。

(4)每晚一次给药方案下 TDM 监测为非稳态谷浓度,谨慎解读第二天早上治疗药物监测结果。

第五节 奥氮平用药依从性的判断

一、研究背景

奥氮平是一种治疗精神分裂症的药物,其作用机制与拮抗多巴胺和 5-羟色胺 2 受体相关。奥氮平口服给药后吸收良好,不受食物影响,用药后 5~8 h 可达峰浓度。奥氮平主要与白蛋白和 α-酸性糖蛋白结合。在 7~1 000 ng/mL 的浓度范围内,血浆蛋白结合率约为 93%。奥氮平在肝脏中主要通过与葡萄糖醛酸结合和氧化通路代谢,并可由 CYP1A2 和 CYP2D6 代谢为无活性的 N-去甲基和 2-羟甲基代谢物。仅有 7%的口服剂量以原型通过尿液排出体外。

用药依从性对精神分裂症药物治疗的成败至关重要。用药依从性不佳与疾病的复发和住院率增加紧密相关,因此对精神分裂症患者进行依从性评估非常重要。《神经精神科治疗药物监测共识指南(2017 版)》提出了 18~65 岁人群的"剂量相关参考范围",作为稳态谷浓度的参考范围,与 TDM 的检测值进行比较,判断患者的用药依从性。

但"剂量相关参考范围"存在一定局限性。首先,由于药动学参数大多来自肝肾功能正常的受试者,因此"剂量相关参考范围"难以代表真实的患者群体。其次,"剂量相关参考范围"的推导过程中,假设口服药物符合一级吸收和一级消除的一房室线性动力学特征。然而,有些药物符合二房室模型的特征,或具非线性药动学特征,使估算值有偏倚。另外,剂量相关参考范围假设的临床场景较为单一,如固定的给药间隔等。然而,由于临床治疗和患者用药行为的复杂性和多样性,推导的预期谷浓度范围难以代表临床实际情况。

针对上述问题,基于已知的 PPK 信息,通过蒙特卡罗模拟可获得患者在不同用药行为下(如完全依从、漏服一剂等)的血药浓度的经时变化过程。然后运用贝叶斯原理,计算不同用药行为的发生概率,从而对患者的用药依从性进行评价。该法的优势在于可避免开展前瞻性研究时停药对患者的损害,也克服了回顾性研究中信息难以准确获取的困难。

二、研究方法

根据已建立的奥氮平 PPK 模型,模拟不同用药行为下的血药浓度的经时变化。然后,基于贝叶斯法,计算特定血药浓度下出现概率最高的用药行为,从而对患者的用药依从性进行判断。

(一) 贝叶斯法原理

贝叶斯法是一种计算假设概率的方法,其基本原理如下:若已知某用药行为的发生概率[即先验概率,$P(\omega_j)$]和在该场景下血药浓度 C 的条件概率[conditional probability,$P(C|\omega_j)$],则可计算给定血药浓度 C 时该用药行为的后验概率(posterior probability),如式(12-11)所示:

$$P(\omega_j | C) = \frac{P(\omega_j)P(C | \omega_j)}{P(C)} \tag{12-11}$$

(二) 用药行为

如图 12-10 所示,若回溯最近一次的用药行为($N=1$),则有 2 个场景,分别为服药(0)和未服药(1)。若回溯最近两次的用药行为($N=2$),则有 4 个场景,分别为完全不依从,即连续漏服最近的两剂(00);漏服倒数第 2 剂,仅服用接近检测的第 1 剂(01);漏服接近检测的第一剂,仅服用倒数第 2 剂(10);完全依从,即最近的两剂均服用(11)。若回溯最近三次的用药行为($N=3$),则有 2^N 个场景,即 8 个场景。以此类推。

(三) 依从性的判别

以服药事件 $N=1$ 为例,贝叶斯法判断依从性的实施过程如下所述。

1. 模拟数据

基于已报道的 PPK 模型,应用蒙特卡罗法模拟 1000 人在两种用药行为下的药时曲线(图 12-11)。

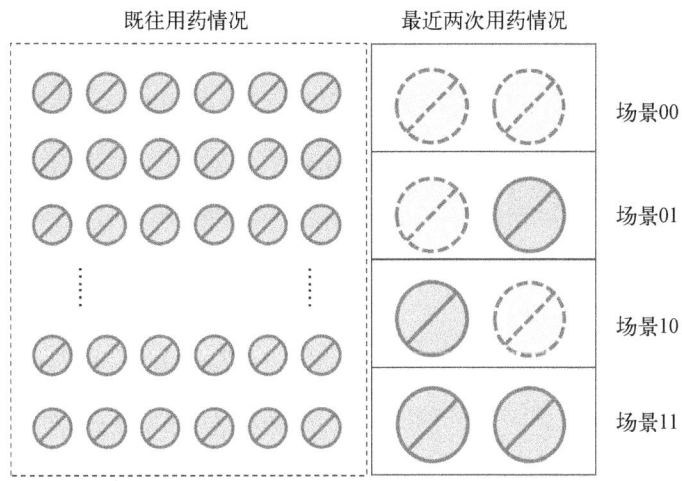

图 12-10 四种用药行为场景

⊘ 服用药物；⊘ 未服用药物。场景后的数字表示服药行为,0 表示未服药,1 表示服药

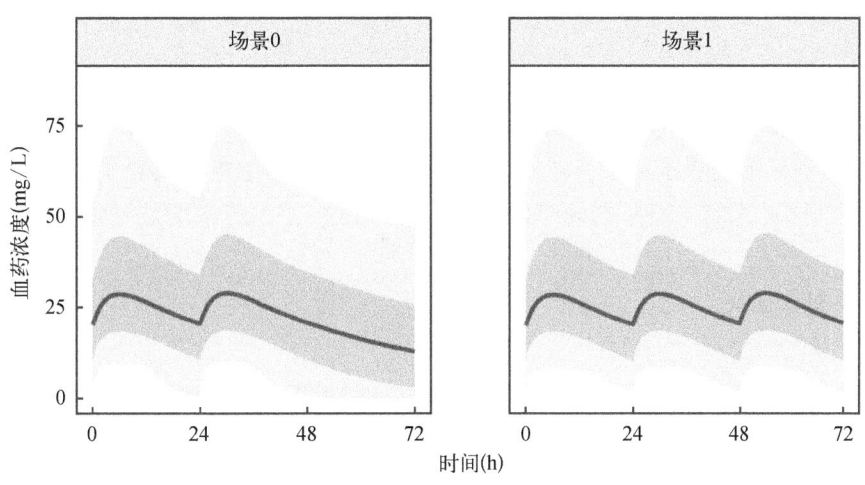

图 12-11 两种用药行为的药时曲线图

黑色实线：中位值；深灰色阴影：90%的模拟值；浅灰色阴影：所有模拟值

2. 条件概率

考察两种用药行为的谷浓度分布,计算条件概率。例如,在场景 1(ω_1)和场景 0(ω_0)下,模拟获得 1 000 个谷浓度数据。然后,以 1 mg/L 为间隔进行分组,场景 1 和场景 2 中介于 5~6 mg/L 的数据数量分别为 10 和 90,则场景 1 中谷浓度介于 5~6 mg/L 的概率为 10/1 000,即 $P(C|\omega_1) = 0.01$；场景 2 中谷浓度介于 5~6 mg/L 的概率为 90/1 000,即 $P(C|\omega_0) = 0.09$。

3. 先验概率

先验概率可来自临床研究、既往文献报道或研究者自行设定。此处假设患者服药和未服药的概率分别为 0.8 和 0.2,即 $P(\omega_1) = 0.8$，$P(\omega_0) = 0.2$。

4. 全场景概率

全场景概率 $P(C)$ 的计算式如式(12-12)：

$$P(C) = P(C|\omega_1) \times P(\omega_1) + P(C|\omega_0) \times P(\omega_0) \quad (12-12)$$

上述案例中，$P(C) = 0.01 \times 0.8 + 0.09 \times 0.2 = 0.026$。

5. 后验概率

场景1的后验概率：$P(\omega_1 \mid C) = \dfrac{0.8 \times 0.01}{0.026} = 0.31$；

场景2的后验概率：$P(\omega_2 \mid C) = \dfrac{0.2 \times 0.09}{0.026} = 0.69$。

6. 结果判别

上述结果表明：谷浓度介于 5~6 mg/L 时，场景1和场景2的发生概率分别为31%和69%，场景2发生的概率更大，即未服药的概率更大。

若谷浓度介于 30~31 mg/L 时，$P(C \mid \omega_1)$ 和 $P(C \mid \omega_0)$ 分别为 0.10 和 0.01，则 $P(\omega_1 \mid C)$ 和 $P(\omega_0 \mid C)$ 分别为 0.976 和 0.024，场景1和场景2的发生概率分别为97.6%和2.4%，场景1发生的概率更大，即此服药的概率更大。

若谷浓度介于 8~9 mg/L 时，$P(C \mid \omega_1)$ 和 $P(C \mid \omega_0)$ 分别为 0.02 和 0.08，则 $P(\omega_1 \mid C)$ 和 $P(\omega_0 \mid C)$ 均为 0.5，场景1和场景2的发生概率相同，无法判别。

三、案例

患者，男性，40岁，体重70 kg，身高180 cm，肝肾功能正常（eGFR = 90 mL/min），不吸烟，奥氮平10 mg q.d.单药治疗精神分裂症，但症状控制不佳。自述每天8:00规律服药，最近一次测得奥氮平谷浓度为10 mg/L。奥氮平的谷浓度参考范围为20~80 mg/L，然而患者的奥氮平血药浓度低于目标范围，且症状控制不佳，疑患者未按医嘱规律服药。因此根据患者血药浓度监测值，判断患者的用药依从性。

（一）群体药动学研究

1. 研究设计

研究共纳入了354名精神分裂症或双相情感障碍、且服用奥氮平普通片剂的成年患者。患者的奥氮平日剂量为1.25~30 mg，并根据疗效和不良反应调整剂量。研究共采集了1 546个血样，其中1 330个血样来自常规治疗药物监测的谷浓度血样，其余216个血样来自203名患者，于末次给药后0~30 h采样。

2. 群体药动学建模

研究采用Phoenix NLME软件建模，估算方法为FOCE-ELS。研究中以具有一级吸收和消除的一房室模型作为基础模型。IIV采用指数型模型，WSV采用结合型模型。协变量筛选采用前向纳入（$P<0.05$, $df=1$）和逆向剔除（$P<0.01$, $df=1$）法。连续型协变量采用幂函数模型，分类型协变量的采用二分类模型进行考察。最终模型纳入性别、是否吸烟、是否感染，以及合并用药（丙戊酸、奋乃静、舍曲林、氟伏沙明、当归龙荟丸）作为CL/F的协变量，如式(12-13)至式(12-15)所示。

$$k_a (\text{h}^{-1}) = 0.3 \tag{12-13}$$

$$\begin{aligned}CL/F \text{ (L/h)} = &\ 12.88 \times 1.23(\text{男性}) \times 1.23(\text{吸烟}) \\ &\times 0.75(\text{感染}) \times 1.23(\text{合用丙戊酸}) \\ &\times 0.78(\text{合用奋乃静}) \times 1.16(\text{合用舍曲林}) \\ &\times 0.70(\text{合用氟伏沙明}) \\ &\times 2.01(\text{合用当归龙荟丸})\end{aligned} \tag{12-14}$$

$$V/F (\text{L}) = 754.41 \tag{12-15}$$

相对于不吸烟、不合用任何药物且未感染的女性患者,男性、吸烟、合用丙戊酸、舍曲林、当归龙荟丸时,CL/F 将分别增加23%、23%、23%、16%和101%;合并感染、合用奋乃静、氟伏沙明时,CL/F 将分别降低25%、22%和30%。这些因素影响 CL/F 的机制包括:① 奥氮平主要通过肝脏 CYP1A2 代谢,氟伏沙明、雌激素、奋乃静是潜在的 $CYP1A2$ 抑制剂,可降低奥氮平的代谢,感染时炎性因子及部分激酶也可抑制 $CYP1A2$;香烟中的多环芳香烃是 $CYP1A2$ 的中度诱导剂,可加快奥氮平的代谢;丙戊酸对奥氮平的代谢既有抑制作用,又有诱导作用,取决于治疗时间和丙戊酸的血药浓度等因素;② 舍曲林可通过转运体途径加快奥氮平代谢;③ 当归龙荟丸是中成药,具有清肝明目、泻火通便等功效,其影响奥氮平 PK 的机制可能与 $CYP1A2$ 诱导作用有关。

3. 模型评价

拟合优度图、非参数自举法、VPC 评价结果均表明构建的模型稳定可靠。另外,研究前瞻性纳入了50 名患者的 100 个谷浓度数据进行外部验证。模型的平均预测误差百分率(mean prediction error,MPE%)和平均绝对预测误差百分率(mean absolute prediction error, MAE%)均小于 20%,模型具有较好的预测性能。此外,结合最大后验贝叶斯法,个体预测值的 MPE% 和 MAE% 在 10% 之内。

(二) 用药行为的模拟

本案例中,考察 TDM 采样前两次服药事件的依从性,即考察四种用药行为场景(图 12-10)。场景 00:连续漏服最近的两剂;场景 01:漏服倒数第 2 剂,仅服用接近检测的第 1 剂;场景 10:漏服接近检测的第一剂,仅服用倒数第 2 剂;场景 11:最近的两剂均服用。假设患者发生漏服药事件之前已达到稳态,于下次给药前 0.1 h 采样。

(三) 依从性的判别

1. 模拟结果

药时曲线图如图 12-12 所示,图中每个场景对应的谷浓度分布存在差异,对应于药时曲线图右侧的概率密度图。

根据谷浓度模拟数据集,获取浓度频数和概率密度曲线。以完全依从情况下谷浓度最大值作为上限,以完全不依从情况下谷浓度最小值作为下限,以 1 μg/L 作为计算区间(即 0~1,1~2,2~3,…,μg/L 等),统计各区间内浓度数据的频率,计算条件概率。另外,为了避免极值情况,仅取 5%~95% 的模拟数据。

假设场景 00、场景 01、场景 10、场景 11 的先验概率均相等,即 $P(\omega_{00}) = P(\omega_{01}) = P(\omega_{10}) = P(\omega_{11}) = 0.25$。根据式(12-13)计算各场景的后验概率,绘制后验概率对血药浓度的分布密度曲线图(图 12-12)。

将四种依从性场景的后验概率图合并,可进一步检视不同用药行为的分界点。如图 12-13 所示。

≤2 mg/L 时,场景 00 的后验概率为 1,其余场景的后验概率均为 0,即患者连续漏服两次。

≤11 mg/L 时,场景 00 的后验概率最大,判断患者连续漏服两次的概率大。

11~12 mg/L 时,场景 10 的后验概率最大。

12~18 mg/L 时,场景 01 的后验概率最大。

>18 mg/L 时,场景 11 的后验概率最大,判断患者最近两次均服药。

患者谷浓度为 10 ng/mL 时,场景 00、01、10、11 的后验概率分别为 0.39、0.26、0.35 和 0。因此,最有可能发生的依从性场景是场景 00,即患者连续两顿漏服,最不可能发生的依从性场景是场景 11,即完全依从。基于此,判断患者在采样前至少漏服了 1 次药物,因此血药浓度偏低。患者的药物疗效不佳,可能也是由于患者未严格按照医嘱服药。模拟代码及数据集见二维码 12-9。

二维码 12-9

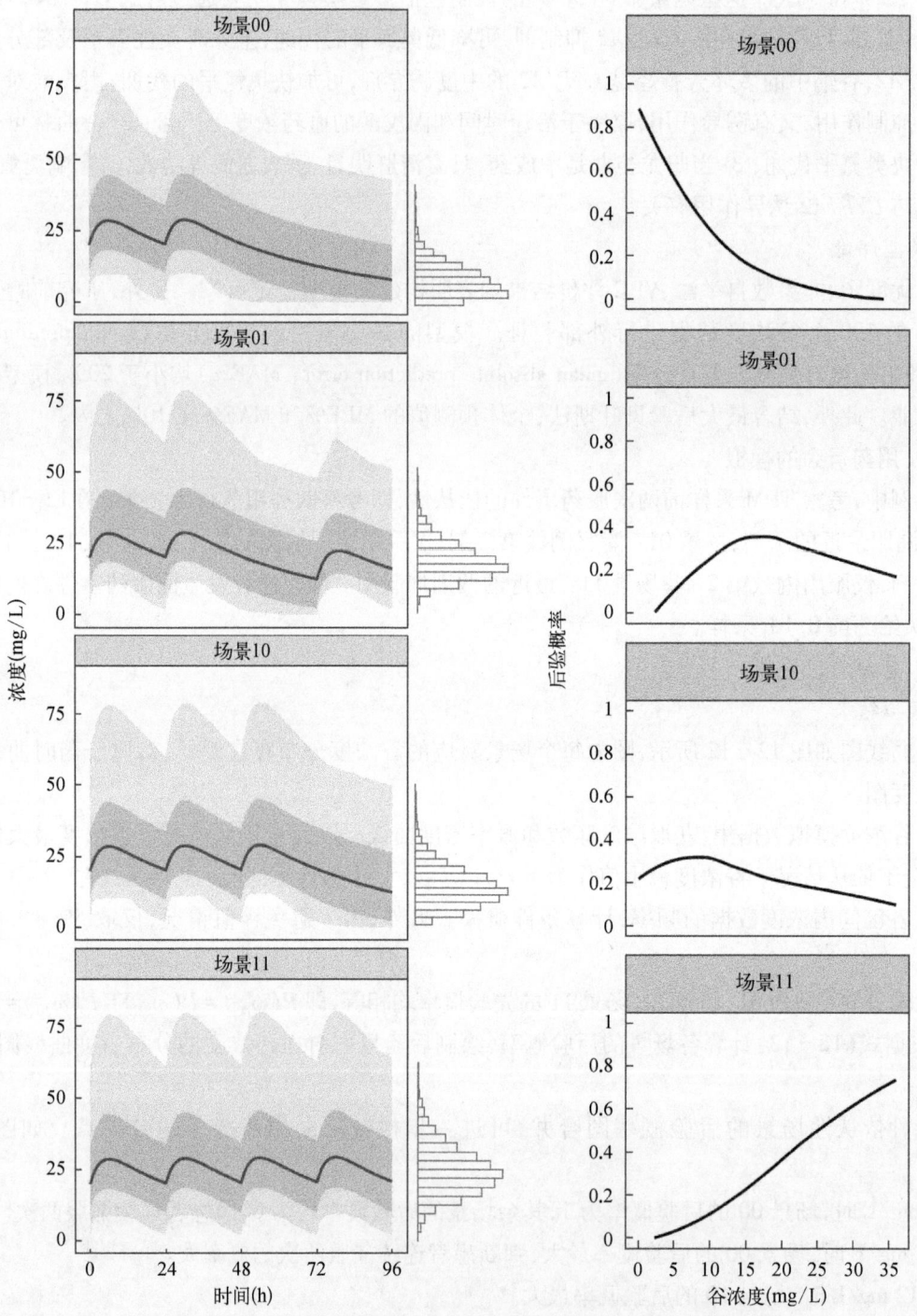

图 12-12 四种用药行为下的药时曲线图及谷浓度后验概率图

场景 00：完全不依从，即连续漏服最近的两剂；场景 10：漏服接近检测的第 1 剂，仅服用倒数第 2 剂；场景 01：漏服倒数第 2 剂，仅服用接近检测的第 1 剂；场景 11：完全依从，即最近的两剂均服用。左栏：黑色实线为模拟浓度的中位值；深灰色阴影为模拟浓度的 90%CI；浅灰色阴影为所有模拟浓度。右栏：后验概率。中栏为给药前 0.5 h 采集的谷浓度的概率密度图

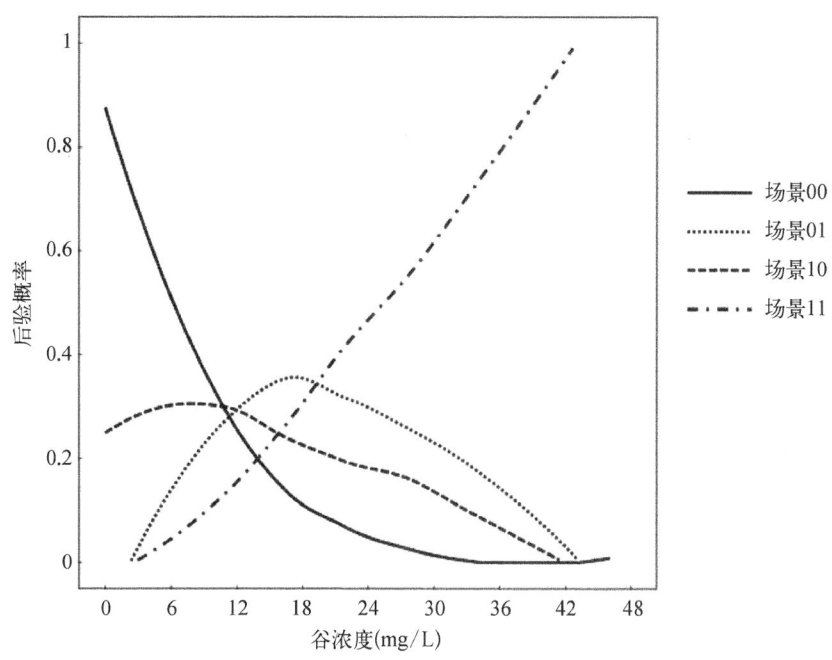

图 12-13 服用奥氮平的典型患者的浓度-后验概率分布图

2. 敏感性分析

奥氮平的 CL 受性别、是否吸烟以及合并用药的影响。上述案例中，患者为男性、不吸烟且不合用药物。若患者为女性、或吸烟、或合用当归龙荟丸，则奥氮平的 CL 会发生变化，可能改变依从性判断的血药浓度界值。因此，有必要考察这些因素的影响。以合用当归龙荟丸为例，患者的 CL/F 将增加 101%，为 25.89 L/h。k_a 和 V/F 不变。

结果表明：由于患者清除率增加，血药浓度下降，因此各依从性场景之间区分的浓度阈值降低。浓度≤2 mg/L 时，场景 00 的后验概率最大；2 mg/L<浓度≤4 mg/L 时，场景 10 的后验概率最大；4 mg/L<浓度≤9 mg/L 时，场景 01 的后验概率最大；浓度>9 mg/L 时，场景 11 的后验概率最大；浓度>14 mg/L 时，场景 11 的后验概率为 1，其余场景的后验概率均为 0。

因此，当浓度≤2 mg/L 时，患者连续漏服两次的概率最大；浓度>9 mg/L 时，患者最近两次服药完全依从的概率更大；2 mg/L<浓度≤9 mg/L 时，患者至少漏服一次的概率更大。

四、小结

根据患者的病理生理特征、合并用药以及给药方案等信息，采用 PPK 建模与模拟技术，并结合贝叶斯法可为精神分裂症患者用药依从性提供科学的判断方法。与诊疗指南中提出的参考范围相比，PPK 建模与模拟方法的适用范围更广。同时，该方法还考虑了患者的个体间差异，为基于 TDM 检测结果判断用药依从性提供了客观依据。

第六节 抗癫痫药物晚漏服补救方案

一、研究背景

癫痫患者通常需要长期或终身服用抗癫痫药物，用药依从性是影响药物疗效的重要因素。由于依从性差导致的晚服、漏服药物与癫痫发作控制不佳、住院时间增加有关。因此,晚漏服药时如何补救成为患者和医疗工作者共同关心的问题。美国 FDA 批准的药品说明书中提及:"若患者忘记服用抗癫痫药时,建议尽快服用,除非已接近下次服药时间。如果已漏服一次,不应在下次给药时剂量加倍。"这些建议仍不明确,缺乏相应的证据,且未充分考虑患者和药物的特征。

开展前瞻性的研究考察补救方案的治疗效果,须使患者故意晚服或漏服药物,难免对患者造成伤害,不符合伦理的要求。回顾性研究则难以获取准确的晚服或漏服药的信息。而基于 PPK 建模和模拟技术,可提供有效的解决方案。

二、研究方法

癫痫患者服用抗癫痫药物期间,若患者用药完全依从、且获得了预期的疗效和安全性,则当前的治疗方案为患者的最佳给药方案。其体内的药物浓度应在一定的血药浓度范围内波动,即血药浓度在个体治疗窗内波动。当患者漏服或晚服药时,血药浓度偏离个体治疗窗。为了尽快使患者的血药浓度恢复到治疗窗内、且偏离时间(deviation time)短,可制订相应的补救用药方案。设计流程如图 12-14 所示。

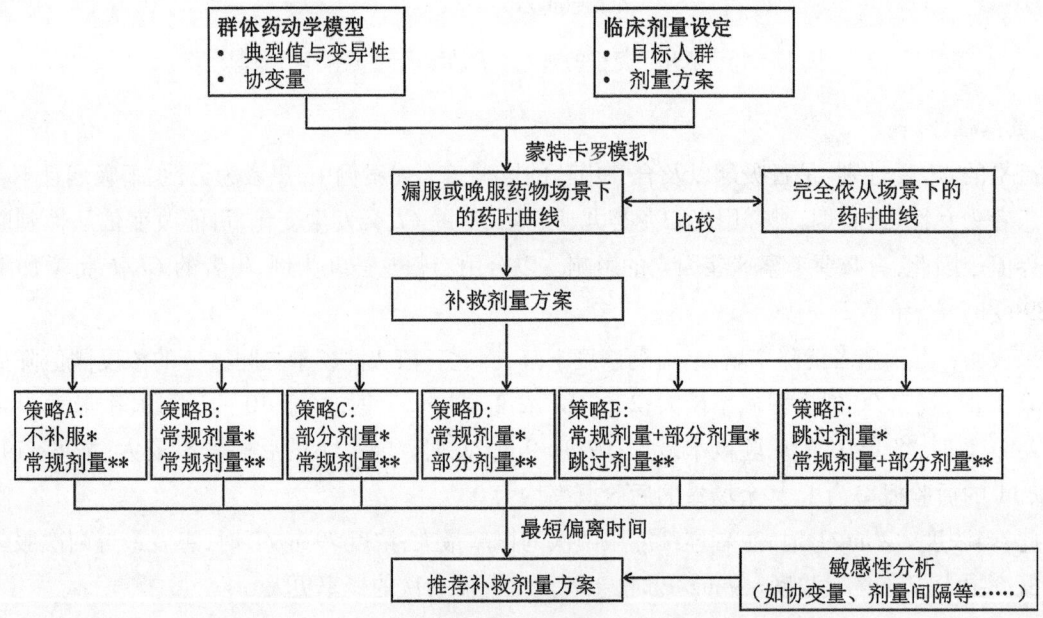

图 12-14 漏服、晚服药物后补救用药方案的设计流程图
*:刚记起即刻 **:下一剂计划服药时间

(一) 群体药动学

抗癫痫药物的 PPK 特征可通过开展临床研究获得,也可来自既往的 PPK 研究报道。目前,已上市的抗癫痫药物大多已有 PPK 研究报道,可直接获取相关信息。

(二) 计算个体治疗窗

固定参考治疗窗并不适用于所有的患者,因此可考虑使用个体治疗窗。个体治疗窗定义为:在获得满意治疗效果时,稳态谷浓度的 5 分位数至稳态峰浓度的 95 分位数的区间。个体治疗窗可通过既往的 PPK 报道进行计算。即基于报道的 PPK 参数,通过蒙特卡罗模拟,获取完全依从患者在当前用药方案的稳态药时曲线,计算稳态谷浓度的 5 分位数和稳态峰浓度的 95 分位数。如图 12-15A 所示,虚线部分即为个体治疗窗的上限和下限。

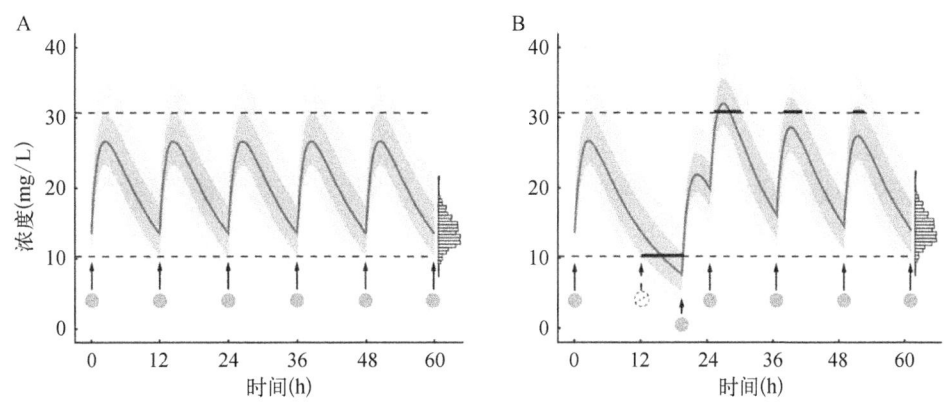

图 12-15 补救给药方案设计示意图

A. 用药完全依从;B. 晚服 7 h 后立即补服漏服的剂量,之后按原计划服药。图中黑色实线表示模拟值的中位数;深灰色阴影表示模拟值的 90% 区间,浅灰色阴影表示全部模拟值;黑色虚线表示个体治疗范围。图 B 中黑色加粗实线表示偏离时间。图中右侧的直方图表示谷浓度的直方分布图

(三)设计补救给药方案

1. 常用补救方案

患者发生漏服或晚服药时,应考虑当前剂量和下次服药时剂量,具体如下(表 12-2)。

表 12-2 补救给药方案

补救策略	常规剂量（已达稳态）	常规剂量（漏服）	想起漏服时（距上次预定给药已过去 n 小时）	下次服药时	维持原给药方案
A	⊘	⊘	不补服	⊘	⊘
B	⊘	⊘	⊘	⊘	⊘
C	⊘	⊘	◗	⊘	⊘
D	⊘	⊘	◗	⊘	⊘
E	⊘	⊘	⊘◗	不补服	⊘
F	⊘	⊘	不补服	⊘◗	⊘

注：⊘ 表示常规剂量；◗ 表示补救剂量；⊘ 表示漏服药物。

补救给药方案的设定应符合真实临床场景。补救剂量可根据剂型、品规、是否可分剂量、用药便利性等因素确定。例如,常规片剂的最小补救剂量设定可为剂量规格的一半或四分之一；颗粒剂、溶液剂等剂型的最小补救剂量则可设定得更为灵活。

2. 计算偏离时间

根据选定的 PPK 模型和补救给药方案,计算和比较不同补救给药方案(表 12-2)的偏离时间。以晚服 7 h、采用补救给药方案 B 为例,其药时曲线如图 12-15B 所示。超出个体治疗窗(黑色加粗实线)的时间即为"偏离时间",包括超过个体治疗窗上限的时间和低于个体治疗窗下限的时间。

(四)选择补救给药方案

患者发生晚服药后,血药浓度将偏离个体化治疗窗。设计补救给药方案的原则是使血药浓度尽快恢复到个体治疗窗内,且偏离个体化治疗窗的时间越短越好。因此,应选择偏离时间最短的补救方案。

补救给药方案的选择还应考虑患者的个体特征。通常情况下,若血药浓度超过个体化治疗窗上限的时间越长,则发生药物毒性的风险更大;若血药浓度低于个体化治疗窗下限的时间越长,则发生癫痫发作的风险更大。因此,若患者发作的频率较高,则建议优先选择血药浓度低于个体化治疗窗下限的时间最短的方案;相反,若患者对抗癫痫药物较敏感,易发生毒性反应,则建议优先选择血药浓度超过个体化治疗窗上限的时间最短的方案。

此外,补救给药方案的选择也应考虑患者的用药便利性。例如,若最佳补救给药方案需要服用半片药品,但患者目前不具备分割药品的条件,则可选择不考虑药品分剂量的方案。又例如,若患者发生晚服药时自行服用了常规剂量,则只需考虑下次给药时间应服用的剂量。

三、案例

(一)漏服药时的补救方案

本例以服用左乙拉西坦的癫痫患者为例进行说明。患者,男性,40岁,体重70 kg,身高180 cm,血清肌酐(SCr) 1.08 mg/dL,体表面积(BSA)1.89 m^2,肌酐清除率($CrCL$)90 mL/min。患者每天 7:00 和 19:00 服用左乙拉西坦 500 mg 单药治疗,癫痫症状控制良好,且未发生药物相关不良反应。某日晨起后因着急外出忘记服药,直至 18:30 才记起。现为该患者设计个体化的补救给药方案。

1. 群体药动学

(1) 研究设计:该研究前瞻性地纳入107名服用左乙拉西坦的成人癫痫患者。研究设定患者应服用同一剂量的左乙拉西坦至少一周,可单药或联合其他抗癫痫药物治疗,日剂量为 250~2 000 mg。在空腹服用左乙拉西坦后 15 min 至 12 h 内采集血样用于浓度测定。共采集到 367 个血样,其中 33 名患者的样本用于模型验证。

(2) 建模过程:研究采用 NONMEM 建模,估算方法为 FOCE-I。以具有一级吸收和消除的一房室模型作为基础模型。IIV 采用指数型模型。WSV 采用比例型模型。采用前向纳入($P<0.05$, $df=1$)和逆向剔除($P<0.01$, $df=1$)筛选协变量。

最终模型纳入 BSA 作为 V/F 的显著协变量,$CrCL$ 作为 CL/F 的显著协变量。最终模型公式见式(12-16)至式(12-18)。

$$k_a(\text{h}^{-1}) = 3.63 \tag{12-16}$$

$$CL/F\ (\text{L/h}) = 2.74 \times (CrCL/96.2)^{0.588} \tag{12-17}$$

$$V/F(\text{L}) = 29.7 \times (BSA/1.68)^{2.85} \tag{12-18}$$

(3) 模型评价:最终模型通过拟合优度图、非参数自举法、可视化预测误差检验等方式评估,模型稳定可靠。另外,外部评价表明构建的模型具有较好的预测性能。

2. 计算个体化治疗范围

为计算患者的个体化治疗范围,需模拟达稳态后一个给药间隔内的血药浓度波动情况。以 0.1 h 为间隔编写患者完全依从时的模拟数据集,模拟次数为 1 000 次。基于完全依从下的模拟血药浓度数据,计算个体治疗范围为 3.5~38.46 mg/L。

3. 设计补救给药方案

患者发生漏服或晚服药时,应考虑当前剂量和下次服药时剂量。本例中,患者已接近下次服药时间,可认为已漏服一次,因此仅需考虑下次服药时间(19:00)的服药剂量。即如下方案。

方案 A：19:00 服用常规剂量(500 mg),之后按原给药方案继续服药。

方案 B：19:00 服用 1.5 倍常规剂量(750 mg),之后按原给药方案继续服药。

方案 C：19:00 服用 2 倍常规剂量(1 000 mg),之后按原给药方案继续服药。

分别根据上述补救给药方案,绘制相应的药时曲线(图 12-16),并计算偏离的时间。方案 A、B、C 的偏离个体治疗窗的时间分别为 13.9 h、12.1 h 和 23.4 h。

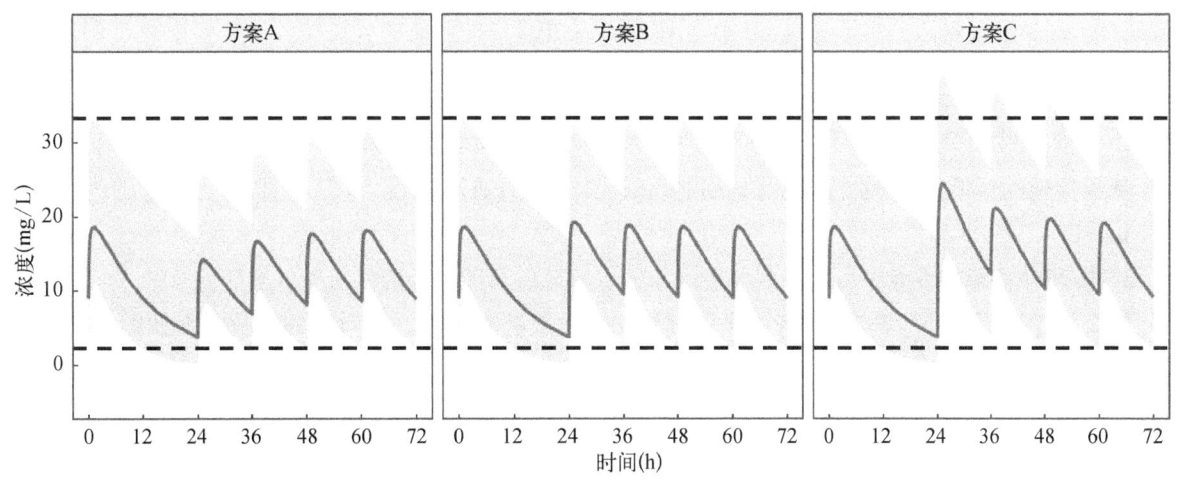

图 12-16 漏服左乙拉西坦 1 次后各补救给药方案的药时曲线图

黑色曲线表示模拟数据的中位数,深灰色阴影区间表示模拟数据的95%置信区间;黑色虚线表示谷浓度的5分位数和峰浓度的95分位数。患者原给药方案为 500 mg b.i.d.。方案 A：服用 500 mg,之后按原给药方案继续服药;方案 B：服用 750 mg,之后按原给药方案继续服药;方案 C：服用 1 000 mg,之后按原给药方案继续服药

4. 选择补救给药方案

根据上述计算结果和药时曲线图所示,若漏服一次后不补服(方案 A),则接近于重新开始服药,谷浓度持续低于个体化治疗范围下限,有癫痫发作的风险。若漏服一次后补服一倍剂量(方案 C),则血药浓度峰值将超过个体化治疗范围的上限,增加不良反应的发生风险。而补服一半剂量(方案 B)可使谷浓度接近个体化治疗范围下限,而峰浓度未超过个体化治疗范围的上限,可保证疗效和安全性的平衡。因此,针对该患者漏服 1 次的场景,可选择方案 B,即服用 1.5 倍常规剂量。本案例可在 https://make-up-dose.shinyapps.io/shinyapp/ 中实现。

(二) 晚服药时的补救给药方案

本节以服用奥卡西平的癫痫患者为例进行说明。患者,男性,40 岁,体重 70 kg,身高 180 cm,SCr 1.08 mg/dL,$eGFR$ 90 mL/min,每日 7:00 和 19:00 服用奥卡西平 600 mg 单药治疗,癫痫症状控制良好,且未发生药物相关不良反应。患者既往曾减量至 450 mg b.i.d.,但癫痫控制不佳。某日上午患者忘记服药,发现时已过去 5 h。若直接补服漏服的剂量,待下次给药时担心血药浓度过高产生不良反应。因此患者寻求帮助,设计补救给药方案。

1. 群体药动学

(1) 研究设计：该研究前瞻性地收集 187 名服用奥卡西平的成人癫痫患者的 316 个稳态谷浓度。

患者日剂量 450~2 700 mg,且采用奥卡西平单药治疗或联用其他抗癫痫药物治疗。

(2) 建模过程:采用 NONMEM 软件建模分析,算法为 FOCE-I。以具有一级吸收和消除的一房室模型作为基础模型。IIV 和 WSV 均采用指数型模型。因仅纳入谷浓度,无法准确估算吸收相,故将 k_a 固定为文献报道值($0.46\ h^{-1}$)。协变量筛选采用前向纳入($P<0.01$, $df=1$)和逆向剔除($P<0.001$, $df=1$)。另外,仅纳入改变 PK 参数>20% 的协变量。最终纳入 $eGFR$ 和体重作为 CL/F 的显著协变量。最终 PPK 模型公式如下所示。

$$k_a(h^{-1}) = 0.46 \tag{12-19}$$

$$CL/F\ (L/h) = 2 \times (\text{体重}/70)^{0.46} \times (eGFR/80)^{0.741} \tag{12-20}$$

$$V/F(L) = 102 \tag{12-21}$$

(3) 模型评价:最终模型通过拟合优度图、非参数自举法、NPDE 等方法评价,模型稳定可靠。

2. 计算个体化治疗窗

基于构建的模型,应用蒙特卡罗法,模拟完全依从时的血药浓度,计算个体化治疗范围为 15.3~31.6 mg/L。

3. 设计补救给药方案

患者发生漏服或晚服药时,应考虑当前剂量和下次服药时剂量。可考虑的补救方案如图 12-15 所示,患者服用奥卡西平片剂,设定可分剂量为常规剂量的一半,即 300 mg。绘制各补救给药方案的模拟药时曲线图(图 12-17),并计算偏离个体治疗窗的时间,结果见表 12-3。

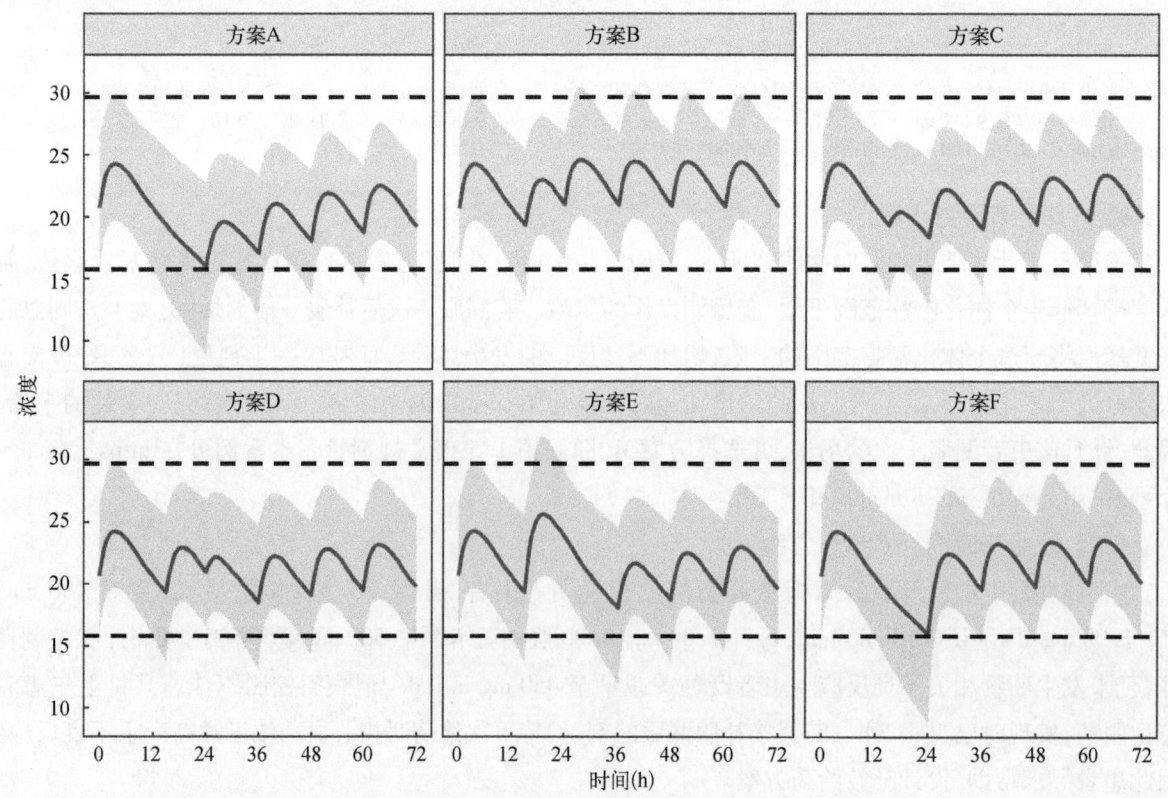

图 12-17 奥卡西平晚服 5 h 的补救给药方案药时曲线图

黑线:中位数,深灰色阴影:模拟数据的 95% 置信区间;黑色虚线:表示谷浓度的第 5 分位数和峰浓度的第 95 分位数

表 12-3 延迟服用奥卡西平 5 h 时各补救给药方案的偏离时间

编号	补救方案	<治疗窗(h)	>治疗窗(h)	总偏离时间(h)
A	不补服,之后按原给药方案继续服药	33	0.6	33.6
B	立即服用 600 mg,之后按原给药方案服药	6	10.5	16.5
C	立即服用 300 mg,之后按原给药方案服药	18.8	0.6	19.4
D	立即服用 600 mg,下次给药时服用 300 mg,之后按原给药方案继续服药	14.8	0.6	15.4
E	立即服用 900 mg,下次给药时不服药,之后按原给药方案继续服药	8.3	11	19.3
F	不补服,下次给药时服用 900 mg,之后按原给药方案继续服药	16.4	0.6	17

4. 选择补救给药方案

患者晚服 5 h,可选择总偏离时间最短的方案(方案 D),即立即服用常规剂量 600 mg,于下次给药时服用补救剂量 300 mg,之后按原给药方案继续服药;也可选择方案 B,即立即服用常规剂量 600 mg,之后按原给药方案继续服药。两个方案的总偏离时间相差 1.1 h,但方案 B 低于个体化治疗时间较方案 D 更短。鉴于患者既往减量至 450 mg b.i.d. 时,癫痫控制不佳,因此该患者的抗癫痫药物血药浓度水平需要维持在较高范围内,以降低癫痫发作的风险。因此,优先选择低于个体化治疗范围下限的时间更短的方案 B。反之,若患者剂量增加时易出现难以耐受的药物不良反应,则应优先选择超过个体化治疗范围上限的时间短的方案。本案例可在 https://make-up-dose.shinyapps.io/shinyapp/中实现。

四、小结

保持良好的用药依从性对于确保癫痫患者的药物疗效、减少药物相关不良反应具有十分重要的意义。同时,也应明确发生漏服或晚服等不依从性行为时,应采取何种措施以减低不良影响。基于 PPK 建模和模拟技术,可估算不同补救方案偏离个体化治疗窗的时间,综合考虑药物、患者和疾病等多因素的影响,从而选择适合患者个体的补救用药方案。

思 考 题

1. 试述模型引导的精准用药定义和作用。
2. 举例说明目标浓度干预的一般流程。
3. 举例说明模型引导的精准用药在用药有效性、安全性、依从性和经济性上的应用。

参 考 文 献

焦正,李新刚,尚德为,等. 2021. 模型引导的精准用药:中国专家共识(2021 版). 中国临床药理学与治疗学, 26(11):1215-1228.
刘晓芹,焦正,高玉成,等. 2019. 个体化给药辅助决策系统研究与应用进展. 中国药学杂志,54(1):1-8.
焦正. 2024. 基础群体药动学和药效学分析. 2 版. 北京:科学出版社.

Wang H H, Li X G, Sun S S, et al. 2018. Population pharmacokinetics and dosing simulations of ceftazidime in Chinese neonates. J Pharm Sci, 107(5): 1416 – 1422.

Ren Q X, Li X G, Mu J S, et al. 2019. Population pharmacokinetics of voriconazole and optimization of dosage regimens based on monte carlo simulation in patients with liver cirrhosis. J Pharm Sci, 108(12): 3923 – 3931.

Laverdiere M, Bow E J, Rotstein C, et al. 2014. Therapeutic drug monitoring for triazoles: a needs assessment review and recommendations from a Canadian perspective. Can J Infect Dis Med Microbiol, 25(6): 327 – 343.

Chau M M, Daveson K, Alffenaar J C, et al. 2021. Consensus guidelines for optimising antifungal drug delivery and monitoring to avoid toxicity and improve outcomes in patients with haematological malignancy and haemopoietic stem cell transplant recipients, 51(Suppl 7): 37 – 66.

Zang Y N, Dong F, Li A N, et al. 2021. The impact of smoking, sex, infection, and comedication administration on oral olanzapine: a population pharmacokinetic model in Chinese psychiatric patients. Eur J Drug Metab Pharmacokinet, 46(3): 353 – 371.

Hiemke C, Bergemann N, Clement H W, et al. 2018. Consensus guidelines for therapeutic drug monitoring in neuropsychopharmacology: update 2017. Pharmacopsychiatry, 51(1 – 02): 9 – 62.

Ding J J, Hoglund R M, Tarning J. 2024. Medication adherence framework: a population-based pharmacokinetic approach and its application in antimalarial treatment assessments. CPT Pharmacometrics Syst Pharmacol, 13(5): 795 – 811.

Li Z R, Wang C Y, Lin W W, et al. 2023. Handling Delayed or Missed Dose of Antiseizure Medications: A Model-Informed Individual Remedial Dosing. Neurology, 100(9): e921 – e931.

Gu J Q, Guo Y P, Jiao Z, et al. 2020. How to handle delayed or missed doses: a population pharmacokinetic perspective. Eur J Drug Metab Pharmacokinet, 45(2): 163 – 172.

Huang S Q, Li L, Wang Z Z, et al. 2021. Modeling and simulation for individualized therapy of amisulpride in chinese patients with schizophrenia: focus on interindividual variability, therapeutic reference range and the laboratory alert level. Drug Des Devel Ther, 15: 3903 – 3913.

(焦　正　李新刚　尚德为　刘晓芹)

附录 1
常用定量药理学软件

一、群体药动学软件

(一) NONMEM

NONMEM(https://www.iconplc.com/solutions/technologies/nonmem)软件于 1980 年由 Lewis B. Sheiner 和 Stuart Beal 教授开发,是目前进行非线性混合效应模型分析应用非常广泛的软件,也是群体 PK-PD 建模与仿真的金标准。该软件已经获得了全球多个国家、地区药政评审部门及诸多制药企业、学术机构的认可,广泛应用于新药研发和临床个体化给药。NONMEM 软件基于 Fortran 语言开发,可在 Windows、Linux 及 macOS 操作系统中使用。目前最新版本为 NONMEM 7.6.0 版本(2024 年 12 月)。

NONMEM 软件囊括了目前所有的主流算法,除了经典的一阶估算法、一阶条件估算法、含交互作用的一阶条件估算法(FOCE-I)、拉普拉斯一阶条件估算法,还包括迭代两步法、蒙特卡罗重要抽样法、最大期望算法、随机近似最大期望值法(SAEM)、马尔科夫链蒙特卡罗法、马尔科夫链蒙特卡罗贝叶斯分析法等,以及非参数法如非参数最大期望值法、非参数最大似然法、非参数自适应网格法等。NONMEM 软件需编写控制文件构建群体 PK-PD 模型。软件内置了常用的药动学模型,也可通过自定义方式,构建各类复杂的 PK-PD 模型。

NONMEM 软件本身缺乏数据后处理的功能。但已有多种辅助工具实现数据后处理、绘制诊断图、进行统计学检验等,常用工具包括以下几种。

Xpose(https://uupharmacometrics.github.io/xpose4/)用于数据集检查、模型诊断、协变量筛选和模型比较,并可将结果可视化。

Perl speaks NONMEM(PsN, https://uupharmacometrics.github.io/PsN/)提供 VPC、Bootstrap、SIR 等模型诊断/分析。

Wings for NONMEM(wfn, https://wfn.sourceforge.net/)提供 VPC、Bootstrap 等模型诊断/分析。

Pirana(https://www.certara.com/software/pirana-modeling-workbench/),可为 NONMEM 提供图形化操作平台,链接 PsN、Xpose、WfN 和 R,使得 NONMEM 软件在安装、参数评价、图形化结果展示、模型验证等方面的应用更为简便。

PDx-Pop:ICON 公司为 NONMEM 软件提供的配套的图形界面软件,能与 R 软件和 Microsoft Office 软件协同工作。

官方帮助文件:https://nmhelp.tingjieguo.com/index.htm

(二) Lixoft Monolix Suite

Lixoft Monolix Suite(https://lixoft.com/)软件套装由法国研究机构 INRIA 和 INSERM 合作开发,于 2016 年首次推出,主要用于 PK-PD 分析、群体建模和模拟,目前在工业界和学术界广泛应用。软件套装由房室和非房室、生物等效性分析软件 PKanalix、群体建模软件 Monolix 及模拟软件 Simulx 组成,可在 Windows、Linux 及 macOS 操作系统中使用,最新版本为 Monolix Suite 2024R1 版本(2023 年 12 月)。

Monolix 软件目前仅支持采用 SAEM 算法进行群体 PK-PD 分析,可以通过图形用户界面或使用

Mlxtran 编程语言进行建模。Monolix 软件具有丰富的数据库,用户在构建模型时,可利用图形化界面选择多种结构模型,设置药物的给药方式、吸收过程、分布过程和消除过程,从而简化模型的构建过程,包括常用的 PK 模型、PK-PD 模型、原药和代谢产物模型、靶点介导的药物处置模型、生存分析模型、肿瘤生长和抑制模型等。还可通过 Mlxtran 语言自定义构建药动学、药效学模型。Monolix 软件在模型构建、参数估计、模型诊断和评估方面具有完善的图形化界面,可自动、批量筛选协变量对药动学参数的影响,软件运行后可自动产生模型参数列表、绘制模型诊断图。Simulx 软件可单独或与 Monolix 软件互联,灵活创建模拟场景,包括模型参数、协变量、给药方案等,以探讨不同的模型参数、给药方案等对模拟结果的影响。Simulx 软件可用于个体的模拟,也可用于群体的模拟。

Lixoft Monolix Suite 软件套装为 Simulations Plus 公司产品,具有开源数据库,包含多个 PK、PD 模型可供参考和学习,学术用户可通过教育邮箱申请免费使用。

官方教程:https://lixoft.com/lixoft-university/

(三) Phoenix

Phoenix(https://www.certara.com/software/phoenix-nlme/)软件是一款 PK、PD 建模与模拟的平台,在学术界和制药工业界广泛应用。Phoenix 包括 Phoenix WinNonlin、Phoenix NLME 及 IVIVC 功能模块。其中,Phoenix WinNonlin 用于 PK-PD 分析与模拟,是房室模型、非房室模型分析的行业标准。Phoenix NLME 用于群体 PK-PD 建模与仿真。Phoenix 软件目前支持 Windows 操作系统,最新版本为 8.4 版。

Phoenix NLME 内置多种算法,包括单纯集聚法、迭代两步法、一阶估算法、一阶条件估算-扩展最小二乘法、含 Lindstrom-Bates 算法的一阶条件估算、拉普拉斯法、自适应高斯求积法(adaptive Gaussian quadrature,AGQ)、拟随机参数最大期望值算法(quasi-random parametric expectation maximization,QRPEM)。Phoenix NLME 提供模型库、图形建模、语言建模三种建模方式。Phoenix NLME 在建模过程中引入了可视化的 Workflow 机制,允许用户构建可视化工作流程,Workflow 下包括 PK 建模、PD 建模、群体模型分析、IVIVC、作图等众多功能模块。用户可按需求将不同功能模块串联或并联在一起,从而实现批处理不同的功能模块。Phoenix NLME 还可与其他 PK-PD 建模软件进行交互操作,如 SAS、R、SigmaPlot、PsN、NONMEM 等。

Phoenix 是 Certara 公司产品,用户可在官网提供购买需求,购买按年付费,购买后同时包含 Phoenix WinNonlin、Phoenix NLME、IVIVC 功能模块。

官方论坛:https://support.certara.com/forums/

(四) MaS Studio

MaS Studio(https://www.drugchina.net/mas)软件是国内开发的一款涵盖药动学、生物等效性、药效学、PK-PD 等模块的定量药理学操作平台。目前包含生物等效性模块、药动学模块和群体药动学模块。药动学模块可以进行非房室模型分析和房室模型分析,该模块支持血管内推注、滴注及血管外给药方式,可兼容灵活的数据形式,支持数据合并计算,可输出精美的图形结果,并可将结果导出为 Excel 文件供自由编辑,提供模型评价图。群体药动学模块为 NONMEM 软件的辅助工具,仍需与 NONMEM 软件配合使用。群体模块为 NONMEM 提供多种辅助功能,包括丰富的案例,有利于初学者使用和自学;且操作简单,能为 WFN 及 PsN 提供图形化界面,支持一键作图功能,运行结束后参数结果自动显示、诊断图实时输出;支持丰富作图选项,方便调整和实时查看,并可保留建模过程。MaS Studio 的群体药动学模块目前可免费使用。

(五) CPhaMAS

CPhaMAS(https://www.cphamas.com/)是我国首个临床药理建模与统计的云平台,包含房室模型分析模块、非房室模型分析模块、生物等效性/生物利用度分析模块和群体药动学四个模块。其中房室模型分析模块采用了优化的 Nelder-Mead 法和 Gauss-Newton 法,支持一、二、三房室模型构建和仿真,且支持不同权重、不同房室模型同时估算。群体药动学模块内置 FOCE-I 法和 SAEM 法两种参数估算方法,该模块除支持传统的一、二、三房室线性/非线性消除模型的构建和仿真外,还支持自定义模型构建。该软件使用列表引导式操作界面,图形化方式建模,可视化程度高。平台支持线上和线下两种模式,满足不同用户的需求。平台测试结果可对标 NONMEM 和 Phoenix WinNonlin 软件。CPhaMAS 软件目前可免费注册使用。

(六) Pmetrics

Pmetrics(http://www.lapk.org/pmetrics.php)是基于 R 语言的非参数化和参数化群体 PK-PD 分析程序包,软件包含三个子程序,分别为① 迭代两步贝叶斯群体药动学建模程序:当参数为正态分布或经数据转换后为正态分布时,可采用该程序构建群体药动学模型;② 非参数自适应网格(non-parametric adaptive grid,NPAG)程序:运行该程序时不需要对参数的分布进行任何假设,即可构建非参数的群体模型;③ 模拟程序:基于蒙特卡罗模拟法产生用户所需的模拟输出文件,如血药浓度-时间曲线图。Pmetrics 程序包由美国南加利福尼亚大学 LAPKB 实验室开发与维护,可通过邮件联系免费获取使用。

(七) nlmixr2

nlmixr2(https://nlmixr2.org/)是免费的 R 软件开源包,为非线性混合效应模型建模平台,常用于群体 PK-PD 模型构建。该软件包允许用户使用常微分方程构建各种复杂模型,可灵活地自定义给药方案如输注类型(如静脉推注或输注)、给药时间、给药剂量及次数等。nlmixr2 建立在 rxode2 之上,运行效率高。软件包带有项目管理器 shinyMixR,可在 Web 浏览器中运行,并可链接到 Xpose,用于图形绘制。

(八) PoPy

PoPy(https://product.popypkpd.com/)软件为群体 PK-PD 建模工具,采用 Python 语言编写,可用于构建复杂的非线性混合效应模型。PoPy 软件在使用群体 PK 和 PD 数据拟合模型参数过程中通过一系列最小化方法(包括拟牛顿法、最大期望算法等)、似然分布(包括正态分布、截断正态分布和离散分布)、给药函数(包括 Weibull 和 Gamma)和求解器(闭合形式解和常微分方程)完成。PoPy 软件受益于 Python 数据库,开发速度快,带有教程和文档,可免费使用。

(九) BUGS

BUGS(https://www.mrc-bsu.cam.ac.uk/software)软件是用于贝叶斯统计分析的通用程序。BUGS 的 1.4 版本目前可用于拟合非线性混合效应模型,可用于群体建模,具有专业的 Windows 图形界面。

二、生理药动学软件

(一) Simcyp

Simcyp(https://www.certara.com/software/simcyp-pbpk/)软件由 Geoff Tucker 教授和 Amin Rostami-Hodjegan 教授于 2001 年开发,是广泛应用的 PBPK 建模和模拟的平台之一,被制药工业界、学术机构和监管机构所接受。目前支持 Windows 操作系统,最新版本为 23 版。

Simcyp 软件将机体分为 10 个高级器官、组织。每个器官都可以用一个或几个生理房室来进行描述。其中胃肠道整合了高级溶出、吸收和代谢(advanced dissolution, absorption, and metabolism, ADAM)模型,可以预测药物在人体的吸收过程。Simcyp 软件可用于小分子、生物制剂、生物大分子如抗体药物偶联物等不同类型药物 PBPK 模型的构建。Simcyp 软件可用于药物研发的各个阶段,包括模拟和预测药物在动物(小鼠、大鼠、犬、猴)中的 PK 特征、模拟和预测药物在人体的 PK 特征。Simcyp 软件允许研究人员根据实际需求在软件中修改人体器官、组织的生理学参数、人口学参数等。Simcyp 软件内置肝药酶、转运体相关基因表达的数据库、不同种族人群的生理特征和疾病状态下生理特征变化的数据库。

软件数据库包含特殊人群（如儿科人群、妊娠期和哺乳期妇女、老年人群）、器官损伤及疾病状态下人群（如肝硬化、慢性肾功能不全、肥胖、类风湿关节炎及肿瘤人群）、不同种族人群的生理特征。同时，软件拥有较大的化合物数据库，包含相关的 PBPK 参数。

（二）GastroPlus

GastroPlus（https://www.simulations-plus.com/software/gastroplus/）软件由 Amidon 教授及 Lawrence Yu 教授共同开发的高级房室吸收与转运（advanced compartmental absorption and transport，ACAT）模型进一步优化而来，于 1998 年投入商业使用，已在全球制药工业界、学术机构和监管机构所使用。软件目前支持 Windows 操作系统，最新版本为 9.9 版。

GastroPlus 由基础模块、PBPK 模块、理化性质与药物代谢性质预测模块、药物相互作用模块、其他给药途径模块、IVIVC 模块、生物大分子模块、药效学模块、PK 模块、优化模块组成。GastroPlus 软件将机体分为 13 个脏器组织，内置独有的 ACAT 模型可描述药物在胃肠道中药动学过程。GastroPlus 可用于预测药物在不同种属间的吸收、特殊给药途径下的药物 PK 特征、虚拟生物等效性试验、构建制剂体内外相关性模型辅助制剂处方开发等，可用于小分子、单克隆抗体、抗体药物偶联物等不同类型药物 PBPK 模型的构建。GastroPlus 软件可构建小鼠、大鼠、犬、猴的 PBPK 模型，可通过种属间外推以模拟人体的药动学行为。同时，软件具不同年龄人群（早产儿、新生儿、婴幼儿、儿童、成人、老人）、不同种族人群（高加索人、中国人、日本人）的 PBPK 模型，也提供了多种特殊生理、病理状态下人群的生理特征参数，包括肝损伤模型、肥胖模型、肾损伤模型、妊娠期妇女。

（三）PK-Sim

Open Systems Pharmacology（OSP）软件套装由 PK-Sim（https://www.open-systems-pharmacology.org/）和 Mobi 两个软件构成，是一个源代码公开、可免费使用的 PBPK 和定量药理系统建模的平台。两个软件可相互兼容、交互使用。其中，PK-Sim 软件用于小分子及大分子药物 PBPK 模型的构建。OSP 软件套装目前支持 Windows 操作系统，最新版本为 12 版。

PK-Sim 软件将机体分为骨、脑、脂肪、胆囊、生殖腺、心、肾、肝、肺、肌肉、胰腺、皮肤、脾、胃肠道组织。其中，将胃肠道分为胃，上、下十二指肠，上、下空肠，上、下回肠，盲肠上行、横向、下行和乙状结肠以及直肠共 12 个节段。PK-Sim 软件提供了人和动物（小鼠、大鼠、小型猪、犬和猴）相关的解剖和生理参数，也提供了人类多种代谢酶、转运体的表达、分布的数据库。目前，软件内置的人群包括欧洲人、美国白种人、美国黑种人、墨西哥人、东亚人和日本人，特殊患者人群包括早产儿、孕妇、慢性肾脏疾病患者和肝损伤患者。PK-Sim 在建模过程简单，可对模型进行细微修改，如修改人群的生理特征等，从而可构建不同疾病患者人群的特征。PK-Sim 软件数据库目前提供 30 余个化合物相关的 PBPK 参数。

OSP 软件套装为拜耳科技服务公司产品，用户可在官方网站免费下载使用。官方网站提供教学视频，并设论坛供用户讨论、学习使用。

官方论坛：https://github.com/Open-Systems-Pharmacology/Forum/discussions

（四）B^2O Simulator

B^2O Simulator（https://www.b2osim.com/）软件是国内英翰医药科技（上海）公司开发的结合人工智能算法和生理药动学/药效学的软件平台，支持云端运算。B^2O Simulator 软件包含虚拟生物等效性模块、药物相互作用模块、吸入制剂模块、智能溶出数据库模块，整合了特殊人群数据库，包括儿童、老年人、孕妇、肝肾功能不全患者等特殊人群的生理特征参数。B^2O 平台该数据库目前包含了约 40 种常见口服药物制剂的生物相关体外溶出方法及其数据，并集成了胃肠道 PBPK 模型，能够根据用户输入的仿制药或创新药制剂体外溶出数据，实时模拟人体 PK 数据，并进行生物等效性把握度分析，评估生物等效性风险。其吸入制剂模块可用于评估鼻吸入和肺部吸入，对肺部的上呼吸道、下呼吸道及肺泡内的药物浓度进行预测,可用于哮喘或慢性阻塞性肺疾病等呼吸系统疾病的治疗药物。该模块还可用于预测特殊剂型如气雾剂、干粉剂、雾化吸入剂以及喷雾剂等的 PK 特征。

三、定量系统药理软件

MoBi

MoBi 软件是 QSP 软件套装的重要组成部分,是一款功能强大的系统药理学建模工具。该软件专注于多尺度生理系统的建模与模拟,能够从分子细节到全身结构进行全面覆盖。通过常微分方程,MoBi 可描述药物在各隔室间的转运过程及隔室之间的连接关系,支持用户建立或导入各类模型,为复杂生理系统的动态分析提供高效解决方案。在 MoBi 软件中允许用户对模型所有细节进行修改和编辑,如各个隔室的生理参数及根据需求增加或删减隔室数量,可使用微分方程和图形界面定义药物在各个隔室之间的转运方式,实现模型的自由扩展,从而建立定制的系统药理学模型。在 MoBi 软件中也可构建各种复杂的 PBPK 或 PBPK-PD 模型,包括肿瘤生长模型、基于微生物生长抑制的 PBPK-PD 模型等。PK-Sim 和 MoBi 软件相互兼容,模型构建后可在两个软件之间相互转导。由于在 MoBi 软件中从头开发构建 PBPK 模型非常烦琐,可在 PK-Sim 构建模型后导入 MoBi 软件,再根据需求构建更为复杂的系统药理学模型。

官方论坛:https://github.com/Open-Systems-Pharmacology/Forum/discussions

四、其他定量药理学软件

(一) PhysPK

PhysPK(https://www.physpk.com)软件是一款生物模拟和数据分析的工具,适用于复杂的生理系统,可用于小分子及大分子药物的非房室模型分析、群体 PK-PD 及群体 PBPK 建模与模拟场景,用户界面友好。群体模块使用 FOCE、FOCE-I、Monte Carlo、Bootstrap、拟合度、虚拟数据集等群体分析方法以拟合 PK-PD 和 PBPK 中的数据。PhysPK 软件专注于异速缩放、参数转换算法、体外-体内外推(in vitro-in vivo extrapolation, IVIVE),具有丰富的人类和动物生理模型与数据。允许用户开发人和动物的特定疾病下和年龄范围内的生理学、生物学、遗传学和解剖学相关的系统参数,以构建各种复杂模型。

(二) Pumas

Pumas(https://info.juliahub.com/products/pumas/)软件是由 Julia 语言开发的一站式建模和仿真平台。该软件可以运行非房室分析、非线性混合效应建模、生物等效性、IVIVC 和临床试验模拟,也为处理多尺度 PBPK、QSP 模型提供解决方法。其中,DeepNLME 无缝集成非线性混合效应模型和深度学习。Pumas 软件可以交互式对分析进行处理,可将复杂模型转换为仪表盘,从而进行跨学科团队合作。Pumas 采用云优先技术,免费用于非商业研究和培训。

(三) PKQuest

PKQuest(http://pkquest.com/home)软件是基于 Java 的、交互式的 PBPK 免费软件。PKQuest 软件功能包括常规房室模型和非房室模型的 PK 分析,解卷积方法研究 IVIVC,同时整合了人和大鼠的生理解剖学数据,可提供小型 PBPK 分析。在 PKQuest 软件中,用户可以利用预设的人或大鼠 PK 数据进行教学或训练。该软件将药物归类为"细胞外吸收"或"高脂溶性"等类别,无须组织/血浆分配吸收等数据,用户只需输入少量数据,即可构建模型。PKQuest 软件可用于临床 PK 数据的分析,每个药物分析示例都可保存为 Excel 文件,并可作为模板用于后续分析。

附录 2
常用个体化用药软件

软件名称及支持平台	获取方式	支持药物名称
Antibiotic Kinetics（Windows）	rxkinetics.com/abpk.html	氨基糖苷类、糖肽类、β-内酰胺类等近 30 种常见药物
BestDose（Windows）	lapk.org/bestdose.php	地高辛、阿米卡星、庆大霉素、妥布霉素、万古霉素、甲氧苄啶等
JPKD（Windows/Linux/macOS）	pkpd.kmu.edu.tw	氨基糖苷类、糖肽类、抗病毒药、免疫抑制剂、抗癫痫药等近 20 种药物
Mwpharm++（Windows）	mediware.cz	近 300 种药物
TDM for R（Windows/Linux/macOS）	pkpd.kmu.edu.tw	同 JPKD
Wafarin Dose Calculator（Windows/Linux/macOS）	www.warfarindoserevision.com	华法林
ClinCalc（Web）	clincalc.com	阿片类镇痛药、苯妥英、万古霉素
DoseMe（Web）	www.doseme.com.au	抗菌药物、抗肿瘤药物、免疫抑制剂、抗凝药、单抗类药物等 50 余种药物
Globalrph（Web）	www.globalrph.com/medcalcs.htm	抗菌药物、阿片类镇痛药、免疫抑制剂、抗凝药等 50 余种药物
NextDose（Web）	www.nextdose.org	抗肿瘤药物、氨基糖苷类、糖肽类、抗真菌药物、抗凝药等近 20 种药物
SmartDose（Web） SmartDose（微信小程序）	smartdose.cn	抗精神病药、抗癫痫药、万古霉素、他克莫司、凝血因子等 15 种药物；另含依从性判断和晚漏服药时的补救方案制订
Tac dosing（Web）	gth.xy3yy.com/login.do	他克莫司
Warfarin Dosing（Web）	warfarindosing.org	华法林
Insight RX（Web）	https://www.insight-rx.com/	抗菌药物、免疫抑制剂、单抗类药物等 20 余种药物
iDose（Web）	https://www.baysient.net/idose-product/	10 余种单抗类药物
Rx Studio（Web）	https://rx.studio/	氨基糖苷类、糖肽类 β-内酰胺类抗真菌药物、单抗等 14 种药物
TDMx（Web）	https://www.tdmx.eu/	氨基糖苷类、糖肽类、β-内酰胺类、英夫利西单抗、凝血因子Ⅷ等 8 种药物
Antibiotic Dosage Calculator（iOS APP）	App Store	10 余种抗菌药物
Antibiotic Kinetics（iOS/Android APP）	App Store/Android App Store/WP App Store	同 Windows 版本

续 表

软件名称及支持平台	获 取 方 式	支持药物名称
DoseAdjust（iOS APP）	App Store	万古霉素和氨基糖苷类
DoseMe（iOS/Android APP）	App Store/Android App Store	同网页版本
Digoxin Calculator（iOS/Android APP）	App Store/Android App Store	地高辛
iWarfarin（iOS APP）	App Store	华法林
RxCalc（iOS APP）	App Store	支持镇痛药、抗凝药、氨基糖苷类等12种药物
Vancodose（iOS APP）	App Store	万古霉素、庆大霉素、妥布霉素、阿米卡星
Vancomycin Calculator by Clincalc（iOS/Android APP）	App Store/Android App Store	万古霉素

附录3
定量药理学相关学习资源

名称及网址	特 点
International Society of Pharmacometrics（https://discuss.go-isop.org/）	国际定量药理协会主办的讨论论坛,涉及群体药动学、生理药动学、定量系统药理学、机器学习等前沿热点
Population Approach Group in Europe（https://www.page-meeting.org/）	欧洲群体研究学会官方网站,提供每年学术会议议程及历年学术会议摘要、壁报等资料,并介绍了定量药理相关软件
Population Approach Group of Australia & New Zealand（https://www.paganz.org/）	澳大利亚和新西兰群体研究组网址,提供每年学术会议议程及历年学术会议的摘要、壁报等资料
Metrum Research Group（https://www.metrumrg.com/courses/）	Metrum Research Group 提供了大量免费的定量药理建模和仿真方面的视频教程与课件
CPT：Pharmacometrics & Systems Pharmacology Tutorials（https://ascpt.onlinelibrary.wiley.com/doi/toc/10.1002/(ISSN)2163-8306(CAT)VirtualIssues(VI)Tutorials）	CPT：Pharmacometrics & Systems Pharmacology 期刊的论文集,包括定量药理学理论的系列基础知识、定量药理学常用工具及其使用方法和使用教程
PHARMACOMETRICS：A web-based learning resource（https://ctm.umaryland.edu/#/ms-pharma）	马里兰大学转化医学中心开发的学习网站,包括定量药理的基本理论、模型化方法和应用,提供了示例和代码文件
DDMoRe Model Repository（http://repository.ddmore.eu/）	包含150多个由研究者上传的 PK、PD 和 PK-PD 建模的模型,且在持续增长
Pharmacokinetic and Pharmacodynamic Resources（https://www.pharmpk.com/）	包含 PK-PD 领域的学习资料和课程,汇总了历年来相关学术问题的讨论
Nmusers（https://www.mail-archive.com/nmusers@globomaxnm.com/maillist.html）	NONMEM 使用交流学习的邮件群组,包含技术交流、学术会议通知和定量药理工作招聘机会等
Clinical Pharmacology of University of Auckland（https://holford.fmhs.auckland.ac.nz/）	新西兰奥克兰大学 Nick Holford 教授个人主页,介绍了定量药理学知识,并免费提供了大量的相关课件
Uppsala Pharmacometrics（http://www.uppsala-pharmacometrics.com/index.html）	瑞典乌普萨拉大学 Mats Kalsson 教授定量药理学组的官方主页,免费提供 NONMEM 相关辅助软件下载,包括 PsN、Xpose、PopED 2,并发布该课题组举办的学习班信息